实用麻醉技术及并发症处置

主编 麦振江 陈晓炜 黄海燕 等

河南大学出版社
·郑州·

图书在版编目（CIP）数据

实用麻醉技术及并发症处置 / 麦振江等主编 .-- 郑州：河南大学出版社，2019.12
ISBN 978-7-5649-4089-8

Ⅰ.①实… Ⅱ.①麦… Ⅲ.①麻醉学②麻醉－并发症－处理 Ⅳ.① R614

中国版本图书馆 CIP 数据核字 (2019) 第 300797 号

责任编辑：姜　畅　聂会佳
责任校对：林方丽
封面设计：卓弘文化

出版发行：	河南大学出版社
	地址：郑州市郑东新区商务外环中华大厦 2401 号
	邮编：450046
	电话：0371-86059750（高等教育与职业教育出版分社）
	0371-86059701（营销部）
	网址：hupress.henu.edu.cn
印　刷：	广东虎彩云印刷有限公司
版　次：	2019 年 12 月第 1 版
印　次：	2019 年 12 月第 1 次印刷
开　本：	880 mm × 1230 mm　1/16
印　张：	12.5
字　数：	405 千字
定　价：	76.00 元

（本书如有质量问题，请与河南大学出版社营销部联系调换）

编 委 会

主　编　麦振江　陈晓炜　黄海燕　潘传龙
　　　　　李　华　林俊铭　甄书青

副主编　胡微澜　卢　彬　黄代强　徐　韦
　　　　　刘　艮　李　虹　任大鹏　孙应中

编　委（按姓氏笔画排序）

　　　　　卢　彬　四川省自贡市第四人民医院
　　　　　任大鹏　重庆市开州区人民医院
　　　　　刘　艮　重庆市开州区人民医院
　　　　　孙应中　重庆市开州区人民医院
　　　　　麦振江　广州中医药大学附属东莞市中医院
　　　　　李　华　深圳市南山区蛇口人民医院
　　　　　李　虹　重庆市开州区人民医院
　　　　　陈晓炜　香港大学深圳医院
　　　　　林俊铭　广州市番禺区中心医院
　　　　　胡微澜　新乡市中心医院
　　　　　徐　韦　景德镇市第一人民医院
　　　　　黄代强　深圳市人民医院
　　　　　　　　　（暨南大学第二临床医学院，南方科技大学第一附属医院）
　　　　　黄海燕　深圳大学总医院
　　　　　甄书青　邯郸市中心医院
　　　　　潘传龙　深圳市第二人民医院（深圳大学第一附属医院）

前 言

麻醉学是一门研究临床麻醉、生命功能调控、重症监测治疗和疼痛诊疗的科学，是外科手术治疗的重要组成部分。保证患者在安全、无痛的前提下和手术医师共同完成手术是麻醉科医师的职责。

随着科学技术的进步和现代医学的发展，外科手术愈来愈复杂、精细，麻醉技术获得巨大进步，现代麻醉学的范畴已从手术室内扩展到包括特殊临床麻醉、疼痛诊疗及门诊、ICU、心肺脑复苏、癌痛治疗等在内的其他领域。为适应现代麻醉学的发展形势，满足麻醉科教研工作和麻醉专业人员的需求，我们特组织一批工作在临床和教学一线、具有丰富理论与实践经验的专家学者，在参考国内外最新的文献资料基础上编写了此书。

全书前四章为麻醉学基础，主要介绍了麻醉学概论、麻醉前病情评估与准备、麻醉期呼吸管理、围手术期麻醉用药等内容，然后重点介绍了椎管内麻醉、术后镇痛、普通胸科手术的麻醉、腹腔手术的麻醉、泌尿外科手术的麻醉等，其详细介绍了不同患者、不同疾病的麻醉特点和实施方法等的内容，最后对手术室麻醉护理也做了阐述。

本书内容全面新颖，具体实用，可供临床一线的麻醉工作者和麻醉专业在校生阅读参考使用。我们真诚希望本书能对他们有所帮助，从而为减轻患者的疾病痛苦、促进患者恢复健康尽些绵薄之力。因编者水平有限，本书在结构和内容等方面难免存在不当或遗漏之处，期望得到读者的建议、意见或批评。

编 者
2019 年 12 月

目 录

第一章 概论 ... 1
- 第一节 麻醉学简史 ... 1
- 第二节 麻醉科的结构及内涵 ... 4
- 第三节 麻醉学的进展 ... 6

第二章 麻醉前病情评估与准备 ... 10
- 第一节 病情估计分级 ... 10
- 第二节 麻醉前一般准备 ... 11
- 第三节 麻醉诱导前即刻期准备 ... 12
- 第四节 重要器官疾病的麻醉前评估与准备 ... 14
- 第五节 特殊病情的麻醉前评估与准备 ... 22

第三章 麻醉期呼吸管理 ... 26
- 第一节 基本呼吸功能监测 ... 26
- 第二节 血气分析 ... 29
- 第三节 常用特殊监测项目 ... 31
- 第四节 机械通气的临床应用与护理 ... 32
- 第五节 呼吸机临床监测及护理 ... 36
- 第六节 呼吸机的撤离 ... 41
- 第七节 拔管技术 ... 42
- 第八节 气管内插管并发症 ... 43

第四章 围手术期麻醉用药 ... 46
- 第一节 麻醉用药总则 ... 46
- 第二节 局部麻醉药 ... 47
- 第三节 全身麻醉药 ... 51
- 第四节 升压药 ... 57
- 第五节 扩张血管药 ... 59

第五章 椎管内麻醉 ... 62
- 第一节 椎管内麻醉应用解剖与生理 ... 62
- 第二节 蛛网膜下隙阻滞麻醉 ... 67
- 第三节 硬膜外腔阻滞 ... 71
- 第四节 腰麻-硬膜外联合麻醉 ... 78
- 第五节 骶管麻醉 ... 79

第六章 术后阵痛 ... 80
- 第一节 术后镇痛治疗原则 ... 80
- 第二节 术后疼痛对生理功能的影响 ... 81
- 第三节 术后疼痛评估 ... 82

- 第四节 术后镇痛方法 ... 84
- 第五节 术后镇痛常用药物 ... 88
- 第六节 患者自控镇痛 ... 91
- 第七节 术后镇痛并发症 ... 96

第七章 普通胸科手术的麻醉 ... 99
- 第一节 术前评估及准备 ... 99
- 第二节 胸科手术的麻醉特点 ... 100
- 第三节 单肺通气 ... 101
- 第四节 常见胸内手术麻醉 ... 102

第八章 神经外科手术麻醉 ... 106
- 第一节 颅脑创伤手术麻醉 ... 106
- 第二节 幕上肿瘤手术麻醉 ... 110
- 第三节 颅内动脉瘤手术麻醉 ... 113
- 第四节 颈动脉内膜剥脱术麻醉 ... 117
- 第五节 垂体瘤手术麻醉 ... 122
- 第六节 神经外科术中唤醒麻醉 ... 124

第九章 心血管外科手术麻醉 ... 128
- 第一节 缩窄性心包炎手术麻醉 ... 128
- 第二节 先天性心脏病手术麻醉 ... 130
- 第三节 心脏瓣膜病手术麻醉 ... 141
- 第四节 冠心病手术麻醉 ... 150

第十章 腹腔手术的麻醉 ... 157
- 第一节 一般注意事项 ... 157
- 第二节 常用麻醉方法 ... 158
- 第三节 常见普外科手术麻醉 ... 160

第十一章 骨科手术麻醉 ... 167
- 第一节 麻醉和手术的要求 ... 167
- 第二节 术前病情估计 ... 169
- 第三节 骨科特殊手术的麻醉 ... 169

第十二章 泌尿外科手术的麻醉 ... 172
- 第一节 概述 ... 172
- 第二节 常见泌尿外科手术的麻醉 ... 174

第十三章 手术室麻醉护理 ... 185
- 第一节 麻醉前的护理 ... 185
- 第二节 局部麻醉及护理 ... 186
- 第三节 全身麻醉及护理 ... 190
- 第四节 神经阻滞麻醉的护理 ... 194
- 第五节 非住院患者手术麻醉的护理 ... 195

参考文献 ... 196

第一章

概论

第一节 麻醉学简史

一、麻醉学发展史

（一）古代麻醉学的发展

麻醉原意是指感觉或知觉丧失，其后则指可使患者在接受手术或有创操作时不感到疼痛和不适的状态。一般认为，麻醉是由药物或其他方法产生的一种中枢神经系统和（或）外周神经系统的可逆性功能抑制，这种抑制的特点主要是感觉特别是痛觉的丧失。

有关麻醉、镇痛和急救复苏方法自古就有记载。早在春秋战国时期（公元前475～221年），名医扁鹊曾以"毒酒"作麻药为患者"剖胃探心"。古典医书《黄帝内经》已系统论述针灸及其理论，并记载了针刺治疗头痛、牙痛、耳痛、腰痛、关节痛和胃痛等症。公元2世纪，据《列子》记载，汉名医华佗，以酒服"麻沸散"，"刳破腹背"，为患者施行手术。公元1337年（元朝），《后汉书》《世医得效方》记载了当时骨折、脱臼的整复方法及所用的麻药。在复苏急救方面，东汉张仲景《金匮要略方论》载有对自缢者的抢救方法："一人以手按据胸上，数动之，一人摩捋臂胫，屈伸之，若已僵，但渐渐强屈之，并按其腹。"说明早在公元二三世纪，中国已施行心肺复苏术。

古埃及人将罂粟（吗啡）与莨菪（莨菪碱或东莨菪碱）合用作为麻醉药，此与现今仍作为麻醉前用药的配方极为相似。古代印度、巴比伦及欧洲等地也曾采用曼陀螺、阿片酒进行麻醉实施手术；也有用神经干压迫或放血至昏迷施行手术，均因风险极大而难以推广。以上为麻醉学发展的起始阶段。

（二）近、现代麻醉学的发展

1846年，牙医morton WT在哈佛大学教学医院麻省总医院给患者施行乙醚麻醉，成功地切除下颌部肿瘤，次日报载"乙醚示范"的消息，立即轰动世界，可视为近代麻醉学的开端。1853年，英国产科医生Simpon JY首次成功地使用氯仿于分娩镇痛。以后相继出现氯乙烷、乙烯醚、三氯乙烯、环丙烷等吸入麻醉药，均因毒性太大或易发生爆炸而渐被淘汰。氧化亚氮虽在1844年较乙醚还早用于全麻拔牙，但因Wells医生不了解N_2O麻醉效能差，以至1845年在麻省总医院表演失败，对气体麻醉的发展起到显著的阻碍作用。直到1868年，Andrew医生发表了$N_2O + O_2$的麻醉方法，才又引起人们的重视，特别在现代复合麻醉中，N_2O因能强化其他吸入麻醉药并降低其不良反应而继续发挥优势。

现代麻醉、电子检测仪及电气手术用具均要求禁用易燃、易爆麻醉药。1956年，含有卤素的非燃烧、非爆炸的新的强效吸入麻醉药氟烷开始用于临床麻醉，使统治了110年之久的乙醚吸入麻醉遇到挑战。但氟烷对肝脏的毒性及并用肾上腺素易导致心律失常，于是产生了新的更理想的卤素类吸入麻醉药。1959年，甲氧氟烷问世，性能介于乙醚与氟烷之间，但因对肾脏的毒性，临床上也未推广。1972年，恩氟烷问世，避免了并用肾上腺素导致的心律失常及对脏器的损害，从而得以广泛地应用，但发现其在深麻醉特别是存在低碳酸血症时脑电图易出现痉挛性棘波和运动性发作，甚至惊厥。1981年，恩氟烷的同分子异构体异氟烷问世，具有恩氟烷的特性，而对中枢神经系统不引起痉挛性脑电波，也不影响颅内压，更符合理想的吸入麻醉药。近年来，新的卤素类吸入麻醉药地氟烷和七氟烷问世，血/气分配系数更接近于N_2O，诱导和苏醒迅速，麻醉深浅更易控制，使吸入麻醉愈达理想境地。此两药兼有异氟烷和N_2O的优点，而且七氟烷对呼吸道无刺激性，可用于吸入麻醉诱导，更适于小儿麻醉。地氟烷在体内代谢率仅为0.02%，对肾几乎无影响。近十余年来，着力研究的氙系气体麻醉药，因价格昂贵尚未在临床上广泛使用。

静脉麻醉药直接入血作用于中枢神经，从理论上应优于吸入麻醉。然而，真正起到理想麻醉效应的静脉麻醉尚难找到。19世纪下半叶，人们尝试过水合氯醛、氯仿、乙醚、吗啡和东莨菪碱等作静脉麻醉。随后出现了苯二氮䓬类药，如地西泮、劳拉西泮、咪达唑仑。咪达唑仑可供口服、肌内注射、静脉注射，其作用时间短、使用范围广，可用于术前用药、麻醉辅助用药、全麻诱导、ICU镇静或复合麻醉的组成成分。其他一些静脉麻醉药，如羟丁酸钠、氯胺酮、依托咪酯、丙泊酚等均不同程度地在临床上得到应用。丙泊酚由于药物的半衰期和静脉持续输注半衰期短，诱导和苏醒迅速，还有抗恶心、呕吐的作用，因此广泛应用于临床，特别适用于非住院患者手术麻醉及短时间镇静催眠。

镇痛是全身麻醉的重要组成部分。一些新的阿片类药物广泛应用于临床。吗啡早在1803年从阿片中分离出来，是临床上常用的麻醉性镇痛药，主要用于术前用药、术后镇痛和癌症晚期疼痛的治疗，较少用于全身麻醉。除多年来一直使用的芬太尼外，现在临床使用的还有舒芬太尼、阿芬太尼等，前者麻醉效能强，后者作用时间短，可控性较好。20世纪90年代中期，瑞芬太尼合成，选择性作用于阿片μ受体，经血浆的非特异性酯酶代谢，起效快，作用时效短，临床应用日益广泛。芬太尼贴剂于1991年应用于临床，具有使用方便、镇痛效果强等特点。曲马多是非阿片类镇痛药，于20世纪80年代应用于临床。该药具有对呼吸影响小、成瘾性低等特点，适用于中度至重度疼痛的患者。左旋氯胺酮于20世纪90年代中期上市，作用强度比常用的氯胺酮大2~3倍，对呼吸抑制轻。

肌肉松弛药虽不起麻醉作用，但直接阻滞神经-肌接头导致肌肉松弛，显著地改善了全麻效应。1935年，king从植物中分离出箭毒，1942年筒箭毒首先用于临床，迅速为麻醉及外科工作者所接受，之后相继推出琥珀胆碱、加拉碘铵、溴已氨胆碱（氨酰胆碱）、爱库氯铵，特别是琥珀胆碱长时间作为气管插管的首选肌松药。当前肌松药已成为麻醉医师不可缺少的药物之一。近年来不断推出许多新的甾类肌松药如泮库溴铵、维库溴铵、哌库溴铵和罗库溴铵及新的苄异喹啉类肌松药如阿曲库铵、顺式阿曲库铵、美维库铵和杜什库铵。阿曲库铵的代谢和排泄不依赖于肝、肾功能，主要通过非酶性化学分解，称为hofmann消除，只有少量（小于10%）通过非特异性酶水解。顺式阿曲库铵对心血管影响更少或释放组胺甚微，更接近理想的肌松药。

（三）局部麻醉的发展

广义的局部麻醉也称部位麻醉，其发展较全身麻醉约晚了半个世纪。1884年，koller在眼科手术中成功地应用了可卡因实施表面麻醉。同年，Williamh用可卡因做皮内浸润和神经阻滞。1885年，Corning首先在犬身上施行硬膜外阻滞。1898年，Bier首次将可卡因注入患者的蛛网膜下隙并称之为腰椎麻醉。1905年，Einhorn合成酯类局麻药普鲁卡因，由于其毒性小，效能确切，得以迅速推广并用于局部浸润麻醉及区域麻醉。1920年，Pages F描述了腰部硬膜外麻醉。1943年，Lofgren合成了胺类局麻药利多卡因，因其渗透性强，更使神经干阻滞及硬膜外麻醉的阻滞效应显著提高，至今仍为国内外普遍应用的局麻药之一。同时又相继合成辛可卡因（地布卡因）（1930）、丁卡因（1932）、氯普鲁卡因（1955）、甲哌卡因（1957）、丙胺卡因（1960）、布比卡因（1963）等不同时效及特性的局麻药，为局部麻醉及镇痛治疗提供了更有力的武器。此外，罗哌卡因、左旋布比卡因药效学与布比卡因类似，但中枢神经系统毒性和心脏毒性较低，安全性更高。

（四）复合麻醉的发展

全麻的实施已经不只是要求意识消失及镇痛，还要求肌肉松弛及抑制有害的神经反射，称之为全麻四要素，应用单一的麻醉药或麻醉方法常不能满足全身麻醉的要求，所以很早就提出所谓的"平衡麻醉"，即复合各种麻醉方法或麻醉药彼此配合，取长补短，以满足全麻四要素，维持机体生理状态。特别在1942年筒箭毒碱问世后，使复合麻醉更完善。现已有吸入复合麻醉、静吸复合麻醉、全凭静脉复合麻醉等。

1951年，Laborit及huguenard提出用神经安定阻滞剂配合物理降温以降低机体代谢及应激反应，称为"人工冬眠"。由于氯丙嗪作用机制复杂，后改用氟哌利多芬太尼合剂进行神经安定镇痛麻醉，实际也是一种复合麻醉。1950年，Bigelow及Swan等用体表降温阻断循环完成心内直视手术，继而又并用体外循环降温满足复杂的、需长时间阻断主动脉的心内手术。这不但要求麻醉医师使麻醉平稳，还要利用人工心肺机维持机体循环生理，掌握人工心肺机维持机体呼吸生理，有时还需在麻醉中进行控制性降压，以有利于手术的操作及减少失血，大大丰富了麻醉的内容。

（五）麻醉及监测设备的发展史

19世纪末20世纪初是麻醉学在很多方面寻求安全性的时期，综合的麻醉监测方法增加了患者的安全性。1902年，Cushing首先提出在麻醉记录单上记录血压。1903年，Einthoven W应用线电流计首次在临床上描记心电图。脉搏氧饱和度监测在第二次世界大战期间首次应用于临床。曾有人评价说："与以往麻醉、复苏、重症监护过程中保护患者安全的监测手段相比，脉搏氧饱和度仪是一种最先进、最重要的技术。"1929年，Forssman W介绍了在人体行中心静脉置管及右心房插管的方法。1954年发明了二氧化碳浓度监测仪，能利用近红外吸收技术实时测量呼气时二氧化碳浓度。这些监测手段大大减少了手术意外的发生，使得重症患者能够安全地渡过围手术期。自动化监测仪器的应用使得麻醉医生在手术过程中将更多的精力用于发现和处理患者的病情，提高了麻醉质量。

气管插管器具和技术的发展是麻醉发展史的另一项重大进步。它最早是用于对溺水者进行复苏而不是用于麻醉。Snow J等人曾通过气管切开的方法对患者进行麻醉。第一个进行选择性经口气管插管的是苏格兰外科医生macewen W。肌松药应用之前，气管插管是对麻醉医师一项严峻的挑战，因为早期的喉镜笨拙、易损伤牙齿且暴露声门不充分，经常使气管插管失败。得克萨斯州圣安东尼奥市的miller R和牛津大学的macintosh R先后两年内分别发明了经典的直、弯型喉镜片，流传至今。1981年，Brain第一次认识到喉罩的原理，于1983年提出这一气道管理的构想，亲自制造喉罩并将其不断改进。

麻醉机的应用增加了麻醉的安全性，能够确保临床医师将正确的混合气体输送给患者。19世纪末，美国和欧洲制造出可移动立式麻醉机。三位美国牙医发明了第一代应用氧化亚氮和氧气高压钢瓶的麻醉机。20世纪初，伦敦麻醉医师制造出第一代Boyle麻醉机。Cyprane公司制造的Fluotec挥发器是最早在手术室内应用的Tec系列专用挥发器，现在所有大制造商生产的挥发器均与此相似。机械呼吸机现在是麻醉机必不可少的组成部分。1907年，第一台间歇正压呼吸器–Drager Pulmonary问世。

（六）疼痛理论的发展史

古时，疼痛被认为是一种情感反应，而不是一种感觉。人们认为宗教特权人士具有控制疼痛的能力，他们通过咒语及祷告来解除疼痛。18～19世纪，人们对疼痛机制的认识有了显著进步。haller AV观察到，机体的某些组织有一定的特性，称之为感觉。1752年，haller提出只有那些有神经分布的身体部位才有感觉，而易兴奋是肌纤维的特性。19世纪末，人们认识到急性疼痛是一种精确的感觉而且可以被局部麻醉阻滞，同时发现疼痛是独立的感觉，在相互绝缘的神经纤维上传导。1965年，melzack和Wall提出疼痛门控学说，他们认为伤害性感受的传入纤维进入脊髓，在脊髓背角形成突触，在该处传入刺激向腹角传导之前被"闸门"所调控。1974年，首次发现了内源性阿片类物质，后来人们发现内源性阿片物质分布于疼痛传导通路的各个部位，一些控制疼痛的方法如针灸、生物反馈疗法等正是试图通过激活这些内源性系统来减轻疼痛的。当前的观点认为，围手术期的疼痛会阻碍机体的恢复，对于疼痛采取积极的治疗方法，有利于机体功能的迅速恢复。

二、麻醉的分类

麻醉的分类多按麻醉方法进行分类，随着麻醉学的进展，人们又根据不同手术患者病理生理特点进行亚麻醉学科分类。

（一）麻醉方法分类

1. 全身麻醉

麻醉药通过吸入、静脉进入体内，抑制中枢神经系统使神志消失，统称全身麻醉，简称全麻。具体可分为5种。

（1）吸入麻醉：应用气体或挥发性麻醉药吸入肺内达到全身麻醉。

（2）静脉麻醉：应用静脉麻醉药静脉注射达到全身麻醉。

（3）肌肉麻醉：药物经肌内注射后被机体吸收达到神经系统发挥麻醉效应。

（4）直肠麻醉：药物经直肠灌注而发挥麻醉效应。

（5）基础麻醉：患者在入手术室前先行肌内注射或肛内注入适量麻醉药使意识消失，有利于入室后诱导平稳，多用于小儿。

2. 局部麻醉

使用局麻药阻滞脊神经、神经丛或神经末梢，产生神经支配区域的麻醉而不影响患者意识状态。具体可分为6种。

（1）脊椎及硬膜外阻滞：①蛛网膜下隙阻滞麻醉。②硬膜外阻滞麻醉（含骶管阻滞）。

（2）神经丛阻滞：如颈丛、臂丛神经阻滞。

（3）神经干阻滞：如肋间神经、坐骨神经阻滞等。

（4）区域神经阻滞及局部浸润麻醉。

（5）表面麻醉：黏膜下末梢神经阻滞。

（6）局部静脉：肢体阻断循环后局部静脉注入局麻药。

3. 复合麻醉

（1）吸入复合麻醉。

（2）静吸复合麻醉。

（3）全凭静脉复合麻醉。

（4）局麻–全麻复合麻醉。

（5）低温麻醉及神经安定镇痛麻醉。

（二）亚麻醉学科分类

亚麻醉学科分类也是麻醉学各论，在国内外教学医院或大的医疗中心按各专科手术的特性进行此分类，通常分为小儿麻醉、产科麻醉、心血管麻醉、胸科麻醉、颅脑外科麻醉及口腔颌面外科麻醉等。专科麻醉有利于提高麻醉质量及效率。

第二节　麻醉科的结构及内涵

麻醉学属临床医学二级学科。麻醉科是医院的一级临床科室，麻醉科主任在院长领导下工作。凡以临床麻醉、重症监测治疗（ICU）和疼痛诊疗等为主要工作内容的麻醉科也可更名为麻醉与重症医学科。

麻醉科的工作任务包括临床医疗、教学与科研等方面。一个符合二级学科内涵的麻醉科应由麻醉科门诊、临床麻醉、麻醉恢复室（RR）及ICU、疼痛诊疗和实验室等部门组成。麻醉科的建设虽应根据医院规模及其所承担的工作任务不同而有所区别，但各级医院均应努力按二级学科的内涵加以健全与提高。

一、麻醉科门诊

随着医院管理工作的进步，特别是为保证质量、提高效率和减轻患者负担，麻醉科门诊将成为医院门诊工作的重要组成部分。麻醉科门诊的主要工作内容如下。

（1）麻醉前检查与准备。为缩短患者的住院周期，保证麻醉前充分准备，凡拟接受择期手术的患者，在手术医师进行术前检查与准备的基础上，入院前应由麻醉科医师在麻醉科门诊按要求做进一步的检查与准备。其优点是：①患者入院后即可安排手术，甚至在当日即可安排手术，可显著缩短住院日期，提高床位周转率。②可避免因麻醉前检查不全面而延迟手术，造成患者不必要的精神痛苦与经济损失。③杜绝手术医师与麻醉医师因对术前准备项目意见或观点不一致而发生争执。④患者入院前麻醉科已能了解到病情及麻醉处理的难度，便于恰当地安排麻醉工作。麻醉前检查与准备工作目前均在病房进行，随着医院现代化进程的加速，有条件的医院应逐步将这一工作转移到门诊。

（2）麻醉后随访或并发症的诊断与治疗，特别是麻醉后并发症由麻醉科医师亲自诊治是十分必要的。目前的情况是：一方面某些并发症（如腰麻后头痛）辗转于神经内、外科或其他科室诊治而疗效不理想，而另一方面麻醉科医师却无机会对这些患者进行诊疗，随着麻醉科门诊的建立这些情况将不再发生。

（3）麻醉前会诊或咨询。

（4）疼痛诊疗可单独开设疼痛诊疗门诊或多学科疼痛诊疗中心，并可建立相应的病房。

（5）呼吸治疗、药物依赖戒断（戒毒）等。凡利用麻醉学的理论与技术（包括氧疗及各种慢性肺部疾患患者的辅助呼吸治疗）进行的各种治疗也可称麻醉治疗学，麻醉治疗学是麻醉科的重要内容之一。

二、临床麻醉

临床麻醉的工作场所主要在手术室内，目前已拓展到手术室外，如导管室、介入治疗室及各种内镜检查等。在规模较大、条件较好的麻醉科，应建立临床麻醉的分支学科（或称亚科），如心血管外科、胸外科、脑外科、产科和小儿外科麻醉等，以培养专门人才，提高专科麻醉的医疗质量。

（一）临床麻醉的主要工作内容

（1）对患者进行术前检查、病情评估与准备。

（2）为手术顺利进行提供基本条件，包括安定、无痛、无不愉快记忆、肌松并合理控制应激反应等。

（3）提供完成手术所必需的特殊条件，如气管、支气管内插管，控制性降压，低温，人工通气及体外循环等。

（4）对手术患者的生命机能进行全面、连续、定量的监测，并调节与控制在正常或预期的范围内，以维护患者的生命安全。应当指出，对患者生命机能进行监测与调控已是临床麻醉的重要内容，因此，麻醉科不仅必须配备有完备与先进的仪器与设备，更要不断提高麻醉科医师的知识、素质与能力，只有这样才能进行及时准确的判断与治疗。

（5）开展术后镇痛工作，预防并早期诊治各种并发症，以利术后顺利康复。

（6）积极创造条件，开展"手术室外麻醉"和"非住院患者的麻醉"，以方便患者、节约医疗资源，但要有准备地实施，实施前必须建立相应的规范与制度，以确保患者安全。

（二）临床麻醉常用方法

临床麻醉的方法（技术）及其使用的药物虽然众多，根据麻醉药作用于神经系统的不同部位，概括起来可分为局部（区域）麻醉和全身麻醉两大类，临床麻醉方法分类如表1-1所示。

表1-1　麻醉药作用于不同神经部位与麻醉方法分类

分类	麻醉方法	给药方式	作用的部位
全身麻醉	吸入全麻	吸入、静脉注射	中枢神经系统
	静脉全麻	肌内注射	
		直肠灌注	
局部（区域）麻醉	蛛网膜下隙阻滞	局麻药注入蛛网膜下隙	蛛网膜下脊神经
	硬膜外阻滞	局麻药注入硬膜外隙	硬膜外脊神经
	神经干（丛）阻滞	局部麻醉药注入神经干（丛）	神经干（丛）
	局部浸润麻醉	局麻药局部浸润	皮肤、黏膜神经末梢

局部浸润麻醉是指沿手术切口线分层注射局麻药，阻滞组织中的神经末梢。

目前已较少使用单一的药物或单一的方法进行麻醉，临床上使用较多的是复合麻醉或称平衡麻醉和联合麻醉，复合麻醉指同时使用两种或两种以上麻醉药及（或）辅助药物以达到麻醉的基本要求，可以减少单个药物的用量及副作用。联合麻醉指同时使用两种或两种以上方法以达到麻醉的基本要求，以能取长补短综合发挥各种方法的优越性。例如，使用镇静、麻醉镇痛与肌松药进行静脉复合全麻，又如全身麻醉与硬膜外阻滞麻醉联合应用等。

三、麻醉恢复室

麻醉恢复室（RR）是手术结束后继续观察病情，预防和处理麻醉后近期并发症，保障患者安全，提高医疗质量的重要场所。RR 应配备有专门的护士与医师管理患者，待患者清醒、生命体征稳定后即可送回病房。若患者病情不稳定，如呼吸、循环功能障碍者应及时送入 ICU。RR 可缩短患者在手术室停留时间、利于接台手术以提高手术台利用率，也有益于病房管理。

四、ICU

凡由麻醉科主管的 ICU 也可称麻醉科 ICU（AICU），AICU 主要针对手术后患者，是围术期危重病诊治、保障重大手术安全、提高医疗质量的重要环节，是现代高水平、高效益医院的必然产物。ICU 的特点是：①配备有先进的设备以能对患者生命机能进行全面、连续和定量的监测。②具备早期诊断及先进的治疗设备与技术。③采用现代化管理，因而具有高工作效率和抢救成功率。④拥有一支训练有素的医疗护理队伍。

进入 ICU 的患者由麻醉科医师和手术医师共同负责，麻醉科医师的主要任务是：对患者进行全面、连续、定量的监测，维护患者的体液内稳态，支持循环、呼吸等功能的稳定，防治感染，早期诊治各种并发症及营养支持等。手术医师侧重于原发病和专科处理。待患者重要脏器功能基本稳定后即可送回原病室。

五、疼痛诊疗

疼痛诊疗是麻醉科工作的重要组成部分，工作内容主要包括术后止痛及急、慢性疼痛的诊断与治疗。应当强调疼痛诊疗的多学科性和临床诊断的重要性，因此，从事疼痛诊疗医师必须有扎实的临床功底，必须具有麻醉科主治医师的资格再经规范化住院医师专业培训后才能准入。

第三节　麻醉学的进展

一、全麻机制蛋白学说的研究进展概况

麻醉学的进展不仅是指新理论和新技术的出现，还有一个对既往的理论和观点再认识、再提高的问题。"全身麻醉是怎样产生的？"这是一个长期以来一直令我们困惑的谜团。自 1845 年 morton 首次公开演示乙醚全身麻醉至今，现代麻醉学已走过了 150 余年的发展历程，期间随着各种新型全麻药物的研制开发和全麻技术的不断改进，全身麻醉的实施在今日已非难事。但事实上，即使是目前最新的全麻药物，其毒性作用和应用风险仍然是相当高，按照治疗指数（即 50% 致死剂量与 50% 有效剂量的比值）进行比较，常规药物的治疗指数均超过数百或数千，而全麻药物的治疗指数一般为 3~4，可见全麻药物的应用本身就具有极高的风险。当前全身麻醉的安全实施在很大程度上可以说只是得益于训练有素的麻醉工作者和日益发展的先进监测技术。因此，无论是全麻药物，还是全麻技术均有待于进一步的提高和改进。但限于目前对全身麻醉本质和机制认识上的局限性，我们在全身麻醉的安全性、可控性，乃至新药开发等的研究方面均受到了极大的制约。时至今日，麻醉工作者始终摆脱不了"知其然而不知其所以然"的尴尬境界。事实上，自 20 世纪初 meyer overton 首先提出著名的脂质学说以来，全世界的麻醉学家、神经生理学家、药理学家等为全麻原理的阐明进行了不懈的努力和探索，并先后提出了多达百余种的假说和理论。尽管其中的多数已先后遭到否定和摒弃，现存的一些假说和理论也可能只窥见了全麻原理的冰山一角，而与问题的实质尚有较长的距离。但是长期的研究积累，特别是近年来取得的许多进展，其成果仍然很令人鼓舞。近 10 年来，对全麻机制的研究在亚细胞和分子水平取得很大进展，主要发现全麻药通过与细胞膜上的受体及通道蛋白发生直接的相互作用而发挥作用。这些发现对传统的脂质学说提出了严峻的质疑和挑战，并逐渐形成和提出了全麻机制的蛋白学说。其依据是：①药理研究发现，药物作用的普遍规律与蛋白质发生直接作用而产生其效应。因此，推测全麻药也应以同样方式发挥作用。②发现全麻药的确可与离子通道蛋白或

其他蛋白质发生直接相互作用。③全麻药的分子结构可影响其效能及在离子通道上的作用，反之，受体或通道亚基或肽链成分改变也可影响全麻药的作用。因此，认为全麻药的作用部位在蛋白质而不是脂质，确切位点可能是神经突触的离子通道或其调节系统。

二、新药应用

（一）吸入全麻药

安氟醚和异氟醚均属强效全麻药，主要用于麻醉维持。由于该药不会引起燃烧和爆炸，临床浓度不会引起肝炎，对循环抑制较轻，所以尽管已有七氟醚和地氟醚等新药问世，但安氟醚和异氟醚依然是常用药。20世纪90年代初七氟醚和地氟醚问世，其特点是血/气分配系数小，作用起效快，苏醒迅速，尤适用于非住院手术的麻醉。七氟醚的气味宜人，可用于小儿全麻的诱导和维持。

（二）静脉全麻药

早在1934年硫喷妥钠已用于临床，由于麻醉诱导迅速副作用又较小，至今仍为标准静脉诱导药，也可用于脑保护和解痉。依托咪酯具有对呼吸抑制小，血流动力学平稳等优点，故适用于重症患者等。咪唑安定属第三代苯二氮䓬类药，适用于术前用药、全麻诱导维持、部位麻醉、ICU中催眠镇静等。该药与其他静脉麻醉药、麻醉性镇痛药等联合使用，可减少各自的用药剂量和不良反应。异丙酚是常用的新药，其特点是作用时间短，约5~10 min，有良好的镇吐作用，又有抗氧化剂作用，用于全麻诱导和维持，预防和治疗不同原因诱发的恶心呕吐，以及ICU中辅助用药等。近年研制的新药还有埃尔泰洛尔、S-氯胺酮等，目前正在临床试用中。

（三）肌松药

常用的肌松药有两大类：即去极化类，如琥珀胆碱等；非去极化类，又可分短效（如米瓦库铵）、中效（如阿曲库铵、维库溴铵等）及长效（如哌库溴铵等）。由于琥珀胆碱作用短暂（仍适用于气管插管术），某些情况下可出现高血钾、甚至心搏骤停等，临床应用日益减少。阿曲库铵和维库溴铵，常用于全麻维持、术中或术后机械通气。

近年，新的肌松药如顺式阿曲库铵、罗库溴铵、Or99487等已用于临床，其特点是起效快、作用时效短、不良反应少。

（四）麻醉性镇痛药

芬太尼是目前常用的麻醉性镇痛药，其强度比吗啡大100~180倍，常用量2~5μg/kg，静脉注射后立即生效，维持30~60 min。使用较大剂量芬太尼（10~50μg/kg），能显著降低应激反应，作用时效明显延长（3~5 h），常用于高血压、冠心病和瓣膜性疾病患者。芬太尼对心血管抑制轻，但剂量增大可能出现心动过缓，注射太快可引起胸壁强直，呼吸抑制。此外，还有舒芬太尼和阿芬太尼，这两种药国内尚少使用。瑞芬太尼是一种新颖、强效阿片受体激动剂，具有起效快、作用短（消除半衰期10~20 min），无蓄积作用，对心血管无明显抑制作用等优点。

（五）局部麻醉药

普鲁卡因属酯类局部麻醉药（局麻药），由于作用弱、起效慢等，故临床极少使用。取而代之的是利多卡因，为酰胺类，其特点是作用较强，时效1~1.5 h，浓度0.5%~2%，适用于局部浸润麻醉、神经和神经丛阻滞以及椎管内麻醉等。布比卡因属酰胺类，时效3~4 h，常用0.25%~0.5%溶液，适用于神经和神经丛阻滞和椎管内麻醉。但布比卡因对心脏毒性作用较大，一旦发生心搏骤停，往往复苏困难。左布比卡因属长效酰胺类药物，是布比卡因的左旋异构体，不含具有毒性作用的R(+)型镜像体，对心脏和脑组织的亲和力低于右旋布比卡因，因此，中枢神经系统和心脏毒性均明显低于布比卡因，且不引起致命性的心律失常。左布比卡因与布比卡因相比有许多优势，在临床的研究及应用已较广泛。罗哌卡因是新一代酰胺类长效局麻药，毒性低，无明显心脏毒性作用。

三、新方法和新技术

(一) 经皮和经黏膜给药

皮肤的角质层较厚,药物很难经皮肤吸收,也难以产生全身作用。多瑞吉是近年研制的芬太尼经皮敷贴剂,主要适应证是慢性、顽固性癌痛。首次使用时需经 6~12 h 芬太尼血浆浓度才产生镇痛效应,稳定状态,可维持 72 h。可按每 4 h 吗啡剂量或 24 h 口服剂量选择。敷贴部位通常选择上臂、躯干等平整部位。取下时,芬太尼血浓度逐渐下降,经 17 h 下降约 50%,该药不宜用于任何急性疼痛。恩纳是含有利多卡因和丙胺卡因的皮肤乳膏和敷贴制剂,具有良好的局部镇痛作用,起效 30~60 min,维持约 2 h,适用于皮肤局部穿刺或切割前预防疼痛。成人鼻腔黏膜有丰富的血管,咪唑安定、氯胺酮等可经鼻腔给药。芬太尼与糖制成棒糖制剂 (OTFC),经口腔黏膜给药,适用于小儿术前用药、急症手术镇痛和癌痛治疗。

(二) 关节腔内镇痛

由于关节局部富含受体,受体经药液阻滞后,可产生镇痛效果;且药液在关节内弥散受到限制,极少被吸收进入循环而产生全身作用。同时,关节腔给药其镇痛效果优于全身用药,适用于关节腔手术术后镇痛,尤其是膝关节手术。于关节腔内注入吗啡 1 mg 或 2 mg,也可注入 0.25% 布比卡因 20~40 mL。此外,使用芬太尼 10 μg、哌替啶 10 mg、可乐定以及非甾体类抗炎镇痛药等均可取得良好的术后镇痛效果。

(三) 静脉区域麻醉

静脉区域麻醉指于上、下肢浅静脉注射局麻药(肢体近端缚止血带),可产生肢体局部麻醉,以施行上、下肢从软组织至骨骼的手术,通常手术时间为 1 h 左右。

1. 适应证

(1) 手部、前臂和肘部手术,手术时间不超过 1 h。

(2) 足部、膝关节以下短、小手术等。

2. 禁忌证

(1) 患者拒绝使用。

(2) 中度或重度高血压。

(3) 运动员身材,肢体肌肉丰满者。

(4) 骨骼肌畸形者。

(5) 对局麻药过敏等。

3. 注意事项

为提高麻醉效果,预防局麻药毒性作用,应注意以下几点。

(1) 采用双止血带法。

(2) 缚止血带时间至少维持 20 min,即使手术已结束。

(3) 需解除止血带时,可间断松开止血带,但每次不超过 30 s,通常为 2~3 min。

(四) 连续蛛网膜下隙阻滞

1. 优点

(1) 作用起效迅速。

(2) 局麻药用量小,可调至需要的水平。

(3) 对循环/呼吸影响小。

(4) 麻醉时间可延长。

(5) 停止用药后麻醉作用恢复快。

(6) 可用于手术后镇痛。

2. 指征

(1) 有蛛网膜下隙阻滞的适应证,手术时间超过 2~3 h。

(2) 若调节阻滞平面合适也适用于循环不稳定的患者。

(3) 手术类别有:普外、骨科、泌尿科、外周血管和妇科手术。

（4）急症手术、产科分娩和疼痛治疗等。为防止脑脊液外漏，预防并发马尾综合征，近年采用 Spinocath 套管针和导管，因导管的直径比套管针粗，故可避免脑脊液外溢，术后很少并发头痛。

（五）蛛网膜下隙和硬膜外间隙联合阻滞

1. 优点

具有脊髓麻醉和连续硬膜外麻醉的优点：

（1）作用起效快。

（2）麻醉时间不受限制。

（3）可施行术后镇痛。

（4）麻醉水平较易调控。

（5）对呼吸、循环抑制轻，毒性低，并发症少。

（6）可用于非住院手术患者。

（7）操作简便易掌握，成功率高。

2. 适应证

（1）妇产科手术，正常无痛分娩。

（2）腹部和下腹部手术，时间超过 2 h。

（3）术后镇痛和疼痛治疗等。目前常用的方法是以双针单间隙原理设计的"针套针"方法。

（六）静脉给药输注系统

目前临床使用的输注系统如下。

1. 计算器输注泵

计算器输注泵指可在固定的速率下持续静脉输液给药，药物输注的速度是恒定的，可按患者体重和给药时间计算，如 $\mu g/(kg \cdot min)$，通过计算器输注泵按钮，即可持续给药。

2. 微机（智能型）输注泵

微机输注泵主要有 2 种。

（1）以药物血浆浓度为目标：是一种新型的静脉给药系统，采用药代模式，能迅速达到和维持几乎恒定的药物血浆浓度。

（2）以效应器官为目标：由于药物血浆浓度与效应器官药物有效浓度存在差异，近年开展以效应器官药物浓度为目标的静脉输注泵，以达到更稳定的麻醉水平。

3. 自动给药装置

自动给药装置指静脉输注泵系统中使用反馈系统，采用程序信号调控静脉给药速率。现代麻醉正不断地向安全、有效、合理、舒适、经济等目标发展，我们有责任努力加以完善，更好地为临床麻醉和手术患者服务。

第二章

麻醉前病情评估与准备

第一节 病情估计分级

根据麻醉前访视结果，将病史、体格检查和实验室检查资料，联系手术麻醉的安危，进行综合分析，可对患者的全身情况和麻醉耐受力做出比较全面的估计。美国麻醉医师协会（ASA）于 1941 年曾将患者的全身体格健康状况进行分级，最初分为 7 级，1963 年又重新修正为 5 级，其分级标准见表 2-1。第 1、2 级患者，其麻醉耐受力一般均良好，麻醉经过平稳。第 3 级患者，对接受麻醉存在一定危险，麻醉前需尽可能做好充分准备，对麻醉中和麻醉后可能发生的并发症要采取有效措施，积极预防。第 4、5 级患者的麻醉危险性极大，充分细致的麻醉前准备更重要。ASA 分级法沿用至今已数十年，对临床工作确有其一定的指导意义和实际价值，但其标准较笼统，有时在掌握其界线上可遇到问题。

表 2-1　ASA 病情估计分级

分级	标准
第 1 级	正常健康
第 2 级	有轻度系统性疾病
第 3 级	有严重系统性疾病，日常活动受限，但尚未丧失工作能力
第 4 级	有严重系统性疾病，已丧失工作能力，且经常面临生命威胁
第 5 级	不论手术与否，生命难以维持 24 h 的濒死患者

* 如系急症，在每级数字前标注"急"或"E"字

我国根据患者对手术麻醉耐受力的临床实践经验，将患者的全身情况归纳为两类 4 级，详见表 2-2。对 I 类患者，术前无须特殊处理，或仅作一般性准备，可接受任何类型手术和麻醉。对 II 类患者必须对营养状况、中枢神经、心血管、呼吸、血液（凝血机能）、代谢（水、电解质代谢）及肝、肾功能等做好全面的特定准备工作，方可施行麻醉和手术。必要时宜采取分期手术，即先做简单的紧急手术，例如大出血止血、窒息气管造口、坏死肠襻处置等，待全身情况得到改善后再进行根治性手术。

表 2-2　手术患者全身情况分级

类级		全身情况	外科病变评级	依据重要生命器官	麻醉耐受力估计
I	1	良好	局限，不影响或仅有轻微全身影响	无器质性病变	良好
	2	好	对全身已有一定影响，但易纠正	形态有早期病变，但功能仍处于代偿状态	好
II	1	较差	对全身已经造成明显影响	有明显器质性病变，功能接近失代偿，或已有早期失代偿	差
	2	很差	对全身已有严重影响	有严重器质性病变，功能已失代偿，需经常内科支持治疗	劣

第二节 麻醉前一般准备

对麻醉耐受力良好的Ⅰ类1级患者，麻醉前准备的目的在于保证手术安全性，使手术经过更顺利，术后恢复更迅速。对Ⅰ类2级患者，还应调整和维护全身情况及重要生命器官功能，在最大限度上增强患者对麻醉的耐受力。对Ⅱ类患者，除需做好一般性准备外，还必须根据个别情况做好特殊准备。麻醉前一般准备工作包括以下几方面。

一、精神状态准备

手术患者不免存在种种思想顾虑，或恐惧、紧张和焦急心理。情绪激动或彻夜失眠均可致中枢神经或交感神经系统过度活动，由此足以削弱对麻醉和手术的耐受力。为此，术前必须设法解除思想顾虑和焦急情绪，应从关怀、安慰、解释和鼓励着手，例如酌情将手术目的、麻醉方式、手术体位，以及麻醉或手术中可能出现的不适等情况，用恰当的语言向患者作具体解释，针对存在的顾虑和疑问进行交谈，取得患者信任，争取充分合作。对过度紧张而不能自控的患者，术前数日即开始服用适量安定类药，晚间给睡眠药。

二、营养状况改善

营养不良致蛋白质和某些维生素不足，可明显降低麻醉和手术耐受力。蛋白质不足常伴低血容量或贫血，耐受失血和休克的能力降低；还可伴组织水肿而降低术后抗感染能力和影响创口愈合。维生素缺乏可致营养代谢异常，术中易出现循环功能或凝血功能异常，术后抗感染能力低下，易出现肺部或创口感染。对营养不良患者，手术前如果时间允许，应尽可能经口补充营养；如果时间不充裕，或患者不能或不愿经口饮食，可通过少量多次输血及注射水解蛋白和维生素等进行纠正，白蛋白低下者，最好给浓缩白蛋白注射液。

三、适应手术后需要的训练

有关术后饮食、体位、大小便、切口疼痛或其他不适，以及可能需要较长时间输液、吸氧、胃肠减压、胸腔引流、导尿及各种引流等情况，术前可酌情将其临床意义向患者讲明，以争取配合。多数患者不习惯在床上大小便，术前需进行锻炼。术后深呼吸、咳嗽、咳痰的重要性必须向患者讲清楚，并训练正确执行的方法。

四、胃肠道准备

择期手术中，除用局麻做小手术外，不论采用何种麻醉方式，均需常规排空胃，目的是防止术中或术后反流、呕吐，避免误吸、肺部感染或窒息等意外。胃排空时间正常人为 4~6h，情绪激动、恐惧、焦虑或疼痛不适等可致胃排空显著减慢。为此，成人一般应在麻醉前至少 8h，最好 12h 开始禁饮、禁食，以保证胃彻底排空；在小儿术前也应至少禁饮、禁食 8h，但哺乳婴儿术前 4h 可喂一次葡萄糖水。有关禁饮、禁食的重要意义，必须向患儿家属交代清楚，以争取合作。

五、膀胱的准备

患者送入手术室前应嘱其排空膀胱，以防止术中尿床和术后尿潴留，对盆腔或疝手术则有利于手术野显露和预防膀胱损伤。危重患者或复杂大手术，均需于麻醉诱导后留置导尿管，以利观察尿量。

六、口腔卫生准备

麻醉后，上呼吸道一般性细菌易被带入下呼吸道，在手术后抵抗力低下的条件下，可能引起肺部感染并发症。为此，患者住院后即应嘱患者早晚刷牙、饭后漱口，有松动龋齿或牙周炎症者需经口腔科诊治。进手术室前应将活动义齿摘下，以防麻醉时脱落，甚或被误吸入气管或嵌顿于食管。

七、输液输血准备

施行中等以上的手术前，应检查患者的血型，准备一定数量的全血，做好交叉配合试验。凡有水、电解质或酸碱失衡者，术前均应常规输液，尽可能作补充和纠正。

八、治疗药物的检查

病情复杂的患者，术前常已接受一系列药物治疗，麻醉前除要全面检查药物的治疗效果外，还应重点考虑某些药物与麻醉药物之间存在相互作用的问题，有些容易在麻醉中引起不良反应。为此，对某些药物要确定是否继续使用或调整剂量。例如洋地黄、胰岛素、皮质激素和抗癫痫药，一般都需要继续用至术前，但应对剂量重作调整。对一个月以前曾服用较长时间皮质激素，而术前已经停服者，手术中仍有可能发生急性肾上腺皮质功能不全危象，故术前必须恢复使用外源性皮质激素，直至术后数天。正在施行抗凝治疗的患者，手术前应停止使用，并需设法拮抗其残余抗凝作用。患者长期服用某些中枢神经抑制药，如巴比妥、阿片类、单胺氧化酶抑制药、三环抗抑郁药等，均可影响对麻醉药的耐受性，或在麻醉中易诱发呼吸和循环意外，故均应于术前停止使用。安定类药（如吩噻嗪类药——氯丙嗪）、抗高血压（如萝芙木类药——利血平）、抗心绞痛药（如 β 受体阻滞药）等，均可能导致麻醉中出现低血压、心动过缓，甚至心缩无力，故术前均应考虑是继续使用、调整剂量使用或暂停使用。

九、手术前晚复查

手术前晚应对全部准备工作进行复查，如临时发现患者感冒、发热、妇女月经来潮等情况时，除非急症，手术应推迟施行，手术前晚睡前宜给患者服用安定镇静药，以保证有充足的睡眠。

第三节 麻醉诱导前即刻期准备

麻醉诱导前即刻期是指诱导前 10～15 min 的期间，是麻醉全过程中极重要的环节。于此期间要做好全面的准备工作，包括复习麻醉方案、手术方案及麻醉器械等的准备情况，应完成的项目见表 2-3，对急症或门诊手术患者尤其重要。

表 2-3 麻醉诱导前即刻期应考虑的项目

项目	准备情况：
患者方面	健康现状，精神状态，特殊病情，患者主诉要求，麻醉实施方案，静脉输液途径，中心静脉压监测径路
麻醉器械等	氧源，N_2O 源，麻醉机，监护仪，气管插管用具，一般器械用具，麻醉药品，辅助药物
手术方面	手术方案，手术部位与切口，手术需时，手术对麻醉的特殊要求，手术体位，预防手术体位损伤的措施，术后止痛要求等
术中处理	预计可能发生的意外或并发症，应急措施，处理方案，手术安危程度估计

一、患者方面

麻醉诱导前即刻期对患者应考虑两方面的中心问题：①此刻患者还存在哪些特殊问题。②还需要做好哪些安全措施。

麻醉医师于诱导前接触患者时，首先需问候致意，表现关心体贴，听取主诉和具体要求，务使患者感到安全、有依靠，对手术麻醉充满信心。诱导前患者的焦虑程度各异，对接受手术的心情也不同，应分别针对处理。对紧张不能自控的患者，可经静脉注少量镇静药。对患者的义齿、助听器、人造眼球、隐性镜片、首饰、手表、戒指等均应摘下保管，并记录在麻醉记录单。明确有无缺牙或松动牙，做好记录。复习最近一次病程记录（或麻醉科门诊记录），包括：①体温、脉率。②术前用药的种类、剂量、用药时间及效果。③最后一次进食、进饮的时间、内容和数量。④已静脉输入的液体种类、数量。⑤最近一次实验室检查结果。⑥手术及麻醉协议书的签署意见。⑦患者专门嘱咐的具体要求（如拒用库存血、要求术后刀口不痛等）。⑧如为门诊手术，落实苏醒后离院的计划。

为保证术中静脉输注通畅及其有效性：①备妥口径合适的静脉穿刺针或外套管穿刺针。②按手术部位选定穿刺径路，如腹腔、盆腔手术应取上肢径路输注。③估计手术出血量，决定是否同时开放上肢及下肢静脉，或选定中央静脉置管并测定中心静脉压。

二、器械方面

麻醉诱导前应对已经备妥的器械、用具和药品等，再做一次全面检查与核对，重点项目包括如下。

（一）氧源及 N_2O 源

检查氧、N_2O 筒与麻醉机氧、N_2O 进气口的连接，是否正确无误，气源压是否达到使用要求。

（1）如为中心供氧，氧压表必须始终恒定在 3.5 kg/cm^2；开启氧源阀后，氧浓度分析仪应显示 100%。符合上述标准，方可采用。如压力不足，或压力不稳定，或气流不畅者，不宜使用，应改用压缩氧筒源。

（2）压缩氧筒压满筒时应为 150 kg/cm^2，含氧量约为 625 L。如按每分钟输出氧 2 L 计，1 h 的输出氧量约为 120 L，相当于氧压 29 kg/cm^2。因此，满筒氧一般可使用 5.2 h 左右（氧流量为 2 L/min 时）。

（3）如为中心供 N_2O，气压表必须始终恒定在 52 kg/cm^2，不足此值时，表示供气即将中断，不能再用，应换用压缩 N_2O 筒源。

（4）压缩 N_2O 筒压满筒时应为 52 kg/cm^2，含 N_2O 量约为 215 L，在使用中其筒压应保持不变；如果开始下降，表示筒内 N_2O 实际含量已接近耗竭，因此必须及时更换新筒。

（二）流量表及流量控制钮

开启控制钮，浮子应升降灵活，且稳定，提示流量表及控制钮工作基本正常。控制钮为易损部件，若出现浮子升降过度灵敏，且呈飘忽不能稳定，提示流量表的输出口已磨损，或针栓阀损坏，出现关闭不全现象，应更换后再使用。

（三）快速充气阀

在堵住呼吸管三叉接口下，按动快速充气阀，贮气囊应能迅速膨胀，说明能快速输出高流量氧，其功能良好，否则应更换。

（四）麻醉机的密闭程度与漏气

1. 压缩气筒与流量表之间的漏气检验

先关闭流量控制钮，再开启氧气筒阀，随即关闭，观察气筒压力表指针，针保持原位不动，表示无漏气；如果指针于几分钟内即降到零位，提示气筒与流量表之间存在显著的漏气，应检修好后再用。同法检验 N_2O 筒与 N_2O 流量表之间的漏气情况。

2. 麻醉机本身的漏气检验

接上述步骤，再启流量表使浮子上升，待贮气囊胀大后，挤压时保持不瘪，同时流量表浮子呈轻度压低，提示机器本身无漏气；如挤压时贮气囊随即被压瘪，同时流量表浮子位保持无变化，说明机器本身存在明显漏气，需检修再用。检验麻醉机漏气的另一种方法是：先关闭逸气活瓣，并堵住呼吸管三叉接口，按快速充气阀直至气道压力表值升到 2.9 ~ 3.9 kPa（30 ~ 40 cmH_2O）后停止充气，观察压力表指针，如保持原位不动，提示机器无漏气；反之，如果指针逐渐下移，提示机器有漏气，此时再快启流量控制钮使指针保持在上述压力值不变，这时的流量表所示的氧流量读数，即为机器每分钟的漏气量数。

（五）吸气及呼气导向活瓣

接上述（三）步，间断轻压贮气囊，同时观察两个活瓣的活动，正常时应为一闭一启相反的动作。

（六）氧浓度分析仪

在麻醉机不通入氧的情况下，分析仪应显示 21%（大气氧浓度），通入氧后应示 100%（纯氧浓度）。如果不符上述数值，提示探头失效或干电池耗竭，需更换。

（七）呼吸器的检查与参数预置

开启电源，预置潮气量在 10 ~ 15 mL/kg、呼吸频率 10 ~ 14 次/分、呼吸比 1∶1.5，然后开启氧源，观察折叠囊的运行状况，同时选定报警限值，证实运行无误后方可使用。

（八）麻醉机、呼吸器及监测仪的电源

检查线路、电压及接地装置。

（九）其他器械用具

包括喉镜、气管导管、吸引装置、湿化装置、通气道、神经刺激器、快速输液装置、血液加温装置等的检查。

（十）监测仪

包括血压计（或自动测血压装置）、心电图示波仪、脉搏血氧饱和度仪、呼气末 CO_2 分析仪、测温仪、通气量计等的检查。其他还有创压力监测仪及其压力传感器、脑功能监测仪、麻醉气体分析监测仪等。上述各种监测仪应在平时做好全面检查和校验，于麻醉诱导前再快速检查一次，确定其功能完好后再使用。

三、手术方面

麻醉医师与手术医师之间要始终保持相互默契、意见统一，做到患者安全、麻醉满意和工作高效率。在麻醉诱导前即刻期，必须重点明确手术部位、切口、体位；手术者对麻醉的临时特殊要求，对术中意外并发症的急救处理意见，以及对术后止痛的要求。特别在手术体位的问题上，要与术者取得一致的意见。

第四节 重要器官疾病的麻醉前评估与准备

麻醉的危险性常因同时并存重要生命器官疾病而明显增高。统计资料指出，手术并发症和死亡，与术前并存心血管、呼吸、血液和内分泌等疾病有密切关系。

一、心血管疾病

（一）心血管病患者的麻醉耐受力估计

先天性心脏病中的房缺或室缺，如果心功能仍在Ⅰ、Ⅱ级，或以往无心力衰竭史者，对接受一般性手术可无特殊困难或危险；如果同时伴肺动脉高压者，则死亡率显著增高，除非急症，一般手术应推迟或暂缓。并存主动脉缩窄或动脉导管未闭者，应先治疗这类畸形，然后再施行其他择期手术。轻度肺动脉瓣狭窄不是择期手术的禁忌证，但重度者术中易发作急性右心衰竭，择期手术应列为禁忌。法络四联症因存在红细胞增多和右心流出道狭窄，麻醉后易致心排血量骤减和严重低氧血症，故择期手术的危险性极大。

高血压患者的麻醉安危，取决于是否并存继发性重要脏器损害及其损害程度，包括大脑功能、冠状动脉供血、心肌功能和肾功能等改变。单纯慢性高血压，只要不并存冠状动脉病变、心力衰竭或肾功能减退，即使已有左室肥大和异常心电图，在充分术前准备和恰当麻醉处理的前提下，耐受力仍属良好，死亡率无明显增高。术前准备的重点之一是施用抗高血压药治疗，药物种类较多，有周围血管扩张药（如肼屈嗪、哌唑嗪、米诺地尔等）；β受体阻滞药（如普萘诺尔）；α-肾上腺素能神经阻滞药（如利血平）；钙通道阻滞药（如维拉帕米、硝苯地平）等。术前抗高血压治疗有利于术中、术后血压平稳，但必须重视其与麻醉药并用后的相互不良作用，可能引起低血压和心动过缓；与氯胺酮或泮库溴铵并用，可能诱发高血压；维拉帕米与麻醉药并用，可能出现心血管虚脱。尽管如此，凡舒张压持续超过 12 kPa（90 mmHg）者，不论年龄大小，均应给以抗高血压药治疗，待收缩压降低原血压水平 20% 后方可手术；对舒张压超过 14.7 kPa（110 mm hg）者，抗高血压药治疗必须延续到手术日晨，以防止术中因血压剧烈波动而诱发心力衰竭或脑血管意外。术中一旦并发低血压时，可临时应用适量缩血管药进行拮抗。对长期应用抗高血压药治疗的患者，不能突然停药，否则患者对内源性儿茶酚胺敏感性将相应增高，可能发生高血压、心动过速、心律失常和心肌缺血等严重意外。对高血压并存肾脏损害者，术前需对麻醉药的种类和剂量的选择进行全面考虑。对高血压并存心肌缺血者，术前应重点加强心肌缺血的治疗，择期手术需推迟。

缺血性心脏病患者的麻醉危险性在于围术期发作心肌梗死，死亡率很高。病史中存在下列情况者，应

高度怀疑并存缺血性心脏病：①糖尿病。②高血压病。③肥胖、嗜烟、高血脂者。④心电图示左室肥厚。⑤周围动脉硬化。⑥不明原因的心动过速和疲劳。

缺血性心脏病的典型征象有：①紧束性胸痛，可往臂内侧或颈部放射。②运动、寒冷、排便或饱餐后出现呼吸困难。③端坐呼吸。④阵发性夜间呼吸困难。⑤周围性水肿。⑥家族中有冠状动脉病史。⑦有心肌梗死史。⑧心脏扩大。但有些缺血性心脏病患者，平时可无明显症状，也无心电图异常，但冠状动脉造影证实已有 1～3 支冠状动脉存在超过 50% 的管腔狭窄，这类无症状的缺血性心脏病患者，在麻醉中存在较大的潜在危险。

对缺血性心脏病患者，从麻醉处理角度看，麻醉前首先应从病史中明确下列三个问题：①是否存在心绞痛，其严重程度如何，具体参考表 2-4 做出估计。②是否发生过心肌梗死，明确最近一次的发作时间。③目前的心脏代偿功能状况。大量统计资料指出，心肌梗死后 6 个月内施术者，术后再发梗死率和死亡率明显高于 6 个月以后施术者。

表 2-4 心绞痛分级

分级	表现
Ⅰ级	日常体力活动不引起心绞痛，如快速步行、登楼梯；剧烈活动或长时间快速费力工作或娱乐，出现心绞痛
Ⅱ级	日常体力活动轻度受限，登楼梯、爬山、餐后散步或登高、寒冷和大风、情绪紧张或睡醒后短时间，出现心绞痛
Ⅲ级	日常体力活动明显受限，以正常步速、短距离散步或登一段楼梯即出现心绞痛，休息后症状可缓解
Ⅳ级	任何体力活动均可诱发心绞痛，静息时也发作

因此，对心肌梗死患者，择期手术应推迟到梗死 6 个月以后施行，同时在手术前应尽可能做到：①心绞痛症状已消失。②充血性心力衰竭症状（如肺啰音、颈静脉怒张、呼吸困难、心脏第三音或奔马律等）已基本控制。③心电图已无房性早搏或每分钟超过 5 次的室性早搏等异常。④血清尿素氮（BUN）不超过 17.85 mmol/L（50 mg/dL），血清钾不低于 3 mmol/L。

尽管如此，有些因素在术前往往仍无法主动有效控制，例如：①老年（危险性随年龄而增长）。②存在明显的主动脉瓣狭窄或二尖瓣关闭不全。③心脏扩大。④顽固性充血性心力衰竭。⑤顽固性心绞痛。⑥顽固性心电图异常（ST 段改变、T 波低平或倒置、异常 QRS 波）。因此，围术期的麻醉危险依然存在，为保证安全，必须加强麻醉管理。

心脏瓣膜病以风湿病引起最为多见，近年来先天性主动脉瓣狭窄、二尖瓣脱垂、主动脉瓣瓣下狭窄和钙化、二尖瓣关闭不全也已较多见。瓣膜患者的麻醉危险性主要取决于病变的性质及其损害心功能的程度。麻醉前要尽可能识别病变是以狭窄为主，还是以关闭不全为主，还是两者兼有。一般讲，以狭窄为主的病情发展较关闭不全者为迅速；重症主动脉瓣狭窄或二尖瓣狭窄极易并发严重心肌缺血、心律失常（房扑或房颤）和左心功能衰竭，也易并发心腔血栓形成和栓子脱落。因此，麻醉的危险相当高，一般应禁忌施行择期手术。关闭不全患者对麻醉和手术的耐受力一般均属尚可，但易继发细菌性心内膜炎或缺血性心肌改变，且有可能导致猝死。

对各类瓣膜性心脏患者，为预防细菌性内膜炎，术前均需常规使用抗菌素。有人报道，单纯经鼻腔气管内插管也会诱发细菌性心内膜炎，发生率达 16%。预防性使用抗生素的效果，以在手术开始前 30～60 min 内使用，较术前 24 h 使用者为佳。为预防心腔内血栓脱落并发症，常已施行抗凝治疗，如遇急症，术前需中止抗凝。

术前心电图有心律失常者，必须结合病史和临床表现，探讨其实际意义。从麻醉角度看，术前需要纠正的心律失常主要有：①心房颤动和心房扑动，术前如能控制其心室率在 80 次 / 分左右，麻醉危险性不致增加；相反，如不能控制室率，提示存在严重心脏病变或其他病因（如甲亢），则麻醉危险性显著增高。②Ⅱ度以上房室传导阻滞或慢性双束性阻滞（右束支伴左前，或后束支传导阻滞），均有发展成完全性心脏传导阻滞而可能猝死，术前需做好心脏起搏器准备，术中需连续监测心电图。需指出，起搏器对电灼器很敏感，易受干扰而失灵，心脏陷于停搏，故麻醉医师应掌握起搏器的使用和调节技术。无症状的右或左束支传导阻滞,一般不增加麻醉危险性。③房性早搏或室性早搏,偶发者在年轻人多属功能性,一般无须特殊处理,或仅用镇静药即可解除,不影响麻醉耐受力;发生于中年 40 岁以上的患者,尤其当其发生或消失与体力活动有密切关系者,应多考虑有器质性心脏病的可能。频发(每分钟多于 5 次)、多源性或 R 波与 T 波相重的室性早搏,容易演变为心室颤动,术前必须用药加以控制,择期手术需推迟。④预激综合征可有室上性心动过速发作,一般麻醉前和麻醉中只要做到避免交感兴奋和防止血管活性物质释放,即可有效地预防其发作,但对持续而原因不明的发作,要引起重视,有时往往是心肌病变的唯一症状,麻醉危险性极高,择期手术必须推迟。

(二)心脏功能的临床估计

心脏功能的临床估计方法有以下几种。

1. 体力活动试验

根据患者在活动后的表现,可估计心脏功能,详见表 2-5。

表 2-5　心脏功能分级及其意义

心脏功能	屏气试验	临床表现	临床意义	麻醉耐受力
Ⅰ级	30 s 以上	普通体力劳动、负重、快速步行、上下坡,不感到心慌气短	心功能正常	良好
Ⅱ级	20～30 s	能胜任正常活动,但不能跑步或作较用力的工作,否则心慌气短	心功能较差	麻醉处理正确恰当,耐受力仍好
Ⅲ级	10～20 s	必须静坐或卧床休息,轻度体力活动后即出现心慌气短	心功能不全	麻醉前充分准备,麻醉中避免心脏负担
Ⅳ级	10 s 以内	不能平卧,端坐呼吸,肺底啰音,任何轻微活动即出现心慌气短	心功能衰竭	麻醉耐受力极差,手术必须推迟

2. 屏气试验

患者安静后,嘱深吸气后作屏气,计算其最长的屏气时间。超过 30 s 者示心脏功能正常,20 s 以下表示心脏代偿功能低下,对麻醉耐受力差。

3. 起立试验

患者卧床 10 min 后,测量血压、脉搏,然后嘱患者骤然从床上起立,立即测血压、脉搏,2 min 后再测一次。血压改变在 2.7 kPa(20 mmHg)以上,脉率增快超过 20 次/分者,表示心脏功能低下,对麻醉耐受力差。本法不适用于新功能Ⅳ级的患者。

(三)临床容易被误诊的心脏病

有些心脏病可出现某些消化道症状,如急性腹痛、放射性疼痛、恶心、呕吐、黄疸、腹水等,由此易被误诊为腹部外科疾病而施行手术,显然其麻醉和手术危险性倍增。因此,麻醉医师需提高警惕,如怀疑有误诊,应请内科医师协助诊断。易被误诊的临床表现有:①心绞痛或心肌梗死可伴剑突下疼痛。②突发性右心衰竭常伴右臂上 1/4 肩胸部放射性疼痛,类似胆囊病,尤易发生于活动后伴轻度右心衰竭,或严重二尖瓣狭窄突发心房颤动时。③慢性发作的右心衰竭,可出现非特异性胃肠道症状,如厌食、恶心、饭后腹部饱胀感,甚或呕吐,常伴体重下降,因此,易被误诊为上消化道癌症;如果不伴心脏杂音,则更容易误诊。④肺动脉栓塞伴黄疸时,易被误诊为胆管系统疾病。⑤右心衰竭或缩窄性心包炎,常伴发腹水。⑥伴巨大左心房的二尖瓣狭窄、心包炎、主动脉瘤、主动脉缩窄或主动脉弓畸形,可压迫食管而出现吞咽困难症状。⑦急性风湿热,常可伴发急性腹痛,尤易见于儿童。⑧细菌性心内膜炎或心房颤动时并发脾、肾或肠系膜动脉栓塞,可出现急性腹痛。⑨心衰患者应用洋地黄逾量中毒时易出现恶心、呕吐症状。

(四)麻醉前准备

并发心脏病患者在确定手术后,应特别注意下列问题。

(1)长期应用利尿药和低盐饮食患者,有可能并发低血容量、低血钾和低血钠,术中容易发生心律失常和休克。低血钾时,洋地黄和非去极化肌松药等的药效将增强,应用利尿保钾药螺内酯,如果再用去极化肌松药琥珀胆碱，易出现高血钾危象。因此，术前均应做血电解质检查，保持血清钾水平在 3.5～5.5 mmol/L，术前一般宜停用利尿药 48 h；对能保持平卧而无症状者，可输液补钠、钾，但需严密观察并严格控制输液速度，谨防发作呼吸困难、端坐呼吸、肺啰音或静脉压升高等危象。

（2）心脏病患者如果伴有失血或严重贫血，携氧能力减弱，可影响心肌供氧，术前应少量多次输血。为避免增加心脏负担，除控制输液量和速度外，输用红细胞悬液优于全血。

（3）对正在进行的药物治疗，需进行复查。对有心力衰竭史、心脏扩大、心电图示心室劳损或冠状动脉供血不足者，术前可考虑使用小量强心苷，如口服地高辛 0.25 mg，每日 1～2 次。

（4）对并存严重冠心病、主动脉瓣狭窄或高度房室传导阻滞而必须施行紧急手术者，需做到以下几点：①桡动脉插管测直接动脉压。②插 Swan-Ganz 导管测肺毛细血管楔压。③定时查动脉血气分析。④经静脉置入带电极导管，除用作监测外，可随时施行心脏起搏。⑤准备血管扩张药（硝普钠、硝酸甘油）、正性变力药（多巴胺、多巴酚丁胺）、利多卡因、肾上腺素等。⑥准备电击除颤器。⑦重视麻醉的选择和麻醉管理。

二、呼吸系统疾病

麻醉前对急慢性呼吸系统疾病或呼吸功能减退患者，施行一定的准备和治疗，可显著降低围术期呼吸系统并发症及其死亡率。

（一）常见呼吸系统疾病患者的麻醉耐受力估计

手术患者并存急性呼吸系统感染（如感冒、咽炎、扁桃体炎、气管支气管炎、肺炎）者，术后极易并发肺不张和肺炎，择期手术必须推迟到完全治愈后 1～2 周再手术。如系急症手术，应避免应用吸入全麻，需用抗生素控制，在获得咽分泌物或痰细菌培养结果之前，可先用广谱抗生素。

手术患者并存呼吸系统慢性感染和肺通气功能不全者并不罕见，其中尤以哮喘和慢性支气管炎并肺气肿为常见，麻醉前要重点掌握有关病史和体检，以判断感染程度和肺功能减退程度，并据此进行细致的术前准备工作。下面列举常见的病史和体检项目，对这类患者的术前估计和准备具有实用价值。

1. 呼吸困难

活动后呼吸困难（气短）是衡量肺功能不全的主要临床指标，据此可做出估计，详见表 2-6。

表 2-6 呼吸困难程度分级

分级	依据
0	无呼吸困难症状
I	能根据需要远走，但易疲劳，不愿步行
II	步行距离有限制，走一或两条街后需要停步休息
III	短距离走动即出现呼吸困难
IV	静息时也出现呼吸困难

2. 慢性咳嗽、多痰

凡 1 年中有持续 3 个月时间的慢性咳嗽、多痰，并有连续两年以上病史，且可排除心肺等其他疾病者，即可诊断为慢性支气管炎，这是一种慢性阻塞性肺疾病，手术后极易并发弥散性肺泡通气不足或肺泡不张，术前应做痰细菌培养，并开始用相应的抗生素控制感染。

3. 感冒

感冒为病毒性呼吸道感染，可显著削弱呼吸功能，呼吸道阻力增高可延续达 5 周，同时对细菌感染的抵抗力显著减弱，可使呼吸道继发急性化脓性感染，或使原有呼吸系统疾病加重。

4. 哮喘

提示呼吸道已明显阻塞，肺通气功能严重减退，但一般均可用支气管扩张药和肾上腺皮质激素治疗而缓解。哮喘患者围术期的呼吸系统并发症可比呼吸系统正常患者高 4 倍。

5. 咯血

急性大量咯血有可能导致急性呼吸道阻塞和低血容量,甚至出现休克,有时需施行紧急手术,麻醉处理的关键在于控制呼吸道,必须施行双腔支气管插管。

6. 吸烟

只要每日吸烟 10～20 支,即使年轻人,肺功能即开始有变化;凡每日吸烟 20 支以上,并有 10 年以上历史者,即可认为已经并存慢性支气管炎,平时容易继发细菌感染而经常咳嗽吐痰,麻醉后则易并发呼吸系统严重并发症,发生率远比不吸烟者高。

7. 长期接触化学性挥发气体

长期接触化学性挥发气体也为引起慢性支气管炎的主要诱因,同时伴全身毒性反应。

8. 高龄老年人

高龄老年人易并发慢性肺疾病,尤以阻塞性肺疾病和肺实质性疾病为多见,并可由此继发肺动脉高压和肺心病,这是高龄老人麻醉危险的主要原因之一,麻醉前必须对这类并存症加以明确诊断,并做好细致的术前准备工作。

9. 胸部视诊

观察呼吸频率、呼吸型和呼吸时比,有无唇紫、发绀,有无膈肌和辅助呼吸肌异常活动(三凹征),有无胸壁异常活动(反常呼吸、塌陷等)。胸廓呈桶状胸者,提示阻塞性肺疾病已达晚期;脊柱呈后侧凸变形者,提示存在限制性肺疾病。

10. 肺听诊

有无啰音、支气管哮鸣音,或呼吸音减弱或消失。

11. 气管移位或受压

要寻找原因,估计是否会妨碍使用麻醉面罩,是否存在气管插管困难。

12. 过度肥胖

体重超过标准体重 30% 以上者,易并存慢性肺功能减退,术后呼吸系统并发症可增加 2 倍。

(二)麻醉前肺功能的估计

简单易行的肺功能估计方法有 2 种。①测胸腔周径法:测量深吸气与深呼气时,胸腔周径的差别,超过 4 cm 以上者,提示无严重肺部疾病和肺功能不全。②测火柴火试验:患者安静后,嘱深吸气,然后张口快速呼气,能将置于 15 cm 远的火柴火吹熄者,提示肺储备功能好,否则示储备低下。

凡呼吸困难程度已超过 Ⅱ 级或具备前述 12 个病史和体检项目明显异常者,尤其对活动后明显气短、慢性咳嗽痰多、肺听诊有干湿啰音或哮鸣音、长期大量吸烟、老年性慢性支气管炎及阻塞性、限制性肺功能障碍等患者,术前还需做详细的胸部 X 线检查和专门的肺功能测验。胸腔或腹腔大手术后,几乎无例外地有暂时性肺功能减退,术前也有必要做呼吸功能测验。测验结果预示高度危险的指标见表 2-7。必须强调这些数据需结合临床表现去综合判断,才有实际意义。近年来,对于慢性肺功能不全,除非需要切除较多的肺组织,或已有广泛的肺纤维性实变,一般均可通过术前细致的治疗而获明显改善,故已很少被列为手术禁忌证。

表 2-7 估计手术后并发肺功能不全的高度危险性指标

肺功能测验项目	正常值	高度危险值
肺活量(VC)	2.44～3.47 L	< 1.0 L
第 1 秒肺活量(FEV_1)	2.83 L	< 0.5 L
最大呼气流率(MEFR)	336～288 L/min	< 100 L/min
最大通气量(MVV)	82.5～104 L/min	< 50 L/min
动脉血氧分压(PaO_2)	10～13.3 kPa	< 7.3 kPa
动脉血 CO_2 分压($PaCO_2$)	4.7～6.0 kPa	> 6.0 kPa

（三）麻醉前准备

麻醉前准备包括：①禁烟至少两周。②避免继续吸入刺激性气体。③彻底控制急慢性肺感染，术前 3～5 d 应用有效的抗生素做体位引流，控制痰量。④练习深呼吸和咳嗽，做胸部体疗以改善肺通气功能。⑤对阻塞性肺功能不全或听诊有支气管痉挛性哮鸣音者，需雾化吸入麻黄碱、氨茶碱、肾上腺素或异丙肾上腺素等支气管扩张药治疗，可利用 FEV1 试验衡量用药效果。⑥痰液黏稠者，应用蒸汽吸入或口服氯化铵或碘化钾以稀释痰液。⑦哮喘经常发作者，可应用肾上腺皮质激素，以减轻支气管黏膜水肿，如可的松 25 mg，口服，每日 3 次，或地塞米松 0.75 mg，口服，每日 3 次。⑧对肺心病失代偿性右心衰竭者，需用洋地黄、利尿药、吸氧和降低肺血管阻力药物（如肼苯哒嗪）进行治疗。⑨麻醉前用药以小剂量为原则，哌替啶比吗啡好，阿托品有支气管解痉作用，但应待体位引流、结合咳嗽排痰后再使用，剂量要适中，以防痰液黏稠而不易咳出或吸出。一般地，伴肺功能减退的呼吸系统疾病，除非存在肺外因素，通过上述综合治疗，肺功能都能得到明显改善；麻醉期只要切实做好呼吸管理，其肺氧合和通气功能也均能保持良好。这类患者的安危关键在手术后近期，仍较容易发生肺功能减退而出现缺氧、CO_2 蓄积和肺不张、肺炎等严重并发症。因此，还必须重点加强手术后近期的监测和处理。

三、内分泌系统疾病

（一）血压和循环功能

有些内分泌病可促使血压显著增高而实际血容量则明显减少，如嗜铬细胞瘤，因周围血管剧烈收缩致血管内液体外渗，可存在低血容量状态，一旦肿瘤切除则极易出现顽固性低血压。如果于术前数天开始服用苯苄胺（10 毫克/次，每日 2 次），适当配用 α 受体阻滞药以控制高血压和心律失常，术前应用适量安定（10～20 mg 口服）以控制焦虑，术中做到及时补充血容量和白蛋白以尽快恢复血容量，则往往可避免术后顽固性低血压并发症。肾上腺皮质功能不全时，因钠、水经尿和肠道异常丢失，可致血容量减少，术前必须至少 2 d 输注生理盐水，并口服氟氢可的松 0.1～0.2 mg，手术当天还需至少每 6 h 肌内注射可溶性磷酸氢化可的松或半琥珀酸盐可的松 50 mg。尿崩症患者因大量排尿，可出现显著的血液浓缩、血容量减少和电解质紊乱，应于术前每 4 h 肌内注射抗利尿激素（加压素）10～20U，或静脉滴注 5% 葡萄糖溶液 1 000 mL，待血浆渗透压降达正常后再施手术。

（二）呼吸通气

进行性黏液性水肿患者，呼吸通气量明显减少，手术应推迟，需先用甲状腺素治疗。如果手术必须在 1 周内施行者，可口服三碘甲状腺原氨酸，每日 50～100 μg；如果手术允许推迟到 1 个月以后进行者，可口服甲状腺素，每日 0.1～0.4 mg。服药期间可能出现心绞痛或心律失常，剂量应减小或暂停。内分泌病并存过度肥胖者，呼吸通气量也明显减小，术中与术后必须给以全面的呼吸支持治疗。

（三）麻醉耐受性

未经治疗的肾上腺皮质功能不全、脑垂体功能不全或垂体促肾上腺皮质激素分泌不足的患者，机体应激反应已消失或接近消失，对麻醉期间的任何血管扩张，都容易发生循环虚脱，有生命危险。因对这类意外，事前难以预测，估计有此可能者，术前可预防性肌内注射磷酸氢化可的松 100 mg。

（四）渗血

库欣综合征患者因肾上腺糖皮质激素活性显著增高，可使小动脉和较大血管的收缩功能严重丧失，因此可出现手术野渗血，止血困难，失血量增多。此时只有通过谨慎结扎血管以求止血。

（五）感染

库欣综合征患者因肾上腺糖皮质激素分泌过多，机体内部防御机能显著减弱，又因吞噬作用和抗体形成不完全，切口容易感染。未经治疗的糖尿病患者用抑菌性抗生素，其吞噬作用也显著减弱，切口也容易感染，均需注意预防，以选用杀菌性抗生素为佳。

（六）镇痛药耐量

库欣综合征患者常处于警醒和焦虑状态，需用较大剂量镇静药。未经治疗的阿狄森患者，对镇静药特别敏感，故需慎用。甲亢患者因基础代谢率高，甲状旁腺机能低下患者由于神经肌肉应激性增高，镇静药和镇痛药均需加量。甲状腺机能低下患者，则镇静药和镇痛药需减量。

四、肾脏疾病

麻醉药的抑制、手术创伤和失血、低血压、输血反应、脱水等因素，都可导致肾血流减少，并产生某些肾毒性物质，由此可引起暂时性肾功能减退。大量使用某些抗生素、大面积烧伤、创伤或并发败血症时，均足以导致肾功能损害。如果原先已存在肾病，则损害将更显著，甚至出现少尿、尿闭和尿毒症。所以，手术前必须通过各项检查，判断肾功能，衡量患者对麻醉和手术的耐受力，采取透析治疗。

（一）各类肾病的麻醉耐受力估计

年轻、无肾病史及尿常规正常，可认为肾功能良好，可耐受各种手术和麻醉。老年或并存高血压、动脉硬化、严重肝病、糖尿病、前列腺肥大等患者，容易并发肾功能不全，即使尿常规无异常，也需做肾功能检查，以估计患者对麻醉和手术的耐受力。

对慢性肾功能衰竭或急性肾病患者，原则上应禁忌施行任何择期手术。近年来，由于人工肾透析治疗的开展，慢性肾功能衰竭已不再是择期手术的绝对禁忌证，但总的讲，对麻醉和手术的耐受力仍差。

肾病主要包括肾小球性和肾小管性两类病变，此外还有肾结石病。肾小球性病变即肾炎，可发展为肾病综合征，患者处于身体总水量过多而血管内血容量减少的状态，发展至末期出现尿毒症。为减轻浮肿，常使用利尿药治疗，则血容量可进一步降低。对这类患者术前准备的重点在调整血容量和水电解质平衡，在严密监测下进行补液处理。肾小管一旦发生病变，主要症状为少尿、尿闭，机体代谢终末产物在体内潴留，最终发展为尿毒症。为根治慢性尿毒症，多数需施行肾移植术，术前必须通过人工肾或腹膜透析进行充分细致的准备。患慢性肾病患者常易并存其他脏器病变，均需在手术前尽可能做出正确判断和治疗。常见的并发症有：①高血压或动脉硬化，在肾病所致的低血容量和贫血情况下，易导致心脏做功增高而继发心力衰竭。②心包炎，严重者可致心包填塞，术前可用超声波检查确诊。③贫血，其严重程度一般与尿毒症的程度成正比。对一般择期手术患者，术前应通过输血使血细胞比积升至32%以上为宜。对拟施行肾移植术患者，为保证移植肾的存活率，有的主张不应输血，有的则主张输血。④凝血机制异常，尿毒症患者常并存血小板功能异常和Ⅲ因子（组织凝血活酶）活性降低，术前需施行皮质激素或免疫抑制等治疗，但对拟施行肾移植术的患者，则不宜施行免疫抑制。⑤代谢和内分泌机能紊乱，包括碳水化合物耐量减退、胰岛素拮抗、Ⅳ型甘油三酯过多、甲状旁腺机能亢进、自主神经系统功能紊乱、高血钾和酸中毒等，同时对某些药物的排泄和药代动力学也发生改变，术前应尽可能予以调整，对麻醉药和肌松药的选择必须慎重合理。

肾结石病中，75%属草酸钙性质，术前均需用利尿药和低钙、低盐饮食治疗，故可存在低血容量问题。为预防因禁食所致的脱水，术前应作静脉补液准备。

（二）肾功能损害的临床估计

尿液分析（血、糖、蛋白）、血浆白蛋白、血尿素氮（BUN）、血清肌酐值、内生肌酐清除率、尿浓缩试验和酚红试验等，是临床较有价值的肾功能测定。以24 h内生肌酐清除率和BUN为指标，可将肾功能损害分为轻、中和重度三类，详见表2-8。

表2-8 肾功能损害程度分类

测定项目	损害程度			
	正常值	轻度	中度	重度
24 h 内生肌酐清除率（mL/min）	80 ~ 100	51 ~ 80	21 ~ 50	2
血尿素氮（mmol/L）*	1.79 ~ 7.14	7.5 ~ 14.28	14.65 ~ 25	25.35 ~ 35.7

*血尿素氮 mg/dL × 0.357 = mmol/L

（三）麻醉前准备

保护肾功能的基本原则是维持正常肾血流量和肾小球滤过率，具体应尽可能做到以下几点：①术前补足血容量，防止因血容量不足所致的低血压和肾脏缺血。②避免使用缩血管药，因大多数该类药易导致肾血流量锐减，可加重肾功能损害，尤其以长时间大量使用为严重，必要时只能选用多巴胺或美芬丁胺（甲苯丁胺）。③保持充分尿量，术前均需静脉补液，必要时可同时并用甘露醇或呋塞米（速尿）。④纠正水、电解质和酸碱代谢失衡。⑤避免使用对肾脏有严重毒害作用的药物，如汞剂利尿药、磺胺药、抗生素、止痛药、降糖药和麻醉药等，尤其是某些抗生素，如庆大霉素、甲氧苯青霉素、四环素、两性霉素B等对肾脏毒性最大，故禁用。某些抗生素本身无肾毒性，但复合使用则可导致肾毒性增高，例如头孢菌素单独用，无肾毒性，与庆大霉素并用，可导致急性肾功能衰竭。⑥避免使用通过肾脏排泄的药物，如肌松药中的三碘季铵酚和氨酰胆碱，强心药中的地高辛等，否则药效延长，难以处理。⑦有尿路感染者，术前必须做有效控制。

五、肝脏疾病

（一）肝病患者的麻醉耐受力估计

绝大多数麻醉药（包括全麻药和局麻药）对肝功能都有暂时影响。手术创伤和失血、低血压和低氧血症，或长时间使用缩血管药等，均足以导致肝血流减少和供氧不足，严重时可引起肝细胞功能损害。这些因素对原先已有肝病的患者，其影响更明显。从临床实践看，轻度肝功能不全时，对麻醉和手术的耐受力影响不大；中度肝功能不全或濒于失代偿时，麻醉和手术耐受力显著减退，术后容易出现腹水、黄疸、出血、切口裂开、无尿，甚至昏迷等严重并发症。因此，手术前需要经过较长时间的严格准备，方允许施行择期手术。重度肝功能不全如晚期肝硬化，并存严重营养不良、消瘦、贫血、低蛋白血症、大量腹水、凝血机制障碍、全身出血或肝昏迷前期脑病等征象，则危险性极高，应禁忌施行任何手术。急性肝炎患者除紧急抢救性手术外，一律禁忌实施手术。慢性肝病患者手术中的最大问题之一是凝血机制异常，此与其常合并胃肠道功能异常，维生素K吸收不全，致肝脏合成Ⅴ、Ⅶ、Ⅸ、Ⅹ因子不足有关，术前必须纠正。

（二）肝功能的临床估计

肝脏有多方面的功能，要弄清其功能状况，需进行多种试验。目前临床上常做的肝功能试验，大多数属非特异性性质，如果单凭某几项试验结果作为判断依据，往往不可靠，必须结合临床征象进行综合分析，方能做出较合理的诊断。有关肝功能损害程度，可采用Pugh推荐的肝功能不全评估分级加以评定，见表2-9。按该表计累计分，1~3分者为轻度肝功能不全，4~8分为中度不全，9~12分为重度不全。肝病合并出血，或有出血倾向时，提示已有多种凝血因子缺乏或不足。当凝血酶原时间延长、凝血酶时间延长、部分凝血活酶时间显著延长、纤维蛋白原和血小板明显减少，提示已出现弥散性血管内凝血（DIC）和纤维蛋白溶解，表示肝脏已坏死，禁忌做任何手术。

表2-9 肝功能不全评估分级

项目	轻度	中度	重度
血清胆红素（μmol/L）	< 25	25~40	> 40
人血清白蛋白（g/L）	< 25	28~35	< 28
凝血酶原时间（s）	1~4	4~6	> 6
脑病分级	无	1~2	3~4
每项异常的记分	1分	2分	3分
手术危险性估计	小	中	大

（三）麻醉前准备

肝功能损害患者经过一段时间保肝治疗，多数可获明显改善，手术和麻醉耐受力也相应提高。保肝治疗包括：①高碳水化合物、高蛋白质饮食，以增加糖原储备和改善全身情况，必要时每日静脉滴注GIk溶液（10%葡萄糖液500 mL加胰岛素10U、氯化钾1 g）。②低蛋白血症时，间断给25%浓缩白蛋白液20 mL，稀释成5%溶液静脉滴注。③小量多次输新鲜全血，以纠正贫血和提供凝血因子。④大量维生素B、维生素 C、维生素 k。⑤改善肺通气，如有胸腔积液、腹水或浮肿，限制钠盐，应用利尿药和抗醛固酮药，必要时术前适当放出胸腹水，但必须缓慢、分次、小量排放，同时注意水和电解质平衡，并补充血容量。

六、血液疾病

慢性贫血的原因很多，主要为缺铁性贫血和各种先天性或后天性溶血性贫血。中度贫血者，术前经补充铁剂、叶酸和维生素 B_{12} 纠正，术前只要维持足够的血容量水平，并不增加麻醉危险性。急症手术前，可通过输红细胞悬液纠正。如果术前给予小量多次输新鲜血，纠正可较迅速，不仅提高血红蛋白和调整血容量，还可增加红细胞携氧和释放氧所必需的 2，3-二磷酸甘油酯（2，3-DPG）。

巨母细胞贫血多见于恶性贫血和叶酸缺乏，手术宜推迟，待叶酸和维生素 B_{12} 得到纠正，一般需 1～2 周后才能手术。镰刀状细胞贫血时，易发生栓塞并发症，特别易发生肺栓塞，尤其在面临缺氧或酸中毒时，镰刀状细胞增多，栓塞较易形成，手术和麻醉有相当危险。对这类患者术前均应输以全血，直至血红蛋白恢复正常后再手术。输全血还有相对稀释镰刀状细胞，阻止其堆集成柱而堵塞小血管的作用。

血小板只要保持（30～50）$\times 10^9$/L（30 000～50 000/mm³），即可有正常的凝血功能，但当低于 30×10^9/L，或伴血小板功能减退时，可出现皮肤和黏膜出血征象，手术伤口呈广泛渗血和凝血障碍。遗传性血小板减少较罕见，需输浓缩血小板治疗。获得性血小板减少较多见，需根据病因进行术前纠正，如因狼疮性红斑、特发性血小板减少性紫癜或尿毒症等引起者，可给予强的松类激素进行治疗。大多数血小板功能减退与使用某种药物有密切关系，例如阿司匹林等，有时血小板功能减退可达 1 周，术前需至少停药 8 d 才能纠正。已发现有血小板功能减退时，一名 70 kg 患者只要输注 2～5 单位浓缩血小板，就可使凝血异常获得纠正。每输 1 单位浓缩血小板可增高血小板（4～20）$\times 10^9$/L，血小板的半衰期约 8 h。

非血小板减少性紫癜可表现紫癜、血尿，偶尔因血液渗入肠壁而引起急性腹痛，常因继发肠套叠而需急症手术。为防止术野出血和渗血，术前可试用强的松和浓缩血小板。恶性血液病如白血病、淋巴瘤或骨髓瘤患者需手术治疗，其主要危险是术中出血、渗血不止或血栓形成。如果疾病正处于缓解期，手术危险性不大；处于部分缓解期时，手术也相对安全。急性白血病时，如果白细胞总数增高不过多，血红蛋白尚在 100 g/L，血小板接近 100×10^9/L，无临床出血征象时，手术危险性也不增高。但当贫血或血小板减少较重时，术前应输全血和浓缩血小板。慢性粒细胞性白血病，如果血小板超过 $1\,000 \times 10^9$/L 或白细胞总数超过 100×10^9 g/L，术中可能遇到难以控制的出血，危险性很大。慢性淋巴细胞性白血病，如果血小板计数正常，即使白细胞总数超过 100×10^9/L，也非手术禁忌证。真性红细胞增多症时，术中易致出血和栓塞并发症，当血细胞比积增高达 60%，可出现凝血酶原时间延长、部分凝血活酶时间显著延长和纤维蛋白原显著降低。这类患者需经过放血术、放射疗法或化学疗法，待红细胞总数恢复正常后方可手术，但并发症仍然多见。

第五节　特殊病情的麻醉前评估与准备

一、过度肥胖

（一）过度肥胖对器官功能的影响

正常人的标准体重（kg）可按身高（cm）-100 推算，体重超过标准体重 10%～15% 即为肥胖；超过 15%～20% 为明显肥胖；超过 20%～30% 则为过度肥胖。亦可利用肥胖指数 =[身高（cm）- 体重（kg）] 来确定肥胖的程度：肥胖指数≥100，不胖；= 90 左右，轻度肥胖；≤82，过度肥胖。

肥胖一般可分三类：①单纯性肥胖，因营养过度引起。②继发性肥胖，因内分泌功能失调引起，如下丘脑病变、库欣综合征等。③家族性肥胖，因遗传引起。不论病因如何，肥胖本身可引起呼吸循环等一系列病理生理改变。

1. 呼吸系统

过度肥胖可引起肺活量减少，深吸气量和呼气贮备量减少，此与胸腹部受过多的脂肪压迫、胸廓扩张受限、胸廓弹性回位增强、膈肌抬高等因素有关，尤其在水平仰卧位时的影响为最显著，易出现通气/灌流比值失调，低 PaO_2、高 $PaCO_2$ 和氧饱和度下降；部分患者还可出现肺动脉高压和肺毛细血管楔压增高，甚至肺栓塞，后者为肺泡慢性缺氧和酸中毒的结果。此外，在麻醉后较容易并发肺部感染和肺不张。

2. 心血管系统

据统计，肥胖患者中有58%并发高血压，但多数属轻度或中度高血压。肥胖者的血容量和心排血量均有所增加，增加量与肥胖程度成正比，由此可加重左心室容量负荷，久之可出现左心室肥厚，继而发展成右心室肥厚，其程度与体重增加呈正比。此外，由于肺通气功能不足所致的长时间慢性缺氧，可刺激骨髓造血功能而引起继发性红细胞增多、血液黏度增高，从而更加重心脏负荷，甚至可导致心力衰竭。肥胖多伴脂质代谢紊乱，因此容易并发动脉硬化。一般认为肥胖伴高血压者，容易继发冠心病和心肌梗死，或脑动脉硬化和脑血管意外而猝死。

3. 其他

肥胖患者易并发糖尿病或肝细胞脂肪浸润（脂肪肝），但多数肝功能仍正常。

（二）麻醉前估计与准备

首先对肥胖的类型、病因及其程度做出估计，重点注意呼吸、循环和内分泌系统的改变。

（1）对明显或极度肥胖患者，应检查在水平仰卧位时的呼吸状况，如果出现气短、呼吸费力或呼吸道不全梗阻，甚至不能平卧者，术前需做肺功能测定及动脉血气分析。选择麻醉方法应以能保证呼吸道通畅和通气量满意为准。对气管内插管操作的难易程度也应充分估计，一般应以采用清醒插管为妥。

（2）术前应对是否并存高血压、动脉硬化和糖尿病，胸透及心电图有无异常，以及心脏代偿功能做出全面估计，并给予相应的治疗。如为择期手术，对继发性肥胖患者，应先施行病因治疗后再手术；对单纯性肥胖患者，术前最好采取减肥治疗，包括合理的饮食限制、体育锻炼和药物等。减肥可明显改善心肺功能，可使肺活量和呼气贮备量恢复正常，慢性缺氧和 CO_2 蓄积得到纠正，增高的血容量和血压可明显降低，对预防高血压和减轻心脏负荷可起良好的作用。此外，减肥对维持术中呼吸和循环的相对稳定，预防术后心肺系统并发症均非常有效。但必须指出，减肥治疗一般需经过一至数个月的过程，仅于术前数日内严格限制饮食，不仅无效，相反会因此降低肥胖患者对麻醉和手术的耐受力。

二、慢性酒精中毒

（一）慢性酒精中毒对器官功能的影响

长期嗜酒可致慢性酒精中毒，其特征是对酒精产生耐受和生理依赖，以及脏器出现一系列病理生理改变，对麻醉和手术的耐受力显著降低，且有危险。

1. 病理生理变化

主要病理生理变化包括：①长期嗜酒常伴有营养障碍，可致维生素 B_1 缺乏，再加酒精本身及其代谢产物，都可直接毒害神经系统，最容易出现多发性周围神经炎，表现为四肢远端感觉和运动障碍；也可累及中枢神经，发生急性出血性脑灰质炎及神经炎性精神病。周围神经系统和中枢神经系统两者同时受害者，称"脑性脚气病综合征"，表现为记忆力减退、思维涣散，不能胜任复杂细致的工作和学习，可发展为小脑、脑干及间脑退行性变，甚至脑广泛坏死而死亡。②酒精容易毒害肝脏而并发脂肪肝、酒精性肝炎及肝硬化（发生率10%），肝脏的代谢、解毒和合成功能均受影响，临床表现营养不良、体重减轻、厌食、黄疸、发热、胃溃疡、胃食管反流及食管静脉曲张；也可出现凝血机制障碍和白蛋白减少；可出现腹水而削弱通气功能，氧饱和度降低，低 PaO_2 和轻度呼吸性碱血症。③酗酒10年以上者，可危及心脏，出现酒精性心肌病和心脏性脚气病，表现气急、咳嗽、心悸、呼吸困难和传导阻滞，最后可演变为右心衰竭，也会因突发心肌梗死而猝死，易被漏诊。④酒精可抑制叶酸代谢而影响红、白细胞及血小板生成，可致贫血、抵抗力低下和凝血障碍。⑤约有20%慢性酒精中毒患者可并发慢性阻塞性肺疾病。⑥常并发酒精性低血糖，可抑制抗利尿激素而出现尿量增多和脱水，可引起肾上腺皮质激素分泌增高而诱发胰腺炎。

2. 戒酒综合征

正常人持续较大量饮酒约2~3周后可出现对酒精的耐受性，而且必须依赖酒精才能维持正常生理功能，一旦突然停饮，可出现一系列生理紊乱，即为"戒酒综合征"。最初 6～8 h 内表现震颤，多为精神因素引起，也可能因低血糖和体液失衡所致；24～36 h 内出现幻觉性精神病和戒断性癫痫大发作；72 h 内出现震颤性谵妄，表现幻觉、抽搐、知觉迟钝、失眠、精神错乱、自主神经系统活动亢进和共济失调，严重时可出现结肠坏死或硬膜下血肿等致命性并发症。

（二）麻醉前估计与准备

对疑有慢性酒精中毒的患者，手术宜推迟。麻醉前如果已经明确存在酒精中毒，需全面系统了解心、肺、肝、脑等各脏器的损害程度，还需对正在出现的戒酒综合征及其治疗效果进行了解和估计。安定类药（利眠宁、安定等）是目前治疗震颤性谵妄的最佳药物，应在戒酒的最初 2～4 d 内预防性用药，同时服用大量维生素 B_1 和补充营养，一般戒酒征象可被基本解除。在戒酒期间，各脏器功能尚未完全恢复时，任何麻醉药和麻醉方法均有一定的危险，故禁忌择期手术。对偶然大量饮酒而致急性酒精中毒的患者，如需急症手术，对各种麻醉药的耐受性并不增加特异性，但对麻醉药的需要量可能减少较明显，应酌情合理用药，避免过量。

三、昏迷

手术患者偶尔可并存昏迷病情，术前对其诱因要尽可能加以鉴别和纠正，对昏迷的程度应仔细观察和正确估计。这类患者由于器官代谢功能已紊乱，任何麻醉药物的使用均可加重昏迷，对麻醉耐受性很差。从麻醉处理角度看，较常见的昏迷有以下几类：①意识消失，但存在哈欠、吞咽或舔等反射动作，提示为浅昏迷，脑干功能尚无损害。②意识消失，呼吸、瞳孔反应和眼球活动仍正常，也无定位性运动障碍体征，最可能为代谢抑制（如尿毒症、低血糖、肝昏迷、酒精中毒、低磷血症、黏液水肿和高渗性非酮症性昏迷等），或药物中毒（如麻醉性镇痛药、安定镇静药、催眠药等）所致。除非紧急手术（如内脏出血或穿孔），术前应尽可能纠正昏迷，但对尿毒症或高渗性非酮症性昏迷的纠正不宜过快，否则可因尿素的反跳作用，促使水向脑组织转移，可导致脑水肿而加重昏迷程度。③昏迷伴上肢肘部呈屈曲位肌强直者，提示有双侧大脑半球功能障碍，但脑干无损害（去皮质生存体位）。④昏迷伴上肢和下肢均呈伸直位肌强直者，提示双侧上位脑干结构损害，或深部大脑半球损害。这类情况可见于脑外伤或心搏骤停复苏后脑缺氧性损伤后遗症，除非急症，禁忌择期手术。⑤昏迷伴腱反射亢进、脚趾上翻者，提示中枢神经系统有结构性病变，或存在尿毒症、低血糖或肝昏迷。如果昏迷伴腱反射低下、脚趾下蜷，也无偏瘫征象，一般提示无中枢神经系统结构性改变。⑥昏迷伴癫痫大发作，提示有深部中线性脑干或丘脑损害，或运动中枢有局灶性改变，对其诱因应力求弄清，可因戒酒、尿毒症、妊娠毒血症、脑损伤、脑新生物、产伤、药物（戊四氮、印防己毒素、贝美格、士的宁等）、高血钙、低血钙、脑血管病变或脑血管意外等引起，也可能原因不明。术前均应对其诱发疾病进行积极处理，并用治疗剂量抗惊厥药，一直用至手术日晨，对癫痫本身一般无其他特殊处理。过去认为高浓度安氟醚，特别在过度通气、低 $PaCO_2$ 的情况下，可诱发脑电癫痫样波和强直性肌痉挛，如今认为安氟醚对人类并不增加癫痫的发生，可以选用。

四、妊娠

同年龄组中，孕妇与非孕妇并发外科疾病的频率相等，麻醉医师有必要熟悉手术适应证及其病情特点。常见的外科疾病有：①急性阑尾炎，发生率约 1∶2 000，其征象易与妊娠头 3 个月期间的妊娠反应相混淆，易被延误诊断而发展至阑尾穿孔、弥漫性腹膜炎，这样不仅使全身情况严重，增加麻醉危险性，同时亦增高流产率，故应尽早明确诊断，积极手术。②急性胆囊炎和胆石症，发生率约 1∶6 000～1∶3 500，因病情较重，手术较复杂，麻醉中变化较多，需时也长，易致胎儿受害，故宜尽量避免手术，采用输液、胃肠减压、解痉、止痛和抗生素等保守治疗，一般可于 2 d 内得到明显改善。③急性机械性肠梗阻，较少见。腹部曾有手术史的孕妇，可因粘连而诱发。为避免病情趋于严重，一旦诊断明确，手术不宜延迟，如果已近临产，可先行剖宫产术以获得必需的手术野显露。④食管裂孔疝，发生率较高，约 15%～20%，主要症状为反流性食管炎，饱食后取直坐位或服止酸药可缓解，一般不需手术。⑤乳癌，不多见，但一旦发生，恶性度高，应做活检确诊，施行根治术，同时终止妊娠。如果予分娩后再施根治术，则复发率高。⑥卵巢瘤，发生率为 1 : 1 000，多在妊娠头 3 个月中发现，只要不并发扭转、破裂或出血，可暂不考虑手术治疗。

妊娠合并外科疾病时，是否施行手术和麻醉，必须考虑孕妇和胎儿的双安全性。一般讲，妊娠头 3 个月期间，因缺氧、麻醉药或感染等因素，易导致胎儿先天畸形或流产，故应尽可能避免手术，择期手术宜尽量推迟到产后施行；如系急症手术，麻醉时应充分供氧，避免缺氧和低血压。妊娠后 4~6 个月期间，一般认为是手术治疗的最佳时机，如有必要，可施行限期性手术。

五、抗凝治疗

应用肝素抗凝时，静脉注射 5 000 U（相当于 50 mg），可使全血凝固时间延长 2 倍，维持 3~4 h 后，逐渐自动恢复正常。于此期间，如果需施行急症手术，术前需采用鱼精蛋白终止抗凝，具体方法为：①刚静脉注射肝素不久者，鱼精蛋白的剂量相当于末次肝素剂量的 1/100。②静脉注射肝素已隔 4~6 h 者，一般已无须再用鱼精蛋白作拮抗。③皮下注射肝素者，因吸收缓慢，鱼精蛋白剂量只需静脉注射肝素量的 50%~75%，但因肝素仍在不断吸收，需重复注射鱼精蛋白。鱼精蛋白的静脉注射速度必须缓慢，过快则可引起血小板减少；过量时，鱼精蛋白本身可转为弱抗凝药，同时可能严重抑制循环，导致血压骤降。

应用双香豆素或其衍生物抗凝者，因凝血酶原时间仅延长 25% 左右，故较肝素容易控制，如需终止其作用，只需在术前静脉注射维生素 K_1 5 mg，即可使凝血酶原时间恢复至安全水平的 40% 以上，维持 4 h，但完全恢复正常水平则需 24~48 h，且对今后再使用双香豆素抗凝，可产生抗药达 1 周以上。因此，如果手术仅需数小时的暂时终止抗凝，可不必用维生素 K_1，只需静脉滴注血浆 250~500 mL 即可，因双香豆素的作用仅是降低 Ⅱ、Ⅶ、Ⅸ 和 Ⅹ 因子，而储存于血浆中的这些凝血因子仍很充足，故可达到暂时恢复凝血酶原时间的目的。

第三章

麻醉期呼吸管理

第一节 基本呼吸功能监测

对于病情较轻的患者,一般只需进行常规的一般临床监测就已足够,而对于危重患者以及机械通气治疗的患者,给予呼吸功能的监测是必要的。

呼吸功能的监测项目很多。从测定呼吸生理功能的性质分为肺容量、通气功能、换气功能、呼吸动力功能、小气道功能监测等。不同监测指标对于诊断与治疗的意义各有侧重,实际工作中不可能同时对所有项目进行监测,临床上应根据情况灵活运用。

表 3-1 汇总了呼吸功能监测的项目及在治疗中的意义,供参考。下面简单介绍一些临床常用的监测指标。

表 3-1 呼吸功能监测的项目和意义

监测项目	监测方法	正常值	临床意义和用途
肺容量监测			
潮气量	肺量仪	男 603 mL,女 487 mL	简易,应用广
补吸气量	肺量仪	男 2.16 L,女 1.40 L	清醒合作患者
补呼气量	肺量仪	男 0.91 L,女 0.56 L	清醒合作患者
残气量	气体稀释法	男 1.53 L,女 1.02 L	清醒患者,必要时
功能残气量	气体稀释法	男 2.33 L,女 1.58 L	清醒患者,必要时
深吸气量	肺量仪	男 2.66 L,女 1.90 L	清醒合作患者
肺活量	肺量仪	男 3.47 L,女 2.44 L	清醒合作患者
肺总量	肺量仪	男 5.02 L,女 3.46 L	必要时
通气功能监测			
呼吸频率	气道压力等	15~20次/分	应区别自主、机械频率
分钟通气量	肺量仪	男 6.6,女 4.2 L/min	各种情况
肺泡通气量	计算	4.2 L/min	各种情况
最大分通气量	肺量仪	男 104,女 82.5 L/min	清醒合作患者
时间肺活量	肺量仪	1秒率83%,2秒率96%	清醒合作患者,必要时
计时器		3秒率99%	反映支气管有无阻塞
最大吸气流速率	气速仪	184.8 L/min	吸气力量(自主)
最大呼气流速率	气速仪	411.6 L/min	呼气力量(自主)
最大呼气流中期速率	气速仪	男 3.36 女 2.88	呼气力量(自主)
通气储备百分比	计算	>93%	反映通气功能,<86%为通气功能不佳,<70%为通气功能严重损害

续 表

监测项目	监测方法	正常值	临床意义和用途
气速指数	计算	=1	限制性通气受损 > 1,阻塞性通气受损 < 1
无效腔量/潮气量	计算或实测	< 0.3	呼吸机治疗时常用
吸气/呼气时比	计时器	1:3 ~ 1:2	呼吸机治疗时常用
换气功能监测			
分钟耗氧量	实测	250 ~ 300 mL	必要时
通气/血流比率	计算	0.8	必要时
肺泡动脉氧分压差	计算	吸空气为 0.53 ~ 1.33 kPa,吸纯氧为 3.33 ~ 10.0 kPa	必要时
肺内分流量	计算	< 5%	必要时
呼吸动力功能监测			
吸/呼末期胸膜腔内压	压力计	−6.5/−4 cmH_2O*	不常用
气道平均压	计算	5 ~ 15 cmH_2O	呼吸机治疗时常用
肺顺应性	计算	0.2 L/cmH_2O	不常用
胸顺应性	计算	0.2 L/cmH_2O	不常用
胸肺顺应性	计算	0.072 ~ 0.110 L/cmH_2O	呼吸机治疗时常用
气道阻力	流速计及计算	1 ~ 3 cmH_2O/L·s	呼吸机治疗时常用
最大吸气负压	压力计	−75 ~ −100 cmH_2O	测量吸气肌力量
呼吸功	计算	0.246 kg/(m·min)	呼吸机治疗时常用

注：*1 cmH_2O = 0.098 kPa

一、潮气量

潮气量（VT）是指静息状态下，每呼或吸一次的气流量。成人潮气量约为 8 ~ 10 mL/kg。若 < 5 mL/kg，即需要辅助呼吸。潮气量与呼吸频率呈负相关。对使用呼吸机治疗者，亦可由附设的通气量表上测知潮气量，应当指出的是，呼吸机附设的气流量表位于呼出气的一侧，故实际测定的不是吸入气量，而是呼出气量。一般情况下，吸入气量稍多于呼出气量，因而所测值比实际潮气量略小。潮气量增大多见于中枢神经系统疾病及酸中毒等；潮气量减少多见于间质性肺炎、肺纤维化、肺梗死、肺瘀血和肺水肿等。

二、无效腔量

无效腔量（VD）指有通气，但无血流灌注，故未能进行气体交换的气量。一般所谓无效腔是指生理无效腔，由解剖无效腔和肺泡无效腔两部分组成。解剖无效腔指从鼻开始直到终末细支气管这一段气道的气量，又称解剖无效腔，正常人约为 150 mL；肺泡无效腔指有气体灌注但无血流的肺泡气量。临床上一般测定 VD/VT 值，即生理无效腔在潮气量中所占的百分比。VD/VT 值可采用气囊集气法通过计算获得，亦可以从呼吸机附件中直接获得数据，正常成人 VD/VT < 30%。超过此值提示生理无效腔增大，亦即发生了肺泡无效腔，见于肺血管痉挛、血栓和严重的通气/血流不匀。

三、肺泡通气量

肺泡通气量（VA）是指每次呼吸时，进入肺泡或由肺泡呼出的气量，是潮气量中进行气体交换的部分，正常成人约 300 ~ 350 mL。潮气量、无效腔量及肺泡通气量间的关系表现为：潮气量 = 无效腔量 + 肺泡通气量。因此，潮气量减少，肺泡通气量必然减少；无效腔量加大，潮气量必然减少；肺泡通气量越小，无效腔量必然增大。临床上若潮气量下降到接近无效腔量，则肺泡通气量必接近于零。如此，患者虽有呼吸，但实际上却无任何气体交换。若不迅速加大潮气量，必将造成缺氧死亡。对无效腔量已增大的患者不宜进行气管插管，最好采用气管切开，以免进一步加大无效腔。

四、吸气、呼气压力测定

这是反映呼吸肌肌力的指标。正在接受呼吸机治疗的患者，可从呼吸机上测出此项数值，吸气负压最大为 $-12.74 \sim -6.86$ kPa，呼气压可达 19.6 kPa。肺活量为 15 mL/kg 时，吸气负压需 -2.45 kPa。若患者吸气负压低于此值则需给予辅助呼吸。呼气压反映患者咳嗽能力。吸气、呼气压力测定是呼吸肌是否衰竭的可靠指标。

五、吸气驱动力监测

吸气驱动力监测包括三个指标。

1. $P_{0.1}$

指在一受阻气道中，吸气开始后 0.1 s 时的气道内压。如此值过高，常表示吸气力不足或患者肺部尚存在严重疾患，此时脱机往往失败。

2. 平均吸气流速（VT/VI，VI 为吸气时间）

平均吸气流速表示单位时间内吸、呼时的气体量，此指标往往受气道阻力的影响。

3. 分数吸气时间

即 T_I/ 总呼吸时间。

以上三个指标是对吸气、呼气驱动进行监测的有用指标。

六、顺应性监测

顺应性指单位压力变化所造成的肺容量改变，肺、胸廓静态顺应性在患者使用呼吸机而无自主呼吸的条件下测得。动态顺应性可以呼吸机取得的数据计算获得，若动态顺应性下降幅度超过肺、胸廓静态顺应性下降幅度，则提示气道阻力增大，如支气管痉挛、痰液阻塞、气管内插管扭曲或气流流速过快等。

七、换气功能

换气功能是指肺泡内气体与肺毛细血管内血液中气体交换过程，常用的监测指标除血气分析外，尚包括 PaO_2/FiO_2，肺泡—动脉氧分压差（$A-aDO_2$），呼吸指数（$A-aDO_2/PaO_2$）及肺内分流（Qs/Qt）等多种。

（一）血气分析

详见本章第二节。

（二）PaO_2/FiO_2

即动脉血氧分压与吸入氧浓度的比值。肺脏正常时，吸入的氧浓度越高，PaO_2 亦愈高，若吸入氧浓度增高，而 PaO_2 未能达到相应高度，即表明肺的换气功能受到损害。

（三）肺泡-动脉氧分压差

肺泡-动脉氧分压差（$A-aDO_2$）是评定肺换气功能的指标，正常情况下，肺内可有一定的分流，因而肺泡氧分压不等于动脉氧分压，在病理情况下 $A-aDO_2$ 受肺内分流、通气-血流比值异常及弥散功能障碍等多因素的影响，临床上常常结合具体情况予以判断。

（四）呼吸指数

呼吸指数（$RI = A-aDO_2/PaO_2$）亦反映氧合能力。其特征为：即使 FiO_2 不同，患者之间仍可以进行比较，RI 越大，预后越差。

（五）肺内分流

计算肺内分流（Qs/Qt）是判断肺内分流程度最准确的指标。不足之处是需要插入肺动脉导管，取混合静脉血标本（同时取动肺血标本）进行血气分析及计算，属于有创监测，其正常值为 3%~5%。

第二节 血气分析

由于血液气体与机体的呼吸功能和酸碱平衡状态密切相关,因此根据血气分析结果能协助判断有无呼吸功能异常和酸碱平衡障碍,血气分析是呼吸功能监测中必不可少的重要手段之一。

一、血气分析的指标及其意义

血气分析指标主要包括血氧、血二氧化碳、血 pH 和血碳酸氢盐等多项指标。

(一)血氧指标

1. 血氧分压

血氧分压(PO_2)指溶解于血浆中氧产生的压力。在吸入海平面空气的情况下,动脉血氧分压(PaO_2)为 9.98~13.3 kPa,静脉血氧分压为(PVO_2)4.9~5.3 kPa。PaO_2 为反映机体氧含量的重要指标,对于缺氧的诊断与程度的判断有重要的意义。FiO_2 对 PaO_2 影响很大,并且年龄和体位也有一定的影响。

2. 血氧含量

血氧含量(STO_2)指 100 mL 血液中实际含有氧的毫升数,包括溶解在血液中的氧和与血红蛋白结合的氧量,正常成人的动脉血氧含量为 190~200 mL/L,混合静脉血氧含量为 120~140 mL/L。血氧含量的异常主要反映血氧分压或血氧容量的改变。

3. 血氧饱和度

血氧饱和度(SaO_2)指血红蛋白与氧结合达到饱和程度的百分数,即单位血浆中血红蛋白实际结合氧量与应当结合氧量之比。正常动脉血氧饱和度为 93%~98%,静脉血氧饱和度为 70%~75%。血氧饱和度异常反映血氧分压的改变或某些理化因素影响氧离曲线。

4. P_{50}

P_{50} 指血液 pH 为 7.4,温度为 38℃,PCO_2 为 5.32 kPa 时,使血氧饱和度达到 50% 时的氧分压(P)。正常成人的 P_{50} 为 3.59 kPa(27 mmHg)。当血液 pH 值下降、温度上升、PCO_2 升高或红细胞内 2,3-二磷酸甘油酸(2,3-DPG)含量增多时,均可使血红蛋白与氧亲和力降低,氧离曲线右移,P_{50} 增大;反之,血红蛋白与氧亲和力升高,氧离曲线左移,P_{50} 变小。血红蛋白分子结构和功能异常,以致血红蛋白不易与氧结合或不易与氧分离时,P_{50} 也有相应的改变。测定 P_{50} 有助于分析和判断血氧变化的原因。

(二)酸碱指标

1. pH 值

血浆 pH 值是表示血浆酸碱度的指标,而血浆的酸碱取决于血浆中氢离子的浓度。正常动脉血 pH 值为 7.40±0.05,pH 值是一个可以直接判断酸碱紊乱变化方向的指标,如 pH < 7.35 为酸血症,pH > 7.45 为碱血症。从 pH 值变化大小可判断酸碱紊乱的程度,但 pH 值作为判断酸碱失衡的指标也存在着局限性,单根据 pH 值不能确定酸碱失衡的性质,如都为 pH7.35,这可由呼吸性酸中毒引起,也可由代谢性酸中毒引起;此外 pH 值正常,并不能排除酸碱失衡的存在,如呼吸性碱中毒合并代谢性酸中毒时,pH 可在正常范围之内。

2. 二氧化碳分压(PCO_2)

二氧化碳分压(PCO_2)是指物理溶解于血浆的 CO_2 分子所产生的压力。正常动脉血的 $PaCO_2$ 为 4.4~6.3 kPa,平均值为 5.3 kPa。PCO_2 反映肺通气状态,故是判断呼吸功能的较好指标。PCO_2 低于正常表明通气过度,见于代谢性酸中毒时肺代偿或呼吸性碱中毒;PCO_2 高于正常,表明通气不足,见于代谢性碱中毒时肺代偿或呼吸性酸中毒。

3. 标准碳酸氢盐和实际碳酸氢盐

标准碳酸氢盐(SB)是指血液标本在 38℃ 和血红蛋白完全氧合的条件下,用 PCO_2 为 5.3 kPa 的气体平衡后测得的血浆 HCO_3^- 的浓度。因已排除了呼吸因素的影响,故为判断代谢因素的指标。SB 的正常值为 22~27 mmol/L,平均为 24 mmol/L。SB 降低见于慢性呼吸性碱中毒时肾脏代偿或代谢性酸中毒;SB 升高见于慢性呼吸性酸中毒肾脏代偿或代谢性碱中毒。由于 SB 是在体外特定的标准条件下测得血液 HCO_3^- 含量，这些条件正常人都具备，故正常人的 SB 反映了体内的 HCO_3^- 的实际含量，但在被检者体内 PCO_2 有改变时，则其 SB 不能反映其体内 HCO_3^- 的实际含量。实际碳酸氢盐（AB）是指隔绝空气的血液标本，在实际 PCO_2 和血氧饱和度下测得的血浆 HCO_3^- 的浓度，因此 AB 值受呼吸因素的影响。AB 降低见于代谢性酸中毒或呼吸性碱中毒，AB 升高见于代谢性碱中毒或呼吸性酸中毒。将 AB 和 SB 结合起来分析，两者之差可反映呼吸因素的存在。如 AB > SB 时，提示体内有 CO_2 潴留，是呼吸性酸中毒的指标之一；AB < SB 时，提示 CO_2 排出过多，是呼吸性碱中毒的指征，AB、SB 均低于正常，提示代谢性酸中毒；AB、SB 均高于正常，提示代谢性碱中毒。

4. 缓冲碱

缓冲碱（BB）指血液中一切具有缓冲作用的碱性物质的总和，也即血液中具有缓冲作用的负离子的总和，这些负离子包括 HCO_3^-、Hb、P5、HPO_4^{2-} 等。BB 是反映代谢因素的指标，BB 的正常值为 45 ~ 55 mmol/L，BB 减少提示代谢性酸中毒，BB 增大提示代谢性碱中毒。由于 BB 包括血液的所有缓冲碱，测定困难，因此 BB 已逐渐为剩余碱所取代。

5. 剩余碱

剩余碱（BE）是指在标准条件下，即在 38℃ PCO_2 为 5.3 kPa，血红蛋白为 150 g/L 和 100% 氧饱和度的条件下，将 1 L 全血滴定至 pH 为 7.40 时所用的酸或碱的 mmol/L 数。若需用酸滴定才能达到此值，表示血液内碱性物质过多，所用酸的每升毫摩尔（mmol/L）数用正值表示，表明有碱剩余；若需用碱滴定才能达到此值，表示血液内碱物质不足，所用碱的每升毫摩尔（mmol/L）数用负值表示，表示碱缺失。正常血标本 pH 值为 7.4，故不需用酸或碱滴定，BE 为 0。BE 的正常范围为 –3 ~ +3 mmol/L，BE > +3 mmol/L 提示慢性呼吸性酸中毒时肾代偿或代谢性碱中毒；BE < –3 mmol/L 提示慢性呼吸性碱中毒的肾代偿或代谢性酸中毒。

6. 二氧化碳总量

血浆二氧化碳总量（TCO_2）为实际 HCO_3^- 和溶解的 CO_2 量的总和。TCO_2 正常值为 23 ~ 27 mmol/L。其中绝大部分是 HCO_3^- 中的 CO_2，而溶解的 CO_2 量只有 1.0 mmol/L，所以 TCO_2 主要反映血浆 HCO_3^- 水平。当 TCO_2 降低时，表明有慢性呼吸性碱中毒肾代偿或代谢性酸中毒；当 TCO_2 升高时，表明有慢性呼吸性酸中毒时肾代偿或代谢性碱中毒。

二、血气分析的临床意义

根据血气分析结果，可将呼吸衰竭分为 2 型，低氧血症型（Ⅰ型），即 PaO_2 < 8.0 kPa；高碳酸血症型（Ⅱ型），即 PaO_2 < 8.0 kPa，同时 $PaCO_2$ > 6.7 kPa，区别呼吸衰竭的类型对于指导氧疗方法的选择有重要的意义。

根据血气分析中的酸碱指标可判断代谢性或呼吸性酸 – 碱紊乱。

（一）呼吸性酸中毒

任何原因引起的肺通气量不足和肺交换不足均可引起呼吸性酸中毒，其血气分析表现为 pH 值下降，$PaCO_2$ > 6.4 kPa，AB > SB 且呈代偿性升高，血钾增高，治疗包括以下三个方面。

（1）对因治疗，解除呼吸道梗阻、增加通气量。

（2）应用碱性药物，当 pH < 7.25，血钾过高时可用 $NaHCO_3$ 或 3.6%THAM 静脉滴注。

（3）对于慢性肺部疾患患者，主要改善肺的通气和气体交换，若 SaO_2 < 85% 应给氧，但 FiO_2 勿 > 0.4，以 0.25 ~ 0.35 为宜。FiO_2 过高可引起自主呼吸抑制。

（二）呼吸性碱中毒

任何原因引起的肺通气量过多可致呼吸性碱中毒，血气分析表现为 pH > 7.45，$PaCO_2$ < 32 mmhg，AB < SB 且呈代偿降低，治疗包括。

（1）对因治疗，给予适当镇静剂及呼吸抑制药，如芬太尼。

（2）合理调节呼吸机。

（3）适当给予吸氧。

（4）对症治疗，抽搐者可静脉注射 10% 葡萄糖酸钙。体温高者给予适当降温。

（5）必要时加用面罩或延长机械无效腔容积，以增加 CO_2 的重吸入。

（三）代谢性酸中毒

1. 常见原因

（1）产酸过多：如饥饿、缺氧、休克等。

（2）排酸减少：如肾功能不全等。

（3）摄入酸过多：如大量服用酸性药物等。

（4）碱丢失过多：如严重腹泻、肠瘘、胆瘘、胰瘘等。血气分析特点为：pH < 7.35，BE < −3，$PaCO_2$ 代偿性下降，BB、AB 下降，血钾增高。

2. 治疗

（1）病因治疗：控制原发病，纠正脱水及电解质失衡，抗休克。

（2）应用碱性药物：如 5%$NaHCO_3$，11.2% 乳酸钠和 3.6%THAM。

（3）补钾：纠正酸中毒后，血钾下降，要根据情况适当补钾。

（四）代谢性碱中毒

常见于持续呕吐或胃肠减压，长期应用抗酸药物或胃酸分泌抑制剂，以及各种原因的缺钾及使用脱水、利尿剂。血气分析表现为：pH > 7.45，BE > +3，$PaCO_2$ 代偿性上升，AB、SB 和 BB 均上升，AB = SB，常伴低钾、低氯、低钙血症。首先去除诱因如治疗原发病，停用碱性药物，纠正脱水，对轻度至中度代谢性碱中毒患者，可用生理盐水 1 000 mL 加 kcl 1.5 ~ 3 g 静脉滴注，对于重度代谢性碱中毒的患者（pH > 7.55），血氯离子 < 70 mmol/L，应补酸性液，如缓慢静脉滴注 25% 盐酸精氨酸或 2% 氯化铵溶液。

上述四种为单纯型酸碱紊乱，如单纯型酸碱紊乱 12 h 内得不到纠正而继续发展或同时存在多种因素的影响，可出现混合型酸碱紊乱。

第三节　常用特殊监测项目

一、无创伤脉搏血氧饱和度监测

抽取动脉血作血气分析可获得动脉血氧饱和度，但这属于有创检查而且不能进行连续监测，用无创性脉搏血氧饱和度仪可连续监测血氧饱和度和脉搏容积图，其原理是通过置于手指末端、耳垂等处的红外光传感器来测量氧合血红蛋白的含量，虽然其准确性受一些因素的影响，如皮肤颜色、末梢的灌注状态、皮肤角化层的厚度以及动脉血氧分压等，但总的说来，其测得的血氧饱和度与实际值相关性很好，其绝对值十分接近。从脉搏容积图也可以观察末梢循环的灌注及脉率。无创性脉搏血氧饱和度仪近年来已广泛地应用于危重症监护以及手术患者的监测。

二、呼出气二氧化碳监测

潮气末二氧化碳监测用浓度（%）或分压（kPa）两种形式表示。潮气末 CO_2 即呼气末呼出气中的 CO_2 量。它受通气、肺血流和 CO_2 生成三个因素的影响。因其与 $PaCO_2$ 高度相关，可用以反映或替代 $PaCO_2$ 测定，因其能够减少患者取动脉血测血气分析的痛苦和负担以及可行连续监测等优点，所以日益受到重视。

三、持续混合静脉血氧饱和度监测

持续混合静脉血氧饱和度监测是 20 世纪 70 年代末 80 年代初的一项重大医学监护技术，所用的光纤导管是光合纤维导管技术与分光光度测定技术的结合产物。该导管除可测定混合静脉血氧分压（PvO_2）及血氧饱和度（SaO_2）外，还可测定常规肺动脉导管所能测定的全部指标；临床上有助于从整体上估计患者的氧供，平衡及了解机体对治疗的反应。

四、经皮氧监测及结合膜氧监测

经皮氧监测系通过患者完整皮肤表面监测动脉氧分压;经结合膜氧监测乃通过结合膜监测动脉氧分压,均属无创方法。血液中的 O_2 经毛细血管到皮下组织,再弥散到皮肤表面,通过测量电极和微处理器,直接显示经皮氧分压。为了增加测量局部血流量,使毛细血管动脉化和氧合血红蛋白的离解曲线右移,并使皮肤角质层的脂类结构发生变化以加速氧向皮肤的弥散,所用的经皮氧测量电极内含有加热装置,将皮肤加热到44℃左右以利于测量,经皮氧连续监测主要应用于儿童,若结合 PaO_2 共同分析常有助于判断是否存在组织灌注不足,正常人 PtO_2(经皮氧分压)/PaO_2 > 0.74,若明显降低,提示灌注不足。经结合膜动脉氧分压监测常用于皮肤角化层较厚的成年人,且不需局部加热,其意义与经皮氧分压测量相同。

五、经皮二氧化碳监测

经皮二氧化碳监测($PtCO_2$)是经完整皮肤监测动脉 CO_2 分压的一种无创性方法,其工作原理基本与经皮氧分压监测相同,经皮二氧化碳监测在成人中与 $PaCO_2$ 的相关性优于经皮氧分压与 PaO_2 的相关性,只有在严重低血压或心脏指数严重降低时,经皮二氧化碳分压才会发生显著偏离。

六、吸入气及潮气末氧浓度差

吸入气及潮气末氧浓度差(FiO_2–$PETCO_2$)是近年随检测仪器的发展而出现的一项新诊断监测方法。通气不足(低通气量状态)见于多种疾病的麻醉过程,以及使用呼吸机治疗中。严重时导致二氧化碳贮积和低氧血症。应用吸入气及潮气末氧浓度差可监测通气量不足,及早发现低氧血症,其敏感度超过潮气末 CO_2,是监测通气不足的最敏感指标。

第四节 机械通气的临床应用与护理

呼吸机治疗是在呼吸系统解剖和生理不正常的情况下进行的,主要用于各种原因引起的急、慢性呼吸衰竭。呼吸机可有效地提高肺泡氧分压,满足机体供氧和排出二氧化碳的需要,起到治疗和预防多种疾病的目的。呼吸机对生理功能的影响有积极和消极的双重作用,合理选择通气方式和正确调整通气参数,可提高治疗效果,减少并发症的发生。呼吸机治疗期间,呼吸、循环功能的监测,对于判断机械通气的治疗效果,进行呼吸机的合理调节和预防并发症的发生具有重要的意义。

一、呼吸机的工作原理及保养

在呼吸道开口(口腔、鼻腔或气管插管及气管切开插管导管)以气体直接施加压力,超过肺泡压产生的压力,气体进入肺——吸气;释去压力,肺泡压高于大气压,肺泡气排出体外——呼气。现在临床所用的呼吸机均以这种方式进行工作。

(一)呼吸机的功能组成

1. 基本功能

(1)通过重力风箱、减压阀、吹风机或驱动活塞等将空气、中心气站或压缩泵中的高压气体转化成呼吸机通气的驱动气体。

(2)根据进气速度和压力,调节吸气时间及吸入气量。

(3)以达到限定的进气速度、容量、压力或吸气时间为标准,完成吸气向呼气的转化。

(4)通过呼气末正压、零压或负压调节呼气时间、气流和压力。

(5)通过对自主吸气触发、呼气时间或人工手控的设置,完成呼气向吸气的转化。

2. 次级功能

包括:①调节供氧浓度。②加温加湿。③压力安全阀。

3. 附属功能

包括:①报警系统。②监测系统。③记录系统。

（二）呼吸机的保养与消毒

正确的消毒处理及妥善地保养呼吸机可避免交叉感染、延长呼吸机使用寿命，为抢救成功提供基础。

1. 拆卸

拆卸呼吸机管道之前，认真阅读呼吸机说明书，了解其结构，不可盲目拆卸；按说明书所述的步骤和要求细心拆卸，不可粗暴操作，以免损坏管道和部件；注意保护换能器（如压力换能器，流量传感器，温度传感器等）。

2. 清洁和消毒

（1）管道的消毒。管道多为人工合成材料、橡胶、金属等，可用肥皂水、洗衣粉、洗洁精等溶液清洗，尤其注意洗净管道中的痰痂、血渍、油污及其他脏物，再用药液浸泡法或气体熏蒸法消毒。使用消毒液浸泡法时应注意被消毒物品必须全部浸入溶液内，中空物品腔内不能留有气泡，脱开所有接头和套管，消毒完毕须用灭菌盐水或蒸馏水冲洗干净。

（2）传感器的清洗。各种传感器为精密电子产品，价格贵，易被损坏，必须根据各类呼吸机的说明书和操作指南进行操作，一般传感器不能用水冲洗，只能把能接触水的部分轻轻涮洗，不能接触水的部分必要时可用70%的乙醇棉球轻轻擦干净。

（3）呼吸机主机内部的清洁。主机内部多为电子元件，若有尘土等可用吸尘器轻轻吸除。

（4）呼吸机主机外部的清洁。可用湿纱布轻轻擦净，放入室内用紫外线照射。不用时用布罩覆盖防止灰尘。

3. 保养

（1）专人保管呼吸机，保证各种管道消毒后备用，仪器外部保持清洁。

（2）定期检查，更换氧电池、活瓣、皮囊、细菌过滤器等零备件。

（3）定期通电试验，综合检查呼吸机功能，确保呼吸机处于备用状态。

二、机械通气的临床应用

（一）机械通气的目的

（1）维持适当的通气量，使肺泡通气量满足机体需要。

（2）改善气体交换功能，维持有效的气体交换。

（3）减少呼吸肌做功。

（4）肺内雾化吸入治疗。

（5）预防性机械通气，用于开胸术后或败血症、休克、严重创伤情况下的呼吸衰竭预防性治疗。

（二）机械通气的指征

（1）自主呼吸频率大于正常的3倍或小于1/3者。

（2）自主潮气量小于正常1/3者。

（3）生理无效腔/潮气量 > 60%者。

（4）$PaCO_2$ > 50 mmHg（6.67 kPa）（慢性阻塞性肺疾患除外）且有继续升高趋势，或出现精神症状者。

（5）$PaCO_2$小于正常值1/3。

（6）肺泡气－动脉血氧分压差（$PA-aO_2$）大于6.7 kPa（吸空气，FiO_2 = 0.21）或大于40.0 kPa（吸纯氧，FiO_2 = 100%）者。

（7）最大吸气压力 < 2.45 kPa者（闭合气路，努力吸气时的气道负压）。

（8）肺内分流 > 15%者。

三、呼吸机的临床使用和调节步骤

（一）选择呼吸机与患者的连接方式

常用的连接方式有经口、经鼻腔、经气管切开插管等方式。经口气管插管法插管容易，无效腔量较小，管腔相对较大，吸痰容易，气道阻力小，适于急救场合，但清醒患者不易长时间耐受，易脱管、移位，口腔护理不方便，可导致牙齿、口咽损伤，一般可留置 3~7 d；经鼻腔气管插管患者易耐受，便于口腔护理，易于固定，可留置 7~14 d 以上，但管腔较小，不易吸痰，气道阻力大不易迅速插入，易发生鼻出血、鼻骨折等损伤；气管切开插管适用于需长时间使用呼吸机者，可明显减少无效腔，患者易耐受，口腔护理容易，便于吸出气管、支气管内分泌物，缺点是创伤较大，操作复杂，需特殊护理，可发生切口出血和感染，愈后颈部留有瘢痕，可能造成气管狭窄。

（二）选用合适的呼吸机型号

根据患者年龄、病情及应用机械通气治疗时间长短的不同，选择不同性能的呼吸机，并合理应用。

（三）使用前检查呼吸机性能

1. 漏气检验

检查呼吸机的气路系统各管道、接口有无漏气。气路系统包括供气管道、主机内部管道、与患者连接的回路三大部分，检查方法通常采用潮气量测定、压力表检查和耳听、手摸等方法。

（1）潮气量（TV）测定：预调 TV，接弹性呼吸囊（模拟肺），分别测定吸入侧和呼出侧 TV，若二者相同，说明无漏气。对于间接驱动循环式麻醉用呼吸机，将回路内氧流量关闭，观察模拟两肺的膨胀程度和 TV 的下降程度，若 TV 渐减少或模拟肺膨胀度减少，说明有漏气。

（2）压力表检验法：主要检查工作压和通气压。如果工作压低于设定水平，说明供气气源压力不足或呼吸机主机内部管路漏气；如果气道压低于正常，说明外部管道漏气。

（3）耳听、手摸：在正压通气时，若听到接口处有"嘶嘶"声，手摸有漏气存在，说明密封不严，应查明原因给予处理。

2. 报警系统检测

采用调节潮气量及报警上、下限来检查呼吸机的声、光报警是否完好。

3. 检测呼吸机的输出功能

如呼吸模式、PEEP 功能、FiO_2、呼吸频率、TV 等是否准确可靠。

4. 其他

检查呼吸机附加的监护仪、湿化仪、雾化器等性能是否完好。

（四）选择合适的机械通气方式

首先明确患者自主呼吸的情况：若自主呼吸完全停止，则需呼吸机完全替代；若尚有自主呼吸，则选择呼吸机辅助呼吸模式；若肺泡气体交换障碍，需用呼吸机提高功能残气量，然后合理设置呼吸机的各项参数，既保证患者 PaO_2 在正常范围，又尽量减少正压通气对患者的生理影响。

1. 间歇正压通气

间歇正压通气（IPPV）使用时，无论患者自主呼吸的情况如何，均按预调的通气参数为患者间歇正压通气，可分为定压和定容 IPPV，此类呼吸机构造简单，易于操作，主要用于无自主呼吸或自主呼吸很微弱的患者及手术麻醉期间应用肌肉松弛剂者。若有自主呼吸，可发生人机对抗，若调节不当可发生通气不足或过度，不利于自主呼吸的锻炼。同步间歇正压通气（SIPPV）和 IPPV 的区别在于由患者自主吸气触发呼吸机供给 IPPV；当自主呼吸微弱不能触发呼吸机时，设有安全装置进入预调的 IPPV，若自主呼吸强而快，可发生过度通气；随着 SIMV 和 MMV 通气方式的临床应用，SIPPV 已渐被弃用。

2. 间歇指令性通气

间歇指令性通气（IMV）的含义为在患者自主呼吸的同时，间断给予 IPPV 通气，即自主呼吸加 IPPV，单纯 IMV 可能出现人机对抗；同步 IMV（SIMV）的含义为自主呼吸的频率和潮气量由患者控制，间歇一定的时间（可调）行同步 IPPV。因此 SIMV 可保证患者的有效通气及患者自主潮气量、频率、每分通气量的调节，减少发生通气不足和过度通气的机会，利于呼吸肌的锻炼，已成为撤离呼吸机前的必用手段。若调节不当，会导致呼吸肌疲劳。

3. 分钟指令性通气

分钟指令性通气（MMV）克服了 IMV 不能保证恒定通气的特点，通过一个每分通气量恒定的系统，以保证通气不稳定的患者在撤机过程中的安全。当患者自主呼吸降低时，该系统会自动增加机械通气水平；相反，恢复自主呼吸能力的患者，在没有改变呼吸机参数的情况下会自动将通气水平逐渐降低。因此，MMV 与单用 IMV 相比，更具优点，患者的 $PaCO_2$ 得到更大控制，发生自主通气不足或呼吸暂停时不会导致突然的高碳酸血症和急性缺氧。由于呼吸机自动调节，减少人工监测和调节的工作量，保证从机械通气平稳过渡到自主呼吸利于呼吸肌的锻炼和呼吸机的撤离。但使用 MMV 应注意避免其潜在危险：自主呼吸浅而频时由于无效腔通气量计在 MV 内，可能造成肺泡通气严重不足，此时可辅以适当水平的压力支持；自主呼吸波动很大时，往往先是呼吸浅快继而呼吸暂停，可造成强制通气无法启动，患者发生窒息。此时应监测呼吸停顿间隔。

4. 持续气道正压

持续气道正压（CPAP）即患者通过按压活瓣或快速、持续正压气流系统进行自主呼吸，正压气流大于吸气气流。呼气活瓣系统对呼出气流给予一定的阻力，使吸气期和呼气期气道压均高于大气压。呼吸机内装有灵敏的气道压测量和调节系统，随时调节正压气流的流进，维持气道压基本恒定在预调的 CPAP 水平，波动较小。CPAP 功能使患者吸气省力，自觉舒服；呼气期气道内正压，起到 PEEP 的作用；只能用于有自主呼吸的患者，尤其是因肺内分流量增加引起的低氧血症，效果最佳。作为辅助呼吸，可锻炼呼吸肌，插管患者使用 CPAP，可从 0.2～0.5 kPa 开始，增至 0.98～1.47 kPa，最高不超过 2.45 kPa。CPAP 可与 SIMV、MMV、PSV 等方式合用。

5. 呼气末正压

呼气末正压（PEEP）即吸气由患者自发或呼吸机产生，而呼气终末借助于装在呼气端的限制气流活瓣装置，使气道压力高于大气压。PEEP 主要用于低氧血症，尤其是 ARDS、COPD 者，可使呼气末小气道开放，防止形成"活瓣"，利于排出 CO_2，促进肺泡膨胀，增加氧合；对于肺炎、肺水肿者还利于水肿和炎症的消退，可用于大手术后预防，治疗肺不张。PEEP 的不利影响主要是使胸腔内压增高，压迫心血管系统和神经体液反射，使回心血量减小，右心后负荷增加，门静脉系回流障碍致消化系统充血。对于严重循环功能衰竭、低血容量、肺气肿、气胸和支气管胸膜瘘等禁忌使用 PEEP。最佳 PEEP 为对循环无不良影响，而达到最大的肺顺应性和最小的肺内分流。选择时应从 0.245 kPa 开始，逐步增加至有效改善血气状态（$FiO_2 \leq 0.5～0.6$，$PaO_2 > 9.33$ kPa），而动脉压、心排量无明显减少，中心静脉压稍上升为止。一般在 0.98 kPa 左右，不超过 1.47～1.96 kPa，多数患者使用 0.39～0.59 kPa 即可。

6. 压力支持通气

自主呼吸期间，患者吸气相一开始呼吸机即开始送气并使气道压迅速上升到预置的压力值，并维持气道压在这一水平；当自主呼吸流速降至最高吸气流速的 25%，或自主吸气流速达到预调触发值时，送气停止，患者开始呼气。压力支持通气（PSV）避免人机对抗，自主呼吸的频率、吸/呼比，由患者自主调整，使患者呼吸做功减少，有效克服气道阻力，自觉舒服，有利于呼吸肌疲劳的恢复，成为撤离呼吸机的一种手段。与 SIMV、MMV 合用，可避免通气不足或过度的发生。

7. 高频通气

通气频率超过正常呼吸频率 4 倍的机械通气，称为高频通气（HFV）；在成人 > 60 次/分者即为 HFV。HFV 的特点是通气频率快，潮气量小（50～100 mL），I∶E 小于 0.3，气道压低，对循环的影响小，可因呼出气排出受阻而产生一定的机源性 PEEP，可反射性抑制自主呼吸，减慢自主呼吸频率。在使用中应监测血气，防止 CO_2 潴留。从理论上说：小于生理无效腔的通气量是不能进行气体交换的。但临床证实 HFV 能维持血气正常。其机制有待于深入研究。

8. 叹息式呼吸

叹息式呼吸（SIGN）指在长期使用 IPPV 的患者，每隔 50～100 次 IPPV 或每隔 1～3 min 给予一次预测 IPPV 双倍或 1.5 倍潮气量的呼吸，实际上是模仿人体在正常平静呼吸一段时间后有 1～3 个深吸气（叹息）而设计的。可预防长期 IPPV 时肺泡凹陷性肺不张。对于肺大泡患者应慎用。

（五）合理调节呼吸机参数

1. 确定机械通气的分钟通气量

患者所需的 MV 为维持 PaO_2 和 $PaCO_2$ 正常所需的分钟通气量；对于无自主呼吸的患者的 MV，完全由机械通气 MV 供给，一般每次为 10～12 mL/kg；对于存在自主呼吸的患者，机械通气的 MV 为患者应需的 MV 和实际自主 MV 的差值。实际上，机械通气 MV 不是恒定的，应根据患者的血气分析随时调整，也可根据生理无效腔/潮气量比值（Vd/Vt）调整，比值正常时（=0.3），所需 MV 约 6～7 L；比值越大，为维持 $PaCO_2$ 正常，所需 MV 上升。

2. 确定机械通气 MV 所需的频率、潮气量、吸气时间

不同呼吸机调节以上三参数的方法不同。

吸气时间 + 呼气时间 = 1/f（频率）

频率 × 潮气量 = 每分通气量

潮气量确定、流速决定时间

根据以上公式，确定其中三个，可调节所有参数。常见的调节方式有：

（1）由频率、每分通气量、吸气时间调节。

（2）由潮气量、吸气时间、呼气时间调节。

（3）由频率、每分通气量、吸/呼比调节。

（4）由频率、吸气时间、流量调节。

（5）由频率、吸/呼比、流量调节。

（6）由吸气时间、流量、呼气时间调节。

3. 确定 FiO_2

一般从 0.3 开始，根据 PaO_2 的变化逐渐增加，长时间通气时不超过 0.5，防止氧中毒。

4. 确定 PEEP

当 $FiO_2 > 0.6$ 而 PaO_2 仍小于 8.0 kPa，应加用 PEEP 并将 FiO_2 降至 0.5 以下。

5. 确定报警限和气道压安全阀

不同呼吸机的报警参数不同，参照说明书调节。气道压安全阀或压力限一般调在维持正压通气峰压之上 0.49～0.98 kPa。

第五节　呼吸机临床监测及护理

呼吸机机械通气与自主呼吸不尽相同，对生理功能的影响有积极和消极双重作用。因而呼吸机治疗期间呼吸、循环等脏器功能的监测，对于评价机械通气的治疗效果，进行呼吸机的合理调节和预防并发症的发生具有重要的意义，应用呼吸机治疗的患者，多为神志模糊或昏迷的呼吸衰竭患者，生活不能自理，语言表达障碍，并发症多，病情变化大且迅速，这些使护理工作显得尤为重要。

一、机械通气对生理功能的影响

由于机械通气与自发呼吸不同，这对呼吸、循环及全身其他系统都带来一定的影响。合理地使用呼吸机，可以取得积极的治疗作用。反之，对其使用不当，则会影响治疗效果，甚至导致严重的并发症。

（一）对呼吸生理的影响

合理地使用机械通气，能够降低气道阻力，提高肺泡内氧分压，增加通气量，改善通气/血流比，从而使气体交换量得到增加。使用呼气末正压呼吸（PEEP）等功能可以防止或减轻肺水肿，防止肺泡萎陷及肺不张。同时机械通气能够减少自主呼吸做功，从而减少能量氧耗。反之，使用呼吸机不当，可致吸气压过高，造成肺组织及间质结构破坏，而发生纵隔气肿、皮下气肿及气胸等，由于机械通气时气流、温度等刺激，造成小气道痉挛或因病变肺内的分泌物不易排出而发生小气道阻塞，或因为正压气流通过分支曲折的呼吸道而形成涡流，使气道阻力增加，容易发生肺内气体分布不均，通气量过大或过小，可致通气/血流比失调，从而影响气体交换。另外，长时间使用机械通气，可使自主呼吸抑制，使患者对呼吸机产生依赖，从而致脱机困难。

（二）对心血管循环功能的影响

机械通气对于循环系统的影响也存在积极与消极两个方面。机械通气应用适当，能使继发于缺氧及CO_2潴留的心功能不全得到改善，缓解心肌缺血，有利于缺血性心脏病的治疗。不同的通气方式对循环功能的影响在程度上并不相同，但总的说来，大多数机械通气使胸腔内压升高，对血液循环带来不良影响。这是因为胸腔压力升高，静脉回流减少，使心室舒张末压升高而容积缩小，肺血管阻力增加，冠状血流减少，并导致神经反射性心肌收缩力下降，从而使心排血量减少。另外，长期应用呼吸机可致水、电解质和酸碱平衡紊乱，从而引起各种心律失常。这也是使心排血量减少的一个原因。同时，正压通气可使肺血容量减少，正常情况下可通过全身血管的收缩而得到代偿；但在血容量不足，或酸中毒、缺氧等情况下，正压通气将对肺循环产生十分有害的影响。

（三）对脏器功能的影响

机械通气调节不当可引起呼吸性酸中毒，$PaCO_2$下降使脑血流减少，从而降低颅内压；另一方面，PEEP过高时，可影响颈内静脉回流，因而使颅内压升高。合理使用机械通气可以改善因缺氧引起的肾功能不全。若呼吸机调节不当，由于心输出量减少，血压下降，可使肾血流减少，导致肾功能不全发生水钠潴留。此外，长时间机械通气所产生的静脉压升高及心输出量减少，可致肝脏及胃肠道瘀血，从而影响肝功能及胃肠道功能。甚至引起消化道出血。不适当的正压通气引起心排量下降。可使周围组织器官血流量减少，因而影响组织细胞供氧，最终可导致多器官功能衰竭。

由此可见，机械通气对于生理功能的影响既有积极的方面又有消极的方面。因而在使用呼吸机时要根据患者的情况随时调整。力求在取得最佳效果的同时，使其对机体生理功能的不利影响减少到最小范围。

二、呼吸机治疗期间的常用监测

在呼吸机治疗期间，对呼吸、循环等脏器功能进行监测，并随时据此调节呼吸机十分必要。由于具体条件所限，各单位所能开展的监测项目各不相同，但一些基本的监测是必不可少的，如血气分析，呼吸频率、通气量、气道压、生命体征监测等。

（一）常规经验检测

常规经验监测是指通过视、触、叩、听等简单的检查监测手段取得直观的临床数据，虽然不太准确，但简便易行，可为进一步检查提供参考。如观察胸廓的起伏、节律以估计潮气量，听诊呼吸音以判断肺通气状况，观察口唇指端颜色以判断有无缺氧现象，观察甲床按压后的循环时间以判断末梢血流灌注情况，观察颈外静脉怒张程度以间接判断胸内压的高低和右心功能状态。

（二）呼吸功能检测

呼吸功能监测指在机械通气治疗中显得尤为重要。监测项目从测定呼吸生理功能的性质分为肺容量、通气功能、换气功能、呼吸动力功能、小气道功能监测等。肺容量监测最重要的指标为潮气量，通气功能监测包括呼吸频率、通气量、气流速度、肺活量及吸/呼气比等。换气功能监测包括分钟耗氧量、通气/血流比率、肺泡动脉氧分压差、肺内分流量等，呼吸功能监测常用气道平均压及气道阻力等指标。

（三）循环功能检测

机械通气对循环功能有一定的影响。所以在呼吸机治疗期间应监测血流动力学的变化。其目的是提供足够的气体交换，又维持良好的循环状态。血压、脉搏为最基本的监测手段，应常规进行。对于危重患者，可插漂浮导管监测右房压、右室压、肺动脉压、肺毛细血管楔压及心输出量等参数。并可抽取混合静脉血进行血气分析，这样不但可以指导呼吸机的调节而对于患者循环的治疗也有很大指导意义。另外应常规行心电监护，及时发现和处理心律失常。

（四）血气分析

血气分析是监测呼吸机治疗效果的重要指标之一。通过血气分析可判断血液氧合状态，判断机体酸碱平衡情况，可以同呼吸监测结合判断肺气体交换情况。一般主要测动脉血气分析，必要时可测混合静脉血气分析。

使用无创性脉搏血氧饱和度仪可连续监测血氧饱和度和脉搏容积图。所测得的经皮血氧饱和度与动脉血氧饱和度十分接近。并且从脉搏容积图也可以观察末梢循环的灌注及脉率。

此外，在呼吸机治疗期间，对体温、尿量、尿比重及渗透压、血液生化以及气道温度的监测也是必要的。床旁胸部 X 线检查可发现肺不张、肺部感染等情况，并可帮助确定气管插管深度是否适当。同时，可根据情况进行呼出气二氧化碳监测、经皮氧及二氧化碳监测、吸入氧浓度监测及颅内压监测等。

三、呼吸机治疗中常见问题及处理

（一）人机对抗

对于自主呼吸消失或微弱的患者，使用呼吸机进行控制呼吸多无困难。但对于自主呼吸仍存在且较强的患者，若自主呼吸与机械通气不协调或发生对抗，则将抵消自主呼吸通气量，增加呼吸功的消耗，加重循环的负担，不但不能收到缓解缺氧和解除 CO_2 潴留的效果，而且还会适得其反，甚至导致休克和窒息。人机对抗的原因主要包括：患者不能很好地合作，缺氧躁动，体位变化，咳嗽，发生气胸、肺不张、肺栓塞及支气管痉挛等。人机对抗可引起呼吸机高压或低压声光报警，气道压力表上表现为指针摆动明显，潮气量很不稳定，忽大忽小，呼出气 CO_2 监测装置示 CO_2 波形出现"箭毒"样切迹。患者则表现为躁动及不耐受。发生人机对抗时首先要查明原因，然后给予相应处理。对于神志清醒的患者，治疗前应该详细解释说明，力争其积极配合。使用呼吸机前应仔细检查机器有无故障。对于机体耗氧增加及 CO_2 产生增多引起的人机对抗，可通过适当增加通气量及吸入氧浓度，改善缺氧以解决；对于烦躁、疼痛、精神紧张引起的对抗，可给予镇静、止痛剂；对于痰阻塞、管道不畅者，应予吸痰等处理；对于气管内刺激呛咳反射严重的患者，除了给予镇静剂外，可向气管内注入 1% 地卡因或 2% 利多卡因行表面麻醉；对于自主呼吸频率快，潮气量小的患者，可给予呼吸抑制剂；对于气胸、肺不张等情况应对症处理。有些患者可以选择一些不易发生人机对抗的机械通气模式，如 SIMV + PSV、CPAP 等。

（二）与插管有关的并发症

例如，由于痰液、血液侵入气管插管而致吸痰困难，或体位不良引起的插管扭曲可引起阻塞；气管插管插入过深致插管误入右侧总支气管；固定不牢或体位变动可致插管脱出，从而严重影响通气甚至窒息；气管插管固定不佳，气囊充气过多等损伤气管黏膜。发生这些情况时，应找出原因以对症处理。

（三）机械通气直接引起的并发症

呼吸机调节不当可致通气不足或通气过度，因而需经常根据血气分析调整通气量。紧闭面罩加压呼吸或气管插管气囊充气不足可致气体进入胃肠道，引起胃肠充气膨胀。对于这种情况除针对原因处理外，可放置胃肠减压管排气。此外，在呼吸机治疗过程中，尚可能出现气压伤，低血压、休克、心排血量减少、心律不齐、肺不张、深静脉血栓、上消化道出血等并发症均应根据具体情况，针对病因予以预防、治疗。

（四）肺部感染

长期呼吸机治疗，易发生呼吸道和肺部感染。感染致使呼吸道分泌物增多，支气管平滑肌痉挛，增加气道阻力和呼吸功的消耗，最终加重缺氧和 CO_2 潴留。细菌侵入血中可引起菌血症和败血症。为防止肺部感染，呼吸机管道要严格消毒并定期更换，吸痰时应注意无菌操作。定时呼吸道局部雾化或注入庆大霉素等抗生素，呼吸机启用初期可预防性应用抗生素。气管切开处纱布要经常无菌更换，防治肺不张。同时应注意室内空气消毒防止交叉感染，若发生感染，应行痰细菌培养和药敏试验，选用有效抗生素。

四、呼吸机治疗期间的护理

（一）一般护理

1. 帮助患者翻身、拍背

应用呼吸机治疗患者由于机械正压通气、咳嗽反射减弱、呼吸道分泌物增多等原因，常发生阻塞性肺不张。经常帮助患者翻身，不但能防止褥疮的发生，而且利于引流分泌物。

（1）每小时翻身一次，危重患者可以从仰卧→左侧位 45°→仰卧→右侧位 45° 交替翻身。

(2)在翻身的同时，医护人员用手掌叩拍患者的背部，自上而下，自边缘到中央顺序进行。
(3)若患者能够配合，可在拍背的同时让其咳嗽，利于痰液的排出。
(4)翻身、拍背后给予吸痰。
(5)根据胸部X片结果，若发生了肺不张，且患者条件允许，采用一些特殊体位配合叩击，有利于阻塞肺叶痰液的排出。
(6)在翻身拍背时要注意防止气管导管的脱出。

2. 褥疮的护理

机械通气患者，由于呼吸衰竭及其他严重病变、营养不良、末梢循环不好、机体抵抗力下降等原因，易发生褥疮，应注意防治。
(1)经常翻身、变换体位。
(2)受压部位应垫气圈或棉纱垫，必要时用气垫床。
(3)保持受压局部皮肤清洁干燥，用温水或50%乙醇擦浴、按摩，并扑用滑石粉。
(4)增加营养，增强患者抵抗力。
(5)已发生褥疮，按常规治疗。

3. 眼睛的护理

昏迷患者要注意防治眼球干燥、污染或角膜溃烂的发生。
(1)用凡士林纱布覆盖眼睛。
(2)用蝶形胶布将眼睑闭合后固定，必要时可行眼睑缝合。
(3)每日用氯霉素眼药水滴眼2～3次。
(4)经常清洁眼内分泌物。

4. 口腔护理

(1)清醒合作的气管切开或经鼻插管患者，每日用3%硼酸水或3%过氧化氢洗涤口腔3～5次，以防口腔炎的发生。
(2)不合作的患者，用上述溶液冲洗口腔，并用清水洗净。每日3次。
(3)行经口气管插管患者，由于导管和牙垫的占据，口腔护理不方便，可将牙垫取出，把开口器放于一侧齿间，进行口腔护理后再放入牙垫固定好导管。注意防止气管导管脱出。
(4)在进行口腔清洁时，要将气管插管气囊充气，以防清洁液进入气管。
(5)若口腔出现白斑，应涂片送检及真菌培养，如确定为口腔真菌，应给予抗真菌药物。

5. 尿路感染的预防

(1)导尿时严格无菌操作。
(2)留置导尿时，每天用1∶5 000呋喃西林溶液冲洗一次膀胱。
(3)神志清醒后，能自行排尿者应及早拔除留置尿管。
(4)应用抗生素防治泌尿系统感染。

6. 静脉炎的预防

(1)长时间输液者，每条静脉可保留3～5 d，留置套管针。
(2)静脉刺激性大的药物（如安定、氨茶碱等）应稀释后再缓慢静脉注射。
(3)气管切开者，不宜行锁骨下静脉或颈内、外静脉穿刺，以防污染。
(4)静脉高营养液最好由大静脉输注。
(5)输液静脉每日缓慢推注1%普鲁卡因10 mL + 地塞米松2 mg两次，以保护静脉；也可在静脉外涂血管扩张剂（用5%硝酸甘油20 mL + 阿托品50 mg配制）。
(6)若发生静脉炎，应更换其他静脉，并给予热敷等对症治疗。

7. 胃管的放置和胃肠营养的供给

(1)放置胃管的目的：①胃肠减压，气管插管前由于面罩加压给氧，有时气体进入胃肠，出现胃扩张、放置胃管后可减压。②抽取胃液进行pH、潜血等检查，以了解胃液的情况及有无胃黏膜出血。③经胃管注入治疗性药物，气管插管患者由于经口服药不便，可经胃管注入药物治疗，以减少静脉用药量。④发生消化道出血者，可经胃管给予三七粉、云南白药、氢氧化铝凝胶、三九胃泰溶液等药物以达到止血和保护胃黏膜作用。⑤经胃肠补充营养，开始时注入清水、葡萄糖溶液、橘汁等，以后根据情况补给流质饮食。

（2）放置胃管的方法：气管切开者，若患者能吞咽，放置胃管不太困难；对于经口、鼻气管插管者，可借助喉镜下胃管。

8. 其他护理

（1）每4h活动肢体、关节，预防关节僵直硬化。

（2）每4h按摩肌肉，防止肌肉萎缩。

（3）肢体穴位针刺或电刺激，利于防止肌肉萎缩。

（二）气管插管的护理

（1）随时检查气管导管插入的深度，防止导管滑入一侧支气管或滑出。

（2）头部稍微后仰，以减轻导管对咽、喉的压迫。

（3）1~2h转动变换头部，避免体表压伤及导管对咽喉的压迫。

（4）导管固定牢靠，避免随呼吸运动使导管上、下滑动，而损伤气管黏膜。

（5）选用适当的牙垫，比导管略粗，避免患者将导管咬扁。

（6）注意口腔护理，定时用3%过氧化氢和清水冲洗。

（7）若气道阻力大或导管过细，无效腔量大，可把留在口腔外的导管剪除。

（8）注意气管及口腔吸痰。

（9）为防止套管气囊对气管黏膜的长时间压迫，每间隔3~4h将套管气囊气体放掉3~5 min，放气前先行口腔、咽部吸引。放气后气囊以上的分泌物可流入气管，应经导管吸引。重新充气压力不要过高。

（10）气管拔管后应密切观察患者，注意有无会厌炎、喉痉挛等并发症发生，并给予鼻导管或开放面罩吸氧，以防低氧血症。

（三）气管切开的护理

（1）固定导管的纱布带要松紧适当，以能容纳一手指为度。

（2）导管与呼吸机管道相连后适当支撑管道，不要把重力压于导管，以免压迫气管而造成坏死。

（3）导管气囊适当充气，既不漏气，也不应压力过高而影响气管黏膜血液供应。

（4）切口周围的纱布要每日1~2次定时更换，保持清洁干燥，经常检查创口及周围皮肤有无感染、湿疹。局部可用红霉素软膏。

（5）若使用金属套管导管，其内套管每4h取出更换消毒。

（6）气管切开导管拔除后应注意窦道分泌物的清除，经常更换纱布，使窦道逐渐愈合。

（四）呼吸道分泌物的清除

1. 清除呼吸道分泌物的意义

（1）保持呼吸道通畅，减少气道阻力。

（2）防止分泌物坠积而发生肺不张、肺炎。

（3）防止分泌物干结脱落而阻塞气道。

（4）呼吸道分泌物性质的观察和细菌培养对于指导选择抗生素和湿化雾化器的调节有一定的价值。

2. 吸痰管的选用

（1）粗细：根据气管导管的内径大小选用吸痰管，其外径不超过气管导管内径的1/2。若吸痰管过粗，产生的吸引负压过大，可造成肺内负压，而使肺泡萎陷。若过细，吸痰不畅。

（2）长短：吸痰管应比气管导管长4~5 cm，吸出气管，支气管中的分泌物。

（3）质量：吸痰管硬度要适中，过硬容易损伤气道黏膜，过软易被吸扁而影响吸引。一般应用专用的吸痰管，也可用不同型号的导尿管替代。导尿管尖端应剪去1~1.5 cm，并在两侧开1~2个小圆孔，以分散吸引负压，减少气管黏膜的损伤，提高吸引效果。

3. 正确吸痰方法
（1）吸痰应严格无菌操作，可用无菌镊子夹住吸痰管。最好戴无菌手套进行吸痰操作。
（2）准备多根无菌吸痰管。
（3）吸痰前先给予高浓度氧吸入 1～2 min。
（4）吸引负压，以不超过 6.7 kPa 为宜。
（5）将吸痰管伸入气管导管，边旋转边吸引，直至气管、支气管内，动作一定要轻柔。
（6）每次吸痰不超过 15 s。
（7）若痰没吸完，应给予纯氧呼吸 10～15 次后，再行吸引，切忌长时间吸引，以免发生缺氧。
（8）吸痰后再用纯氧吸入 1～2 min，然后把吸入氧浓度调至吸痰前水平。
（9）一定要先吸气管，后吸口腔和鼻腔分泌物。
（10）在吸引气管分泌物时，鼓励患者咳嗽，以吸出深部分泌物。
（11）痰液过稠不易吸时，可先向气管内注入 3～5 mL 湿化液，然后再吸引。
（12）若要导管气囊放气，应先行气管内吸引，再行口咽部吸引，放掉气囊内气后，换另一根无菌吸痰管再吸引气管内分泌物。
（13）将用过的吸痰管清洗，集中消毒后再用。或使用一次性吸痰管，尤其是伴有气道绿脓杆菌感染者。
（14）吸痰用的无菌水瓶也要准备 2 个，分别供吸气管和口鼻部使用。

（五）心理护理和教育
对于神志清楚应用呼吸机治疗的患者，细致的解释和语言精神安慰可以起到增强患者的自信心和通气效果的作用。
（1）向患者说明机械通气的目的，需要配合的方法等。
（2）询问患者的自觉感受，可用手势、点头或摇头、睁闭眼等方法交流。
（3）经常和患者握手、说话，服务态度要和蔼、操作要轻柔，增加患者的安全感。
（4）做一些卡片和患者交流，增加视觉信息传递。有书写能力者可以让患者把自己的感觉和要求写出来，供医生处理时参考。
（5）必要时请患者家属和患者交流，有时会取得良好的效果。
（6）长期应用呼吸机者可产生依赖性，要经常告诉患者加强自主呼吸，争取早日脱机，在脱机前要做必要的解释工作。

第六节　呼吸机的撤离

一、撤离呼吸机的指征

（一）患者一般情况好转和稳定
神志清楚，感染控制，生命体征平稳，能自主摄入一定的热量，营养状态和肌力良好，能够配合治疗。
（二）呼吸功能明显改善
（1）自主呼吸增强，常与呼吸机对抗。
（2）咳嗽有力，分泌物明显减少，脓痰消失。
（3）吸痰等暂时断开呼吸机时患者无明显的呼吸困难，无缺氧和 CO_2 潴留表现，血压、心率稳定。
（4）降低机械通气量，患者能自主代偿。
（三）血气分析
血气分析在一段时间内正常且稳定。
（四）酸碱失衡
酸碱失衡得到纠正，水电解质平稳。

（五）肾功能
肾功能基本恢复正常。
（六）无其他脏器严重病变
无其他脏器严重病变，功能稳定。

二、撤离呼吸机的方法

根据患者的不同病情，选用适当的撤机方法。对于全麻术后、短时间使用呼吸机的患者可经试停呼吸机带气管插管呼吸无病情变化而直接拔除气管插管。对于危重患者，长时间使用呼吸机，呼吸肌无力等患者，需经过相当长的过渡过程，缓慢脱机，避免突然发生呼吸衰竭。常用的撤机方法有 SIMV + PS 过渡撤机方法。根据患者自主呼吸的能力、潮气量、次数等，调节呼吸机，使患者无力提供的气体或压力由机器供给，并逐渐减小机器供给的部分，而达到逐渐脱机的目的。此法逐渐过渡，患者易于接受；自主呼吸功能逐渐增强，利于呼吸肌的锻炼；可在脱机过程中根据患者病情变化随时调整，防止通气不足或过度，此法目前得到广泛应用。另外可采用压力控制、容量支持过渡等方法。

三、撤离呼吸机失败的原因

（1）未具备撤离呼吸机的条件，仓促撤机。
（2）呼吸肌长期废用，不能担负长时间的自主呼吸。应加强营养，增加呼吸肌锻炼。
（3）心理因素：患者对呼吸机产生依赖，应做好心理护理。对于呼吸机严重依赖者，有时采用晚上睡眠时减少呼吸机辅助，可利于撤机。
（4）病情不稳定，原发病加重，再度出现呼吸障碍。此时应立即恢复机械通气。
（5）痰多不易排出，气道及肺部感染未得到控制。
（6）患者发热，循环兴奋等全身耗氧量增多。
（7）应用中枢镇静药物。

四、拔除气管插管

撤离呼吸机成功，经观察呼吸平稳，血气分析正常，能够自主排痰，无喉头水肿等即可拔管，拔管前充分吸尽口、鼻、咽喉等气管内的分泌物，抽尽气囊内气体，将吸引管插入气管插管内，边吸引边拔出。拔管后继续吸引口咽部分泌物，并将头偏向一侧，以防误吸。鼻导管或面罩给氧，密切观察自主呼吸情况。对于气管切开患者，可在拔管前 1~2 d 放出气囊内气体，间断堵塞外口，待自主呼吸情况良好，可自行排痰，予以拔管。拔管后可从造口处吸除分泌物。气道通畅者，可用纱布堵盖造口，间断换药，使其自行愈合。

五、拔管后并发症及处理

拔管后最常见、最严重的并发症为喉痉挛、喉或声门下水肿、气管狭窄等引起呼吸困难、缺氧。此时应用面罩紧闭加压给氧，给予激素，镇静药物，紧急时可行环甲膜穿刺，必要时再次插管。晚期可行气管扩张术或狭窄气管切除术。

第七节 拔管技术

手术结束后的拔管术应持慎重态度，严格掌握拔管的适应证与禁忌证，因有可能发生拔管后窒息事故。

一、适应证与注意事项

拔除气管导管前必须具备下列条件：①拔管前必须先吸尽残留于口、鼻、咽喉和气管内分泌物，拔管后应继续吸尽口咽腔内的分泌物。②肌肉松弛药的残余作用已被满意逆转。③麻醉性镇痛药的呼吸抑制作用已消失。④咳嗽、吞咽反射活跃，自主呼吸气体交换量恢复正常。

二、禁忌证与注意事项

下列情况需等待患者完全清醒，暂不宜拔管。①麻醉仍深，咳嗽、吞咽反射尚未恢复，呼吸交换量尚未满意恢复，表现脉搏氧饱和度不正常和唇甲微紫，应首先设法减浅麻醉，直至咽喉气管反射恢复后再予拔管。②循环系统功能尚不稳定。③估计在拔管后无法用麻醉面罩呼吸囊施行有效辅助呼吸者。④手术涉及呼吸道而患者咽喉反射尚未满意恢复。⑤饱胃患者，一般应继续留置气管导管直至患者完全清醒，且在拔管前先安置在侧卧头低位的条件下慎重拔管，以防止呕吐误吸意外。⑥对颌、面、鼻腔手术涉及呼吸道者，尤其是呼吸交换量尚不足，或存在张口障碍者，应继续留置导管并做辅助呼吸，等待患者完全清醒、呼吸交换量满意后才予拔管，并在拔管前做好施行选择性气管造口插管术的准备。⑦颈部甲状腺手术有可能损伤喉返神经，或有气管萎陷，拔管后有可能需要紧急重新插管者，拔管应采取下列具体措施：拔管前先置入喉镜，在明视下将导管慢慢退出声门，一旦出现呼吸困难，可立即重新插入导管；或在拔管前先在气管导管内插入一根细的导引管直至气管隆突部，然后仅拔出气管导管至声门外，如果出现呼吸困难，可顺沿导引管再重新插管。⑧拔管时如果麻醉过浅，偶尔可遇到因喉痉挛而将气管导管夹住而不能顺利拔出的情况时，不应用力勉强拔管，应在充分供氧的基础上等待喉松弛以后再予拔管。

三、拔管操作

除上述注意事项外，在具体拔管时应做到以下事项。

（1）气管内吸引与用氧并重：①在气管内吸引的前和后，应常规吸氧。②必须采用无菌吸引管，注意无菌操作。③一旦患者出现持续呛咳和发绀时，应暂停吸引，待吸氧后再继续吸引。④拔出导管前先将套囊放气，并在导管内插入输氧管，以利于肺充氧。传统的拔管操作是先将吸引管留置在气管导管前端之外，然后一边吸引、一边缓慢拔管。现今认为无此必要，反会使肺泡内氧浓度降低，对防止误吸无效，且还有可能引起声带擦伤、出血和喉痉挛等并发症。

（2）拔管有时会遇到困难，甚至完全不能拔出。常见的原因是拔管前套囊尚未放气，在颌面口腔手术中手术缝线误将导管缝于组织中，患者将导管咬住。

（3）拔出气管导管后应继续面罩吸氧，必要时再次吸引口、鼻、咽腔分泌物。拔管后即刻可能出现呛咳和（或）喉痉挛，需加以预防。拔管宜在麻醉稍深（但自主呼吸交换量满意，咽喉防御反射恢复）的情况下进行。在拔管前1～2min静脉注射利多卡因50～100mg，有助于减轻呛咳和喉痉挛。

第八节 气管内插管并发症

气管插管可能引发多种并发症，可发生在插管期间、插管后、拔管期和拔管后的任何时候。因此，在选用前应考虑其利弊。

一、因喉镜和插管直接引起的并发症

（一）插管后呛咳

气管导管插入声门和气管期间可出现呛咳反应，与表面麻醉不完善、全身麻醉过浅或导管触到气管隆突部有关。轻微的呛咳只引起短暂的血压升高和心动过速；剧烈的呛咳则可引起胸壁肌肉强直和支气管痉挛，患者通气量骤减和缺氧。如果呛咳持续不解，可静脉注射小剂量利多卡因或肌松药，并继以控制呼吸，即可迅速解除胸壁肌强直。如果呛咳系导管触及隆突而引起者，应将气管导管退出至气管的中段部位。

（二）插管损伤

正确合理进行气管内插管，并发症并不多，即使发生，性质也属轻微。插管创伤严重并发症包括牙齿脱落，口、鼻腔持续出血，喉水肿及声带麻痹，尤以后二者具有严重性，甚至引起残废或危及生命，故必须重视预防。喉镜片挤压口、舌、牙、咽喉壁可致血肿、裂口出血、牙齿碎裂松动或脱落、咽壁擦伤、腺样体组织脱落、鼻出血、咽下组织裂伤等；偶尔可发生食管或气管破裂而导致纵隔或皮下气肿和气胸，与气管导管探条的使用方法错误有密切关系。对气胸需及时做出诊断和治疗，常用经胸壁第 2 肋间隙施行胸腔穿刺插管后连接水封瓶引流，以使肺脏复张。

（三）心血管系交感反应

也称插管应激反应，表现为喉镜和插管操作期间几乎无例外地发生血压升高和心动过速反应，并可诱发心律失常。采取较深的麻醉深度、尽量缩短喉镜操作时间、结合气管内喷雾局麻药等措施，应激反应的强度与持续时间可得到显著减轻。插管应激反应对循环系统正常的患者一般无大影响，对冠状动脉硬化、高血压和心动过速患者则有可能引起严重后果，例如心肌缺血和梗死、恶性心律失常（如多源性室性早搏和室性心动过速等），在氟烷麻醉时尤其明显，与氟烷促使儿茶酚胺释放、心肌应激性增高有关。对心血管病患者需要重视插管应激反应的预防，如插管前适量应用麻醉性镇痛药（常用芬太尼）以加深镇痛；喉镜插管前施行几次过度通气以增加氧合；喉头气管内喷雾局麻药以减轻喉镜插管刺激等。此外，有人主张应用药物性预防措施，但确切效果都尚在验证中。例如有人在插管前即刻用 4% 利多卡因喷雾喉头气管，认为不能完全制止循环应激反应，但在放置喉镜前 1 min 静脉注射利多卡因 1 mg/kg，则有明显减轻心血管系应激反应的效果，可能与利多卡因加深全麻和抑制气道反射的作用有关。选用麻醉性镇痛药、β-肾上腺素能阻断药或钙通道阻滞药等药物，应以效能强和时效短的药物为准，其预防效应能尚需进一步细致的验证。

（四）脊髓和脊柱损伤

对伴有颈椎骨折和脱位、骨质疏松、骨质溶解病变和先天性脊柱畸形患者，在喉镜插管期间，因采用过屈和过伸的头位，可能会引起脊髓和脊柱损伤，应注意防范。对此类患者应尽量选用纤维光导喉镜插管或盲探经鼻插管，插管期间切忌任意转动颈部。

（五）气管导管误入食管

较为常见，常引起麻醉死亡，关键在能否及时迅速做出识别。如若延误判断时间，即意味着患者致命性缺氧性死亡。

（1）气管导管误插食管的第一个征象是听诊呼吸音消失和呼出气无 CO_2，施行控制呼吸时胃区呈连续不断地隆起（胃扩张），脉搏氧饱和度骤降，全身发绀，同时在正压通气时，胃区可听到气泡咕噜声。一旦判断导管误入食管，应立即果断拔出导管，随即用麻醉面罩施行控制呼吸，以保证供氧排碳，在此基础上再试行重新插管。插管成功后要安置胃管抽出胃内积气。

（2）不能及时发现导管误插食管，势必造成严重缺氧，并迅速演变为心搏骤停，这是麻醉死亡最常见的原因之一，也是导致法律纠纷的主要事由。在多数情况下导管误入食管很容易被识别，但偶尔即使有经验的麻醉科医师也不易立即识别出来，特别是插管前已过度通气氧合者，缺氧征象和脉搏氧饱和度急剧下降以及心电图改变均可能延迟出现，特别是脉搏氧饱和度骤降常滞后 30 ~ 60 s 出现，因此使及时判断发生困难。监测呼出气 CO_2 是确诊气管导管误入食管最有效和最可靠的方法，呼出气 CO_2 缺如是即刻反应，因此具有明确诊断的实用价值，是最关键性的诊断措施。

（六）误吸胃内容物

对误吸并发症应引起高度重视。清醒插管和快速诱导插管期间，伴用 Sellik 手法（将喉结往脊柱方向压迫，以压扁食管上口的手法）是最有用的预防措施。清醒插管时采用纤维光导喉镜可能有其实用价值。容易诱发胃内容物反流和误吸的因素较多，常见的有部分呼吸道阻塞、面罩麻醉时气体入胃、麻醉药的药理作用、喉防御反射尚未恢复前拔管等；术前饱食、胃肠道梗阻也是诱发误吸的危险因素。

（七）喉痉挛

麻醉期间的疼痛刺激，浅麻醉下或不用肌肉松弛药的情况下试图气管插管，拔管后气道内仍存留血液或分泌物等因素，都容易诱发喉痉挛和支气管痉挛。

二、导管留存气管期间的并发症

（一）气管导管固定不牢

气管插管成功后，导管和牙垫一般都可用胶布将其一并固定在面颊部皮肤。手术中因导管固定不牢而脱出气管，可发生窒息危险。因此，必须重视气管导管的固定措施。手术中因口腔分泌物众多，取俯卧、坐位、头过度屈曲或深度头低脚高位体位，手术者需要经常改变患者体位或头位者，都应在粘胶布之前，先将面颊唇局部的皮肤用安息香酊（benzoin tincture）擦拭干净后再粘贴，还可加用脐带绕颈式固定法（即先在气管导管平齐门牙的水平处扎以线绳，然后再将线绳绕至颈后加以扎紧）。对颌面部手术可加缝线固定法，即先将导管用缝线扎紧，然后再将缝线固定于门牙或缝于口角部。同样，对鼻腔导管也需要重视牢固固定导管的措施。

（二）导管误插过深

导管误插过深可致支气管内插管。导管插入过深有时可因头位改变过屈、深度头低脚高体位等引起。

导管插过声门进入气管的长度，必须避免盲目施行，必须在直视下插入，可避免过深或过浅。一般以导管前端开口位于气管的中部为最佳位置，成人约为 5 cm 长，小儿约 2 ~ 3 cm。

三、拔管后即刻或延迟性并发症

（一）喉水肿、声门下水肿

主要因导管过粗或插管动作粗暴引起，也可因头颈部手术中不断变换头位，使导管与气管及喉头不断摩擦而产生。喉水肿较为常见，一般对成人仅表现声嘶、喉痛，往往 2 ~ 3 d 后可以自愈。由于婴幼儿的气管细、环状软骨部位呈瓶颈式缩窄，因此一旦发生喉水肿和声门下水肿，往往因窒息而致命。小儿拔管后声门下水肿，主要表现为拔管后 30 min 内出现，先为轻度喉鸣音，2 ~ 3 h 后逐渐明显，并出现呼吸困难征象。因小儿声门裂隙细小，水肿、呼吸困难征象发生较早，大多于拔管后即出现，如果处理不及时，可因严重缺氧而心搏骤停。关键在于预防，包括恰当选择气管导管尺寸、避免套囊插管、插入过程掌握毫无阻力的原则、手法轻巧温柔。一旦发生，应严密观察，并积极处理：①吸氧。②蒸气雾化吸入，每日 3 次。③静脉滴注氟美松（地塞米松）2.5 ~ 10 mg 或氢化可的松 50 ~ 100 mg。④应用抗生素以预防继发性肺部感染并发症。⑤患者烦躁不安时，可酌情应用适量镇静药，使患者安静，以减少氧耗量。如肌内注射哌替啶 0.5 ~ 1 mg/kg，或地西泮 0.2 mg/kg。⑥当喉水肿仍进行性加重，呼吸困难明显、血压升高、脉率增快、大量出汗或发绀等呼吸道梗阻时，应立即作气管切开术。

（二）声带麻痹

插管后并发声带麻痹的原因尚不清楚。单侧性麻痹表现为声嘶，双侧性麻痹表现为吸气性呼吸困难或阻塞，系松弛的声带在吸气期向中线并拢所致。大多数的声带麻痹原因不清楚，通常都是暂时性麻痹。套囊充气过多可能导致喉返神经分支受压，被视作为一个诱因。

（三）感染、气管炎

鼻腔插管后可发生颌窦炎和咽壁脓肿。经鼻插管后出现菌血症者，较经口插管者为常见。

（四）咽喉痛

咽喉痛是气管插管后最常见的并发症，有时很严重，于头颈部手术后的发生率最高。喉头炎表现为声嘶和咽喉痛，但均为暂时性的，恢复良好，一般无须特殊处理。

第四章

围手术期麻醉用药

第一节 麻醉用药总则

一、合理用药

麻醉或治疗用药必须掌握"合理用药"原则,即必须根据药理特性进行"对症用药"和"因人施治",以期获得最佳的麻醉或治疗效果和最大的安全性。

制订麻醉或药物治疗方案,既要选择最佳的药物,也要选定制剂、给药途径、用药剂量、给药间隔时间和疗程,还必须观察用药后的反应。有条件时还需进行血药浓度监测,以随时指导调整用药方案。

二、麻醉或治疗药物的选择原则

(1)充分发挥药物的麻醉或治疗作用,尽量避免药物不良反应。
(2)联合用药时,应注意药物之间的相互作用,对机体有利者用之,对机体不利者应尽量避免。
(3)严格掌握药物本身存在的适应证、禁忌证与不良反应。

三、剂量的掌握原则

(1)正常成人的剂量一般无大的差别,对小儿、老人及危重患者用药则需区别对待。
(2)小儿剂量一般应按体重计算,但有些麻醉药物对于婴幼儿可能特别敏感,故需根据特殊要求调整剂量,不应常规用药。
(3)老人65岁以上者,约75%存在自然生理衰老现象,往往不能很好耐受麻醉药物,故剂量必须偏小,一般至少减1/3,甚至1/2,以策安全。
(4)病情和病理因素是决定剂量的重点考虑因素,例如休克刚纠正的患者硬膜外麻醉的局麻药剂量必须减小1/3~1/2,甲状腺功能亢进患者必须避用肾上腺素以防诱发甲亢危象。

四、给药途径

(1)口服:简单、易行,但其吸收速度较慢,用药效果也不一致,一般不适用于麻醉、昏迷、抽搐、呕吐、婴幼儿和精神病患者。
(2)注射:可迅速达到有效血药浓度,静脉注射尤其如此,更适用于急症、危重患者,但剂量需减少。
(3)直肠:吸收过程不受肝首过效应影响,但需要一定的技术条件,一般仅适用于婴幼儿。
(4)吸入:适用于挥发性液体或气体麻醉药,需要专门设备和技术。某些治疗药物可雾化成微粒固体或液体,经呼吸道吸入,其效果的发挥也很迅速。
(5)局部黏膜表面用药:如局麻药滴眼、喷喉及气管、敷伤口、搽皮肤等,发挥药物的局部效应。

五、给药间隔时间

根据药代学规律，按药物半衰期为给药间隔时间，以恒速恒量给药，一般经过 5～6 个半衰期后，即可达到稳态血药浓度水平。为维持一定的麻醉深度，或需减浅麻醉深度，可通过调节给药剂量和给药间隔时间来保持或降低此种稳态血药浓度。一般缩短给药间隔时间可增高血药浓度，延长间隔时间可降低血液药浓度。

六、血药浓度监测

患者对麻醉药物常存在个体差异或敏感性不同，在制订与实施给药方案后，还必须严密观察麻醉或治疗效果，及其毒副反应，特别对病情危重，或安全范围较小的药物，以及长时间用药时，需定时监测血药浓度，然后按照药代学规律，调整原定的给药方案。

第二节 局部麻醉药

根据化学结构不同，局麻药可分两大类：①酯类局麻药，具有亲酯疏水特性，常用的有普鲁卡因、丁卡因、氯普鲁卡因。②酰胺类局麻药，具有亲水疏酯特性，常用的有利多卡因、布比卡因、罗哌卡因。

一、普鲁卡因

普鲁卡因为人工合成的短效酯类局麻药。

1. 作用特点

（1）麻醉强度较低，作用时效较短。注入组织后 1～3 min 出现麻醉作用，一般维持 45～60 min，镇痛作用往往突然消失，于短时间内由无痛转为剧痛。

（2）穿透黏膜能力很弱，不能产生表面麻醉作用。

（3）普鲁卡因静脉用药，有中枢性镇静和镇痛作用，表现嗜睡和痛阈增高，但必须在全麻药静脉诱导的基础上，才允许静脉用药以产生全身麻醉的维持作用。以普鲁卡因 1 mg/（kg·min）的速度静脉滴注 30 min，可使普鲁卡因达到稳态血药浓度水平。

（4）有奎尼丁样抗心律失常作用，但因中枢神经系统毒性和生物转化过快，不适于作为抗心律失常药。

2. 临床应用

普鲁卡因的浓度越高，被吸收的速度越快，毒性越大。因此，临床上应采用其最低有效浓度。此外，浓度越高（如神经阻滞超过 5%，脊髓麻醉超过 10%），可引起局部神经损伤而并发神经炎、神经坏死，术后表现感觉迟钝和肢体无力，甚至瘫痪。

（1）局部浸润麻醉：0.25%～1.0% 溶液均可，神经阻滞麻醉可用 1.5%～2.0% 溶液，一次最大量为 1 g。

（2）蛛网膜下隙阻滞麻醉：3%～5% 溶液，一般剂量为 150 mg 起效时间 1～5 min，作用时效 45～60 min。

（3）静脉复合麻醉：1% 溶液静脉持续滴注，但必须首先在其他全麻药诱导抑制大脑皮层以后，才允许静脉滴注，绝对禁止在清醒状态下直接静脉用药，总用量一般不受限制。

（4）一般不用于表面麻醉或硬膜外阻滞麻醉，因其麻醉效能很差。

二、地卡因

地卡因（丁卡因）为酯类长效局麻药，麻醉强度大，为普鲁卡因的 16 倍，麻醉维持时间长，但起效慢，穿透性强，表面麻醉效果好，与神经组织结合迅速、牢固。

1. 作用特点

（1）对周围神经细胞的作用与普鲁卡因相同，对中枢产生明显抑制，严禁静脉用药。

（2）抑制心肌收缩力强，心脏毒性大，严重时引起泵功能衰竭、室颤或心搏停止。

（3）对血管平滑肌产生直接松弛作用。

（4）在体内主要由血浆胆碱酯酶水解，速度较慢；部分地卡因经胆管排至肠道，再被吸收至血液而进行水解，代谢产物经尿排出。

2. 临床应用

（1）表面麻醉：眼，0.5%～1%溶液滴眼；鼻、咽喉、气管，1%～2%溶液喷雾；尿道，0.1%～0.5%溶液，尿道灌注。表麻一次最大量，成人不超过40～60 mg，潜伏期1～3 min，维持1 h。

（2）神经阻滞麻醉：常用0.15%～0.3%溶液，一次最大量成人50～75 mg，潜伏期15 min，维持2～5 h。如果配制成0.2%地卡因、1%利多卡因混合液，起效加快，毒性反应率下降，而时效仍保持较长。

（3）蛛网膜下隙阻滞麻醉：常用0.3%～0.5%溶液，成人用量为7～12 mg，潜伏期15 min，维持1.5～2 h。

（4）硬膜外阻滞麻醉：常用0.25%～0.3%溶液，成人一次最大量75～90 mg，潜伏期15～20 min，维持1.5～3 h。

（5）禁用于局部浸润麻醉、静脉注射或静脉滴注。

三、氯普鲁卡因

氯普鲁卡因与普鲁卡因相似，在血内水解速度较普鲁卡因快4倍，因此毒性低，起效快，只需6～12 min，维持30～60 min。盐酸氯普鲁卡因不适于表面麻醉。1%溶液用于局部浸润麻醉，一次最大剂量800～1 000 mg，加用肾上腺素后时效可达70～80 min。2%～3%溶液适用于硬膜外阻滞或其他神经阻滞，具有代谢快，胎儿和新生儿血内浓度低的优点，适用于产科麻醉。特别注意的是，氯普鲁卡因溶液的pH为3.3，若不慎将大量的氯普鲁卡因注入蛛网膜下隙，有可能引起严重的神经并发症。

四、利多卡因

利多卡因为酰胺类中效局麻药，水溶液性能稳定，耐高压灭菌，可较长时间贮存。

1. 作用特点

（1）麻醉效能强，起效快，扩散渗透性强。

（2）经吸收入血或静脉给药，有明显的中枢抑制作用。血药浓度较低时表现镇静、思睡，痛阈提高，并抑制咳嗽反射。

（3）在全麻药静脉诱导的基础上，允许静脉滴注利多卡因以施行全身维持麻醉，但血药浓度超过5 mg/mL时可出现中毒症状，甚至惊厥。

（4）具有迅速而可靠的抗室性心律失常功效，治疗剂量时对房室传导和心肌收缩性无明显影响，但血药浓度高时可引起心脏传导速度减慢，出现房室传导阻滞和心肌收缩力减弱，心排血量下降。

2. 临床应用

（1）表面麻醉：4%溶液（幼儿用2%溶液）喷雾口、咽喉、气管内黏膜，一次最大量200 mg，起效时间为5 min，维持15～30 min。

（2）局部浸润麻醉：0.5%～1.0%溶液，成人一次最大量200 mg。

（3）神经阻滞麻醉：1.0%～2.0%溶液，成人一次最大量350～400 mg。

（4）硬膜外阻滞麻醉：1.5%～2.0%溶液，成人一次最大量400 mg，起效时间5 min，作用高峰时间15～20 min，运动神经麻痹时间45～60 min，完全消退时间90～120 min。利多卡因中加用1∶20万肾上腺素，可延长作用持续时间。

（5）治疗室性心律失常：2%溶液1～2 mg/kg单次静脉缓慢注射，或先给负荷量1～2 mg/kg静脉缓慢注射，再继以45～50 mg/min静脉持续滴注。原有室内传导阻滞者慎用，完全性房室传导阻滞者禁用。

五、布比卡因

布比卡因为酰胺类长效局麻药，水溶液稳定，耐重复高压灭菌。

（一）作用特点

（1）麻醉效能强，起效时间较长，作用持续时间也长。

（2）对感觉、运动神经的阻滞效果与药物浓度有关：① 0.125% ~ 0.25% 溶液，仅阻滞感觉神经，无运动神经阻滞功效。② 0.5% ~ 0.75% 溶液，运动神经阻滞效果良好。

（3）其毒性与地卡因相似，逾量或误注血管可引起严重毒性反应，引起循环衰竭和惊厥，以心脏毒性症状出现较早，其循环衰竭和严重室性心律失常症状往往与惊厥同时或先后出现，复苏较困难。因此，必须严格掌握用药剂量，成人一次或 4 h 内用量不能超过 150 mg；使用较高浓度时，溶液中宜加用 1 : 20 万肾上腺素，可减缓吸收速度。

（二）临床应用

（1）禁用作局部浸润麻醉。

（2）神经阻滞麻醉：0.25% ~ 0.5% 溶液，一次最大量 200 mg。

（3）硬膜外阻滞麻醉：0.5% ~ 0.75% 溶液，0.75% 溶液的肌松效果较好，起效时间 5 ~ 7 min，作用高峰时间 15 ~ 25 min，持续时间 3 ~ 5 h。

（4）蛛网膜下隙阻滞麻醉：可用轻比重（0.125% ~ 0.25%）、等比重（0.5% ~ 0.75%）或重比重（0.5% ~ 0.75% 加 10% 葡萄糖液）溶液；剂量 10 ~ 15 mg，不超过 20 mg，起效时间 3 ~ 5 min，持续时间 3 ~ 4 h，下肢可达 5 ~ 6 h。

（5）术后镇痛或分娩镇痛：0.125% ~ 0.25% 溶液硬膜外腔注射，现多采用 PCEA。

六、罗哌卡因

（一）作用特点

罗哌卡因是一种新型长效酰胺类局麻药。可能通过升高神经动作电位的阈值，延缓神经冲动的扩布，降低动作电位升高的速度，发挥阻断神经冲动的产生和传导的作用。麻醉作用的产生与神经纤维的轴径、髓鞘形成和传导速度有关。罗哌卡因脂溶性大于利多卡因小于布比卡因，神经阻滞效能大于利多卡因小于布比卡因，对心脏兴奋和传导抑制弱于布比卡因。利多卡因、布比卡因和罗哌卡因致惊厥量之比为 5 : 1 : 2，致死量之比约为 9 : 1 : 2。临床上 1% 罗哌卡因与 0.75% 布比卡因在起效时间和运动神经阻滞的时效没有显著差异。

（二）临床应用

（1）外科手术麻醉：神经阻滞麻醉和硬膜外麻醉（包括剖宫产术硬膜外麻醉），局部浸润麻醉，常用浓度为 0.5% ~ 1.0%。

（2）急性疼痛控制：用于术后或分娩镇痛，可采用持续硬膜外输注，也可间歇性用药，常用浓度为 0.2% ~ 0.5%。

（三）禁忌证

（1）对酰胺类局麻药过敏者禁用。

（2）严重肝病患者慎用。

（3）低血压和心动过缓患者慎用。

（4）慢性肾功能不全伴有酸中毒及低血浆蛋白患者慎用。

（5）年老或伴其他严重疾病需施用区域麻醉的患者，在施行麻醉前应尽力改善患者状况，并适当调整剂量。

七、局麻药不良反应

（一）中毒反应

单位时间内血液中局麻药浓度超过机体耐受阈值时，可出现一系列严重的全身症状，即为局麻药中毒反应。

（1）临床表现：①兴奋型，突然表现精神紧张、多语、定向力障碍，呼吸急促，心率增快、血压升高，肌肉震颤，可发展为阵发性抽搐，因持续强烈抽搐可导致缺氧而呼吸心搏骤停。②抑制型，多发生于老年、体弱患者（因局麻药耐受阈值低），或局麻药误入血管而引起，表现嗜睡或神志消失，呼吸浅慢或暂停，脉搏徐缓，血压下降，也可突发呼吸循环骤停，此型较少见，但易被误诊。

（2）诱因：单位时间内用药量过大，或意外误注血管内，是局麻药中毒的主要诱因，但也与下列因素有密切关系。①局麻药的强度越大，毒性越大，惊厥症状的出现越早。②在血管丰富部位用药，与血管稀少部位用药，两者的血药浓度差异很大，中毒反应率差异很大。③局麻药中加用低浓度肾上腺素，吸收入血的速度明显减缓，中毒反应率降低。但肾上腺素用量过大或吸收过快，同样会出现与局麻药毒性反应难以鉴别的"肾上腺素反应"。因此，强调肾上腺素浓度不超过 1：200 000。④血 pH 值下降，或 $PaCO_2$ 上升，血液趋于酸性，致惊阈值降低，较易发生惊厥。⑤患者机体状态差、肝功能衰竭、心衰或维生素 C 缺乏等，可影响局麻药的分布和代谢，局麻药的毒性反应发生率增高。

（3）预防：①选用最低有效浓度局麻药，减少用药总量。②严防血管内误注，注药前常规作抽吸试验。③局麻药加用适量肾上腺素以延缓吸收速度，降低单位时间内血药浓度的骤升。④长效和短效局麻药混合使用时，局麻药毒性反应率可显著降低。⑤术前药常规使用安定类或巴比妥类药物，可提高局麻药致惊阈值，预防毒性反应。⑥纠正患者的全身状况，局麻药毒性反应率可减少。

（4）治疗：①警惕局麻药毒性反应，及时发现，尽早处理，多能治愈。出现毒性反应早期症状（兴奋、多语）时，首先立即停止用药，保证呼吸道通畅，面罩吸入高浓度氧，一般在纠正低氧状态后，往往可得到迅速缓解。②出现惊厥时，不可慌张，首先用面罩人工呼吸；同时静脉注射硫喷妥钠 1～2 mg/kg 或安定 0.1～0.2 mg/kg，一般均可有效制止惊厥，然后继续维持氧治疗。如不能控制，可在给予硫喷妥钠基础上静脉注射琥珀胆碱，行气管插管控制呼吸。③并存循环抑制者，应加快静脉输液，并适当应用麻黄碱、多巴胺等药物以维持循环稳定。

（二）高敏反应

个别患者对局麻药的耐受力特低，仅使用小剂量即出现严重中毒反应，称为"高敏反应"，事先一般很难预测，表现急剧，常突发晕厥、呼吸抑制和循环衰竭。其发生常与患者病理生理状况如高热、脱水和酸中毒等有关。掌握最小用药量，采用最小有效浓度药液，高敏反应发生率可降低。

（三）特异质反应

使用极微量局麻药即出现严重毒性反应，表现循环衰竭、心跳停止，虽极为罕见，但确实存在，往往在首次用药时即可发生，并非变态反应（过敏），因不存在致敏过程，此为特异质反应。

（四）类过敏反应

（1）患者曾用过某种局麻药，并无不良反应，而于再次使用该局麻药时，却出现"过敏"样体征，轻者表现皮肤红斑疹或荨麻疹，重者出现血管神经性水肿，如呼吸道黏膜水肿、支气管痉挛、呼吸困难，甚至肺水肿和血压下降。此类反应称为"类过敏反应"，可能与局麻药直接促进肥大细胞和嗜碱粒细胞释放组胺有关。

（2）一旦发生，按毒性反应处理，并尽早使用大剂量激素和抗组胺类药。

（3）由于局麻药都为化学制品，其成分中既不含抗原，也无半抗原，故无法在体内构成"抗原抗体变态反应"，因此真正的局麻药"过敏"反应可能不存在，而临床上往往将较为常见的局麻药毒性反应或"肾上腺素反应"，错误地诊断为局麻药"过敏"反应。

（4）如果患者对酯类局麻药过敏，应换用罕见过敏反应的酰胺类局麻药。

第三节 全身麻醉药

一、吸入麻醉药

（一）恩氟烷

无色透明挥发性液体，味略芳香，分子量184.5，沸点56.5℃，一般不燃烧、爆炸。血/气分配系数1.91，脑/气分配系数1.45。麻醉有效浓度：诱导期2%~5%，维持期1.5%~3.0%。MAC在吸O_2时1.68 vol%，吸N_2O时0.57 vol%。动脉有效血药浓度为100~250 mg/L。

（1）药理特性：①麻醉效能高，诱导和苏醒都较快。②对中枢神经系统的抑制与剂量相关。吸入较高浓度（3%~3.5%）时，脑电图可见惊厥性棘波，有时伴面颈、四肢肌肉阵挛性抽搐，此为麻醉过深的特征；过度通气导致$PaCO_2$降低时更易出现，但发作较短暂。在保持血压不变的情况下，脑血管扩张，脑血流量增加，颅内压增高，但耗氧量减少。若血压过低，则脑血流量减少。③镇痛良好，肌松满意。与非去极化肌松药有协同作用，肌松药剂量可显著减少。停吸后，其肌松作用迅速消失，故用于重症肌无力患者有突出的优点。④对循环系统产生抑制，其程度与吸入浓度有关。吸入高浓度时，直接抑制心肌，同时扩张外周血管，可致血压下降，其下降程度与麻醉深度呈平行关系。利用此点可作为判断恩氟烷麻醉深浅的标志。心率通常增快，但很少引起心律失常。恩氟烷不增加心肌对儿茶酚胺的敏感性，故适用于嗜铬细胞瘤患者，麻醉中也可并用低浓度肾上腺素。⑤对呼吸道无明显刺激，不增加气道分泌，可扩张支气管。对呼吸中枢的抑制较其他吸入全麻药为强。⑥抑制肠胃道蠕动和腺体分泌，但麻醉后恶心、呕吐少。⑦对子宫平滑肌有一定的抑制作用，深麻醉使分娩期或剖宫产的出血增加。⑧降低眼压，适用于眼科手术。⑨对皮质醇、胰岛素、ACTH、ADH及血糖均无影响，适用于糖尿病患者。

（2）禁忌证：癫痫、颅内高压患者不宜使用。

（3）不良反应：①深麻醉抑制呼吸循环功能，故应控制吸入浓度，谨防麻醉过深。②惊厥，需避免深麻醉，不宜过度通气，以防$PaCO_2$下降。③肝损害，目前的看法尚不一致，发生率很低，不超过1/25 000，其诱因不明。④肾损害，恩氟烷可轻度抑制肾功能，但多于停药2 h内迅速恢复。对于原有肾疾病的患者可能致血清氟化物升高，出现暂时性肾功能损害，甚至无尿。因此，对严重肾功能不全者以不用恩氟烷为妥。

（二）异氟烷

无色透明挥发性液体，分子量184.5，沸点48.5℃，微有刺激味，化学性质非常稳定，不燃烧、不爆炸，理化性质接近理想。血气分配系数1.4（属最低的一种，故麻醉深度容易调节），脑/气分配系数2.6。麻醉有效浓度：诱导期1%~4%，维持期0.8%~2%。MAC在吸O_2时1.15%，吸70%N_2O时为0.5%。动脉有效血浓度为100~300 mg/L。

（1）药理特性：基本与恩氟烷者相似，不同点有10个方面。①在任何麻醉深度时，其抑制迷走活性的作用均强于抑制交感活性。②异氟烷对中枢神经系统的抑制也与吸入浓度相关，但深麻醉或低$PaCO_2$时不出现惊厥型脑电活动和肢体抽搐，故可用于癫痫患者。③肌松效果良好，单独使用即可达到气管插管及手术所需的肌松程度；明显增强非去极化肌松药的作用，一般仅需常用量的1/3即足。异氟烷增肌肉血流量，加快肌松药的消除，从而使术后呼吸麻痹、通气不足的危险性显著减少。异氟烷对重症肌无力患者极为适用，也适用于肝、肾功能不全患者，不致引起肌松药消除缓慢。④一般不引起颅内压增高，即使增高也属短暂且轻微，同时可利用过度通气降低$PaCO_2$以控制颅内高压，故可慎用于颅内压增高的患者。⑤对循环系统的抑制较氟烷或恩氟烷者弱，对心肌抑制也轻。虽可使每搏量减少，血压下降，但心率增快，在1~2 MAC时心排血量无明显减少。血压下降主要系外周血管阻力下降所致，这与其他氟化全麻药不同。由于心排血量无明显减少，重要脏器灌注量仍得以保证。所以可利用较深异氟烷麻醉以施行短时间控制性降压，适用于某些手术操作的需要。异氟烷降低冠脉阻力，不减少甚至增加冠脉血流量。异氟烷不诱发心律失常，不增加心肌对儿茶酚胺的敏感性，故术中可并用肾上腺素。⑥异氟烷具有很大的心血管系安全性，其心脏麻醉指数（心脏衰竭时的麻醉浓度/麻醉所需的浓度）为5.7，大于恩氟烷（3.3）和氟烷（3.0）。⑦异氟烷对呼吸的抑制比恩氟烷轻，比氟烷重。在1MAC时，对CO_2诱发的通气增强反应减弱50%~70%；在2mAC时则不产生CO_2通气反应，致呼吸停止。异氟烷对缺氧诱发的抑制反应更强，1MAC时即抑制50%~70%，1MAC时不产生反应。异氟烷可使已收缩的支气管扩张，适用于慢性阻塞性肺疾病和支气管哮喘患者，术后肺部并发症也减少。⑧对肝、肾功能影响轻微，与异氟烷排泄迅速、代谢程度低，能较好维护肾血流有关。⑨浅麻醉时对子宫平滑肌的影响不大，深麻醉时则仍有抑制。⑩异氟烷不升高血糖，适用于糖尿病患者。

（2）临床应用：异氟烷适用于其他全麻药不适用的疾病，如重症心脏病、癫痫、颅内高压、重症肌无力、嗜铬细胞瘤、糖尿病、支气管哮喘等。此外，异氟烷可施行短时间控制性降压。其禁忌证目前尚不明确。

（3）不良反应：较少且轻，对呼吸道有一定的刺激性，苏醒期偶可出现寒战，深麻醉时产科手术出血增多。

（三）七氟烷

无色透明挥发性液体，分子量200.05，沸点58.5℃，临床使用浓度不燃不爆，在室温下可长时间保存，与碱石灰接触产生有毒物质，为其最大的缺点，故只适用于半开放系统装置，血/气分配系数为0.5 g，低于其他含氟全麻药，故诱导、苏醒均迅速，且平稳，麻醉深度易于调节且麻醉后恶心呕吐较少，临床常用1~1.5 vol%。药理特性如下。

（1）七氟烷不增加脑血流量，脑耗氧量下降，不引起颅内压增高，适用于颅脑外科手术。

（2）有一定的肌松作用。

（3）对循环影响轻微，不增高心肌对儿茶酚胺的敏感性，不易引起心律失常。

（4）对呼吸道无刺激，不增加分泌物，不引起支气管痉挛。

（5）对肾脏影响轻，适用于肾功能差的患者。

（6）有关七氟烷对肝脏的影响，犹待深入研究做出评价。

（四）氧化亚氮

氧化亚氮（笑气）在50个大气压下呈液体状态，贮存于高压钢筒，性能稳定，使用前需经减压变为气态后吸用，气体略甜味。化学性稳定，与碱石灰、橡胶、金属均不起反应。分子量44，沸点-89℃，微甜无刺激味，血/气分配系数0.47，为吸入全麻药中最小者，脑/气分配系数1.06。麻醉有效浓度：诱导期70%，维持期60%，但必须与30%~40%氧气同时吸用。动脉有效血药浓度：400~600 mg/L。

（1）药理特性：①N_2O在血中的溶解度（0.47）很低，诱导迅速平稳，患者有愉快感，无兴奋期；苏醒也快而平顺，即使长时间吸入，一旦停吸也能在1~4 min内完全清醒。②N_2O有强大的镇痛效能，20%的镇痛作用与吗啡5 mg者相当。随吸入浓度增高，镇痛作用也增强。N_2O的镇痛作用可被纳洛酮部分拮抗，提示其镇痛作用与内源性阿片样肽-阿片受体系统有关。③N_2O全麻醉效能很低，即使吸入浓度高达80%，也难以达到三期1级的麻醉深度而患者已经面临缺氧危害，故极不安全。N_2O的效价也很小，MAC需高达1.05，因此，N_2O不能单独施行麻醉，必须与其他吸入麻醉药复合使用，且浓度不能超过70%。④N_2O兴奋交感神经系统高级中枢，增强交感神经系统活动。⑤N_2O使脑血管扩张，脑血流量增多，脑代谢增高、颅内压升高。⑥高浓度对心肌产生直接抑制，但弱于其他挥发性全麻药。低浓度不致引起血流动力影响。N_2O很少引起心律失常，偶尔诱发房室交界性心律。⑦N_2O对呼吸道无刺激性，不增加分泌物，不抑制纤毛活动，通气量无明显变化。N_2O与其他全麻药或麻醉性镇痛药复合则增强呼吸抑制作用。⑧N_2O术后恶心、呕吐少，发生率为15%。

（2）临床应用：N_2O仅适用于复合全麻。①与含氟全麻药复合，可加速诱导，明显降低含氟全麻药MAC和用药量。②与静脉全麻药、麻醉性镇痛药、肌松药复合，组成"静吸复合麻醉"。③与神经安定镇痛药复合，实施神经安定镇痛麻醉。

（3）禁忌证：①患者并存体内闭合性空腔病变，如肠梗阻、气胸、中耳炎、空气栓塞、气脑造影等时禁用。②如果麻醉机的N_2O流量表和氧流量表不准确，则绝对禁用。

（4）不良反应：①缺氧，临床使用 N_2O，必须与氧按规定的比例同时吸用，N_2O 浓度不应超过 70%，以 60%N_2O 与 40%O_2 并用最为恰当。②弥散性缺氧，发生于停吸 N_2O 后的最初几分钟内，系组织内的大量 N_2O 迅速排入血液，进入肺泡后使肺泡内的氧浓度被大量稀释，导致氧分压急剧下降所致，此即为"弥散性缺氧"。因此，应在停吸 N_2O 后继续吸入纯氧 5~10 min，可防止此类并发症。③闭合空腔增大，正常时体内闭合空腔均为氮气所充填。由于氮的血液溶解度很小（0.013），很难弥散。相比之下，N_2O 的弥散速度远比氮气大，因此很容易进入闭合气腔，并使闭合气腔容积显著增大（吸入 N_2O 3 h 后最为明显）。因此，对原有闭合气腔病变的患者（如肠梗阻、气胸、空气气栓、气脑造影等），不宜使用 N_2O，否则将加重病情，甚至引起肠管破裂、张力性气胸等严重并发症。④骨髓抑制，动物吸入 50%N_2O 24 h 后，N_2O 可与维生素 B_{12} 发生竞争，从而干扰某些依赖维生素 B_{12} 的酶活性，并抑制骨髓功能，从而引起贫血、白细胞和血小板减少。但临床应用 N_2O 麻醉几小时，一般不致出现此类并发症。

二、静脉麻醉药

静脉麻醉药诱导迅速，患者舒适，睡眠遗忘作用良好，使用方便，不刺激呼吸道，不燃不爆，不污染手术室空气，但缺点也明显。①镇痛作用不强或无，肌松差，麻醉分期不明确，深浅较难掌握，故若单一使用，一般无法完成多数手术。②用药量稍大可致呼吸、循环严重抑制。③消除较慢，后遗残余作用长，术后常伴乏力、嗜睡等不良反应。因此，目前主要将静脉麻醉药用于复合麻醉中，此外，也用作麻醉前用药、麻醉诱导或基础麻醉。

（一）硫喷妥钠

（1）药理特性：①中枢神经系统。硫喷妥钠脂溶性较高，起效快，静脉注射 3~5 mg/kg 可在一次臂脑循环时间（10~15 s）内意识消失，但 40 s 后即转浅，维持 15~20 min 后初醒，继以约 3 h 的再睡眠。麻醉有效血药浓度为 30 mg/L。长时间较大量使用硫喷妥钠，当血药浓度达 60 mg/L 时，消除半衰期明显延长，可达 70 h。因此，长时间使用时应监测血药浓度，以不超过 30 mg/L 为宜。其作用强度、作用时间和术后苏醒时间随剂量的大小而异。小剂量时无镇痛作用，反而痛阈降低，对痛敏感，表现交感兴奋反应，甚至骚动。麻醉征象仅表现为眼球固定、瞳孔稍小、睫毛反射消失、呼吸、循环抑制等，分期不清楚。硫喷妥钠使大脑血管收缩，故适用于颅内高压患者作麻醉诱导。血浆蛋白亲和力强的药物（如阿司匹林、吲哚美辛、保泰松、甲芬那酸、萘普生等）与硫喷妥钠伍用时，两者发生竞争，药效增强，因此，硫喷妥钠的用量应减少。老龄患者的神经系统对硫喷妥钠特别敏感，消除半衰期可延长至 13~20 h，剂量应酌情减少。②心血管系统。血压下降明显，与剂量、注速（血药浓度）、麻醉深度、用药时间长短有密切关系，还与术前病情和术前药有明显关系。硫喷妥钠直接抑制心肌，也抑制延髓血管运动中枢。剂量大、注速快、血药浓度增高快时，心血管抑制越强。心缩力虽减弱，但心肌氧耗量却增加约 36%。3~5 mg/kg 时动脉压、心排血量及每搏量均下降约 10%~25%，6 mg/kg 下降 50%。成人按 50 mg/min 速度静脉注射时，动脉压一般无直接影响，但静脉扩张较明显，静脉回流减少，仍会影响血压的稳定性。术前药如用吩噻嗪类，可明显增强硫喷妥钠的降压作用，且持续时间延长。在代谢性酸中毒、血 pH 降低时，硫喷妥钠对心血管系的毒性增大。严重高血压、有效血容量不足（休克）、心功能欠佳（瓣膜病、冠心病、缩窄性心包炎等）、肾功能不全的患者，对硫喷妥钠很敏感，血压下降幅度大，可突发循环系危象。因此，需严格掌握适应证与禁忌证，必须使用时一次用药量不应超过 2.4 mg/kg，浓度降为 1.5%~2%，注速需缓慢。一旦发生低血压后，升压代偿机制极差，不会随麻醉转浅而自动回升，甚至苏醒期仍保持较低的血压水平，若同时伴有呼吸抑制和缺氧，则低血压持续时间可能更长。一般不引起心肌应激性增高，也不引起心律失常，但若注速过快而致呼吸抑制、缺氧和 CO_2 蓄积时，易致继发性严重心律失常。③呼吸系统。硫喷妥钠选择性作用于延脑呼吸中枢，抑制强，单次剂量过大、注速稍快时，呼吸频率和幅度即降低，甚至呼吸停止。浅麻醉即引起呼吸中枢对 CO_2 的敏感性降低，且与麻醉深度相平行。麻醉稍深，呼吸完全依靠缺氧兴奋颈动脉体反射来维持；麻醉继续加深，颈动脉体反射也抑制，呼吸就完全停止。阿片类加重硫喷妥钠对呼吸的抑制，对 CO_2 的敏感性更降低。手术强刺激时呼吸可能加深增快，但停止刺激后，呼吸抑制现象立即复现。硫喷妥钠对心肺功能欠佳、危重患者以及婴幼儿的呼吸抑制更为严重，所以应慎用或不用。

④自主神经系统。硫喷妥钠抑制交感神经活动，副交感作用相对占上风，咽喉、支气管平滑肌处于敏感状态，稍受刺激即可诱发呛咳、喉痉挛或支气管痉挛，上呼吸道分泌物多、慢性支气管炎或迷走神经稍亢进的患者更易发生。因此，喉镜窥视、气管插管或咽喉分泌物吸引等操作绝对禁忌在硫喷妥钠麻醉下施行，只有在术前使用阿托品或东莨菪碱、施行咽喉气管表面麻醉及注射琥珀胆碱等条件下才能操作。⑤肝、肾功能。硫喷妥钠对肾功能有一过性轻微抑制，与血压下降、肾血流量和肾小管滤过率降低有关，但恢复较快。深麻醉可能直接抑制肾小管机制，在血压下降的同时，促使垂体释放抗利尿激素，使尿量减少。硫喷妥钠一般剂量对肝脏无明显影响，大剂量对肝功能有抑制，但几天后可自行恢复。主要经肝脏降解代谢，一般剂量对微粒体药物代谢酶不致引起显著影响。正常时硫喷妥钠与血浆蛋白结合率较高（72%～86%），但于肝、肾功能欠佳时，硫喷妥钠与血浆蛋白结合率降低，游离成分增多，则药效增强，不良反应也增多，嗜睡时间延长。因此，对肝肾功能欠佳的患者，硫喷妥钠用药量必须减少，注速也应减慢。对肝硬化或肝昏迷前期患者应避用。对血糖的影响不明显，对糖尿病患者无禁忌。⑥消化系统。引起反流和继发喉痉挛，甚至误吸。因此，麻醉前必须常规禁食。⑦硫喷妥钠可降低眼压，可用于眼科手术患者。硫喷妥钠用于孕妇或产妇时，剂量应酌减或避用。

（2）禁忌证：①婴幼儿、产妇分娩或剖宫产手术。②呼吸道梗阻或存在难以保持呼吸道通畅的情况。③失代偿的高血压病、严重心脏病。④未经有效处理的严重贫血、休克、脱水、尿毒症、肾上腺皮质功能不全、支气管哮喘等。⑤无急救设备、不具备气管插管和呼吸管理条件者。

（3）临床应用：现主要用于麻醉诱导快速气管内插管。先静脉缓慢注射2.5%硫喷妥钠1～5 mg/kg，直至患者睫毛反射消失，再注入琥珀胆碱后施行快速气管内插管，一般总量不超过6～8 mg/kg。用药期间需面罩吸入纯氧，密切注意呼吸、循环抑制程度。对具有相对禁忌证患者，其剂量和注速应合理选择或避用。

（二）氯胺酮

氯胺酮（kT）是唯一具有镇痛作用的静脉全麻药，也可肌内注射用药，可单独用作小手术的全身麻醉，也可作为复合麻醉组成药。目前，它广泛应用于各种小儿手术的麻醉。

（1）药理特性。①中枢神经系统。麻醉特性为KT对中枢神经系统既抑制又兴奋，即既抑制大脑联络径路和丘脑新皮质系统，又兴奋边缘系统。其麻醉的表现甚为特殊：一方面表现麻木、失重、悬空感，对周围环境不关心，倦怠，意识逐渐消失，浅睡，表情淡漠，体表镇痛完全；另一方面肌张力增加、肢体无目的的微动、眼睑睁开凝视、眼球水平或垂直震颤、角膜反射和对光反射活跃，眼泪和唾液分泌增多，膝和跟腱反射亢进。在临床上有"氯胺酮分离麻醉"之称。KT选择性抑制丘脑内侧核，阻滞脊髓网状结构束的上行传导，也与中枢神经和脊髓中的阿片受体有亲和性，故镇痛效应极强，但不能制止腹腔内脏牵拉反应，KT导致颅内压增高。EEG出现癫痫样脑电波，但不向皮质扩散，也不会出现癫痫发作。KT是否有抗惊厥功效，目前尚无定论。KT麻醉后苏醒期常出现极不愉快的精神症状，包括噩梦、幻觉、谵妄等，以16岁以上、女性、剂量大、注速过快、短小手术后为多见。若复合应用安定或咪唑安定，此类精神症状可明显减少。②心血管系统。KT对心血管系统呈双重作用。一方面通过增加交感活性及兴奋交感中枢而间接兴奋心血管系统，临床表现心率增快，血压增高，全身血管阻力、肺动脉压和肺血管阻力均增加，心脏指数、每搏量、心排血量、冠脉血流量均上升，心肌耗氧量增高。另一方面直接抑制心肌，呈负性变力和变时作用，表现血压下降和心律变慢。在一般情况下，KT的兴奋作用强于抑制作用，故临床表现以血压上升、心率增快等为主，但当患者处于强烈应激反应或儿茶酚胺明显耗竭时（如低血容量、休克、心力衰竭等），抑制作用将占上风，表现血压严重下降。此外，对儿茶酚胺有影响的药物（如苯二氮䓬类、恩氟烷、吩噻嗪等）与KT复合时，也需警惕心肌抑制效应。③呼吸系统。KT对呼吸有抑制作用，对潮气量的影响甚于呼吸频率，与剂量和注速有密切关系。剂量和注速恰当时，仅呼吸轻微减浅变慢，恢复很快。相反，注速快、剂量大，或同时配伍使用麻醉性镇痛药时，可显著抑制呼吸，甚至呼吸停止。此外，对婴儿或老年人的呼吸抑制作用较明显，应特别警惕。KT麻醉中，咽、喉反射并不消失，因此严禁施行口腔、咽喉、气管支气管手术。唾液和支气管分泌物显著增加，故术前药需用阿托品类药。④其他作用。KT使眼压增高，眼球震颤。骨骼肌张力增加，肢体不自主运动，甚至突然抽动。KT用量大、手术时间长，或配伍使用其他药物时，术后可能出现肝脏毒性。KT有自身酶促作用（酶诱导），多次用药后可能出现快速耐药性。KT可强化肌松药的作用。KT可增加子宫肌张力和收缩强度，能迅速透过胎盘影响胎儿。少数患者注药后出现呃逆、恶心、呕吐。

（2）临床应用。单独KT只适用于短小手术、清创、更换敷料或麻醉诱导。临床主要用于施行复合麻醉，如配伍使用安定、羟丁酸钠等。或于普鲁卡因、琥珀胆碱混合液中加入0.1%浓度KT，施行静脉滴注维持麻醉。也可与吸入麻醉复合使用。单纯氯胺酮麻醉分为肌内注射法、静脉注射法和静脉滴注法三种。①肌内注射法：主要用于小儿短小手术或者作为其他麻醉方法的基础用药。常用剂量为4～6 mg/kg始，对于年龄在2岁以内的婴幼儿，体液量相对较大，剂量可增大至6～8 mg/kg，给药后2～5 min起效，维持30 min左右，术中还可根据情况追加1/3～1/2。②静脉注射法：首次剂量1～2 mg/kg，在1 min内缓慢静脉注射。药物注射完毕就可手术。作用维持时间10～15 min，追加剂量为首次剂量的1/2。该法除了适用于小儿不需肌松的一般短小手术外，也可用于对肌肉松弛要求不高的成人短小手术，如人工流产、烧伤换药等。但为了减少其精神副反应，一般需复合应用中枢性镇静药。③静脉滴注法：先静脉注射氯胺酮1～2 mg/kg作为麻醉诱导，然后持续滴入0.1%的氯胺酮溶液维持。滴入速率掌握先快后慢的原则，至手术结束前逐渐降低并停止。术中复合使用其他镇静、镇痛药物可以减少氯胺酮用量和其副反应。由于此法易于产生药物蓄积作用，目前临床上已经很少使用。

（3）禁忌证。严重高血压、动脉硬化、肺心病、肺动脉高压、心脏代偿功能不全、颅内高压、眼压过高、精神病史或可疑精神病、甲状腺功能亢进、酒后等禁用。

（4）不良反应。kT麻醉过程中，少数患者可出现呓语、呻吟、精神错乱，甚至抽动，并有幻觉、恐惧等精神行为激动现象。术后可出现视物变形、复视，甚至一过性失明及一过性抑郁等不良反应，在成人或学龄儿童或单独使用kT时较多见，如果复合安定类药则很少发生。

（三）羟丁酸钠

羟丁酸钠系纯粹的睡眠药，无镇痛作用，不是单独的全麻药，但是较好的全麻辅助药。临床用25%溶液，pH值8.5～9.5，与其他药物混合容易沉淀，对静脉无刺激，静脉注射后易透过血脑屏障。

（1）药理作用：①中枢神经系统。一般剂量仅作用于大脑皮质，引起生理性睡眠。血药浓度0.5～1.5 mmol/L时呈浅睡眠，1.5～2.5 mmol/L为中等度睡眠，超过2.5 mmol/L为深睡。由于不抑制网状激活系统，且皮质对该系统的控制也弱，因此，容易出现椎体外束征象（肌肉颤搐、不自主肢体活动增强等）。羟丁酸钠不影响脑血流量，不引起颅内压增高。但兴奋副交感神经，致心率减慢，唾液和呼吸道分泌物增多，有时引起恶心、呕吐。②循环系统。轻度兴奋循环系统，血压稍升高，脉搏缓慢有力，心排血量不变化，不引起心律失常，毛细血管扩张充盈良好，肤色红润。③呼吸系统。不抑制呼吸。呼吸中枢对CO_2保持灵敏性。呼吸频率稍减慢，潮气量稍增大，每分通气量不变或稍增加。但如果注药太快、剂量过大、年老、小儿或体弱患者，仍可产生显著的呼吸抑制。可使咽喉反应迟钝，气管反射减弱，嚼肌和下颌比较松弛，因此，可在表面麻醉下完成气管插管操作，患者耐受插管良好。④对肝肾无毒性，即使黄疸患者也可选用。⑤羟丁酸钠在代谢过程中可使血浆钾离子转移入细胞内，注药15 min后可出现一过性血清钾降低。因此，对低血钾症患者应慎用，在ECG监护下使用，若出现ST-T段变化或出现U波，应及早停药，并补钾处理。

（2）临床应用：①成人诱导剂量50～80 mg/kg静脉缓慢注射，小儿常用80～100 mg/kg。对年老、危重患者剂量宜酌减为40～50 mg/kg静脉缓慢注射。维持麻醉常复合氯胺酮或其他麻醉。②气管内插管时，一般先静脉注射小剂量安定，再静脉注射羟丁酸钠及琥珀胆碱后插管。

（3）禁忌证：癫痫、原因不明的惊厥、慢性酒精中毒、低血钾及完全性房室传导阻滞、心动过缓患者。

（四）依托咪酯

该药为速效、短效催眠药，无镇痛作用，适用于麻醉诱导或其他复合麻醉组成药。

（1）药理作用：①中枢神经系统。静脉注射后约1 min，血药浓度超过0.23 mg/mL时即入睡。本身无镇痛作用，但有较强的中枢抑制作用。同时降低脑耗氧量，使脑血流量和颅内压下降，故可能有脑保护作用。不引起特异的癫痫样脑电活动，但在诱导过程有时出现肌肉不协调动作、震颤、阵挛、强直等椎体外系兴奋征象,伍用苯二氮䓬类、芬太尼或其他麻醉药可防止这类不良现象。②循环系统。其对循环系统的影响轻微,即使用 0.45 mg/kg 较大剂量,血压、CVP、心排血量、每搏输出量、肺毛细血管楔压、外周血管阻力均无明显改变。因此,适用于心肌功能不全、心脏储备差的患者。③呼吸系统。正常剂量时,对呼吸无明显影响,但剂量大、注速快时也引起呼吸抑制,如果出现肌阵挛等椎体外系统兴奋征时,可有屏气和呼吸暂停。④其他。对肝、肾几乎无毒性,不引起组胺释放,能影响肾上腺皮质的酶系,抑制肾上腺皮质功能,使皮质醇释放量显著减少,因此,一般禁用于 ICU 的患者。

(2)适应证:①全麻诱导。②短时间门诊手术或诊断性操作,如内窥镜检查、扁桃体摘除、人工流产、电击除颤和拔牙等。③适用于危重心脏病心功能极差、脑动脉瘤、主动脉瘤、心内直视手术等需要诱导期血压平稳的患者。④适用于癫痫、青光眼、颅内占位性病变伴颅内高压,及以往有恶性高热史的患者。

(3)临床应用:①诱导剂量用 0.15~0.3 mg/kg,一般病例用 0.2~0.25 mg/kg,青少年用量可偏大,老人或危重患者需减量(0.1~0.2 mg/kg),于 30~60 s 内静脉注射完毕。②全麻维持可静脉滴注用药,0.12~0.2 mg/(kg·min),同时复合芬太尼、氟芬合剂静脉注射,或吸入安氟醚等全麻药,睡眠时间可显著延长。

(4)不良作用:①局部静脉疼痛率为 10%~63%,主要为药液偏酸所致。注药前 1~2 min 先静脉注射芬太尼或(和)氟哌啶,或于药液内加入小剂量利多卡因,静脉注射速度可稍加快,由 30 s 缩短至 15 s,局部静脉疼痛率可减半。②局部静脉炎、栓塞和栓塞性静脉炎的总发生率为 8%,较硫喷妥钠者高。如果总用量大于 0.9 mg/kg,发生率超过 37%。③用于已用抗高血压药、利尿药、钙通道阻滞药、单胺氧化酶抑制剂或硫酸镁治疗的患者,可诱发血压骤降意外,故不宜并用,若需使用应减量,并密切监测。④肌震颤或阵挛发生率为 9.3%~95%,轻者居多,严重者为少数(1.2%~4%),可能与影响脑深部结构或脑干有关。⑤呃逆 4%,术后恶心、呕吐 30%,与用药量大小无关。

(五)异丙酚

异丙酚(丙泊酚)为一种新型、快效、超短作用时间的静脉全麻药,也是目前临床上应用最为广泛的静脉麻醉药,具有诱导迅速平稳、苏醒快、苏醒时间可预知、苏醒后意识清晰、无嗜睡眩晕等优点,最初仅用作麻醉诱导和催眠。由于其在苏醒方面有突出的优点,不仅单次注射后苏醒快,即使分次重复用药或连续静脉滴注用药,苏醒和恢复过程仍迅速,术后副效应(嗜睡、头晕、虚弱、恶心、呕吐等)轻,回家途中很少有不适感,饮食恢复快。因此,在近年来其临床适用范围已显著扩大,广泛用于门诊、神经外科、心血管外科、小儿外科、全凭静脉麻醉、ICU 镇静、介入性检查诊断中镇静等。

(1)药理特性:①中枢神经系统。降低脑血流量,与剂量相关,以 3、6 和 12 mg/(kg·h)静脉滴注,脑血流量下降率分别为 7%、28% 和 39%,脑代谢率降低 22%,脑组织糖代谢率降低 36%,引起体循环抑制,但不影响脑循环的自身调节机能。如同巴比妥一样,异丙酚具有对脑缺血、缺氧损害的保护功效,并可制止脑缺氧引起的抽搐。具有降低颅内压和脑氧耗量的作用,对颅内高压患者的降颅压功效尤为显著。②循环系统。大剂量(2.5 mg/kg)静脉注射,可引起 SBP、DBP、MAP 下降,但心率影响不大。用于心脏病患者麻醉诱导,给药后 5 min,MAP、SVR、CO、CI 等均显著下降,至 7 min 后才逐渐恢复;若剂量再增大,血流动力变化将更显著,但心肌耗氧量及动静脉血氧含量差也明显下降,故仍能满足机体需氧。用于非心脏病患者麻醉诱导,其血流动力变化的趋势与心脏病患者相似,但变化的速度和幅度相对均较缓慢。应用大剂量异丙酚导致血压下降后,若再静脉连续滴注异丙酚,不论滴速快慢,一般血压已不会再进一步下降。③呼吸系统。明显抑制呼吸,对心脏病患者的抑制较非心脏病患者明显。70% 心脏病患者用药后,需施行气管内插管控制呼吸,自主呼吸恢复需 3~5 min;对非心脏病患者,仅一过性呼吸抑制,持续约 30~70 s,80% 患者仅需面罩吸氧,不需辅助呼吸,SpO_2 仍能维持 97% 以上。异丙酚与芬太尼合用时,将无例外地出现呼吸暂停,持续 4~7 min。异丙酚与等效剂量硫喷妥钠相比,呼吸抑制率发生较高。④使眼内压降低,作用强于硫喷妥钠。对眼内压已增高的患者,其降压效果尤为显著。⑤肝肾功能。经连续 7 d 以上滴注异丙酚的患者,证实肝肾无损害。

(2)临床应用:①麻醉诱导。异丙酚几乎适合临床各类手术的全麻诱导,尤其是需要术后快速清醒的患者。健康成年人异丙酚的诱导剂量为 1.5~2.5 mg/kg,对体质强壮者剂量可适当增加 1/3。在麻醉诱导过程中应严密观察呼吸循环功能的变化，及时给予辅助呼吸或处理可能发生的循环功能抑制。对年老体弱或循环功能不良的患者，可将小剂量（正常剂量的 1/2～1/4）异丙酚与依托咪酯、咪达唑仑等联合应用，以避免或减轻其循环功能抑制作用。小儿表现分布容积较大，清除率高，异丙酚麻醉诱导时剂量可适当增加。②麻醉维持。异丙酚单次静脉注射后血药浓度迅速下降，用于麻醉维持时成人剂量为每小时 4～12 mg/kg。异丙酚镇痛作用差，没有肌肉松弛作用，麻醉维持时还需复合麻醉性镇痛药、肌肉松弛药或吸入性麻醉药。由于异丙酚静脉给药作用维持时间短、无蓄积，故多采用泵注给药。异丙酚静脉麻醉下停药后血浆浓度很快下降，无明显蓄积作用，患者苏醒快而完全，并且术后恶心呕吐发生率低。③门诊小手术和内镜检查。异丙酚以其良好的可控性和清醒彻底等优点，广泛用于无痛人流、脓肿切开引流、骨折闭合复位和内镜检查等。还可以与强效镇痛药芬太尼、阿芬太尼、氯胺酮等联合用于时间稍长的手术。④区域麻醉的镇静。区域麻醉与异丙酚镇静相结合，达到镇静、抗焦虑、消除牵拉反射、消除患者不适和减少术后呕吐的目的。

用于辅助椎管内麻醉时可首先给予 0.2～0.8 mg/kg 负荷量，然后以每小时 0.5 mg/kg 静脉泵注或滴注维持，根据镇静深度适当调整给药速率。在镇静的过程中，应注意监测 SpO_2、ECG 和血压。

（3）禁忌证：对异丙酚过敏者、严重循环功能不全者、妊娠与哺乳期的妇女、高脂血症患者、有精神病或癫痫病病史者禁忌使用。对于 3 岁以下小儿是否属于禁忌有待进一步探讨，应慎用。

（4）注意事项：①注射部位疼痛。常见，选用粗大静脉或中心静脉给药，或在给药前应用镇痛药可以减少疼痛的发生。②过敏反应。临床发生率很低。③呼吸和循环功能抑制。异丙酚对呼吸抑制作用呈剂量相关性，较等效剂量的硫喷妥钠呼吸暂停的发生率高，但持续时间短暂，只要及时予以辅助呼吸，不致产生严重后果。异丙酚对循环的抑制主要表现为血压下降，而它对于心肌收缩力的影响较小，这主要与其直接作用于血管平滑肌，交感神经张力下降或压力感受器反应的变化有关，应当在麻醉诱导之前扩充血容量，以维持血流动力学的稳定。④其他。偶见诱导过程中患者出现精神兴奋、癫痫样抽动，还可以引起肌痉挛。治疗可用地西泮、咪达唑仑和毒扁豆碱等药物控制。

第四节 升压药

一、肾上腺素

（一）临床应用

（1）止血：敷贴于皮肤、黏膜（鼻、咽喉、耳等）浅表出血处，有局部止血功效，对静脉渗血则无效。

（2）与局部麻醉药混用：延缓组织对局麻药的吸收，减少局麻药中毒，延长局麻药的作用时间。每 200 mL 局麻药加入肾上腺素 0.1 mg，一次总用量不超过 0.3 mg。

（3）抗过敏休克：肾上腺素抑制过敏介质（如组胺、5-羟色胺、缓激肽等），加强血管收缩，减少渗出，提升血压，减轻声门水肿，扩张支气管平滑肌，从而缓解过敏性休克症状，用量每次 0.25～0.5 mg 皮下或肌内注射，肌内注射维持作用 10～30 min，皮下 60 min 左右。

（4）心脏骤停复苏：静脉或心室腔注射每次 0.25～0.5 mg，用生理盐水稀释 10 倍注入。

（5）控制支气管哮喘发作：皮下、肌内注射或雾化吸入都有效，一般 3～5 min 症状缓解，每分通气量和呼吸频率均增加。

（二）不良反应

大剂量或快速静脉注射，可致心悸、烦躁、头痛及血压骤升，并可能引起肺水肿、脑出血或严重心律失常，如多源性室性心动过速，甚至心室纤颤。因此需掌握用药原则：①根据用药目的，严格控制最小有效剂量。②慎用于老年人。③禁用于高血压、器质性心脏病、甲状腺功能亢进及心绞痛等患者。④禁与氟烷配伍使用，有诱发严重室性心律失常的危险。

二、去甲肾上腺素

（一）临床应用

去甲肾上腺素用于低容量性休克或内毒素休克，虽能提升血压，但微循环障碍反而加重，不能提高存活率，故已弃用。目前，该药仅适于嗜铬细胞瘤切除后维持血压稳定。

（二）不良反应

（1）若静脉滴注时间过久、浓度过高或漏出血管外，极易发生局部组织缺血坏死，应重视预防。一旦发生，应立即在局部皮下浸润酚妥拉明或普鲁卡因以解除血管痉挛。

（2）剂量过大或滴注时间过久，容易并发急性肾衰竭、心内膜下缺血和梗死。

三、多巴胺

（一）药理特性

又称3-多巴胺，是合成去甲肾上腺素的直接前体，具有重要生理功能和抗休克功效。多巴胺对心、肾等血管的作用，取决于静脉滴注剂量的大小。

（1）小剂量：$1 \sim 2 \mu g/(kg \cdot min)$，主要扩张肾、脑、冠脉及肠系膜血管，血流灌注增加，器官功能改善，具有排钠利尿作用。

（2）中等剂量：$2 \sim 10 \mu g/(kg \cdot min)$，主要增强心肌收缩力，心排血量增加，心率不变化，收缩压升高，肾功能仍得到改善。

（3）大剂量：快于$10 \mu g/(kg \cdot min)$，主要增高外周阻力，血压上升，但肾血流反而减少，尿量显著减少，还可导致心律失常，作用与去甲肾上腺素相似，已失去有利作用。

（二）临床应用

（1）将$20 \sim 80$ mg多巴胺加入5%葡萄糖液$100 \sim 500$ mL中，开始按$2 \sim 5 \mu g/(kg \cdot min)$静脉滴注，以后根据病情逐渐改变滴注剂量[最大不超过$10 \mu g/(kg \cdot min)$]，适用于治疗心肌收缩力减弱、尿量减少而血容量无明显不足的低血压患者，如心脏术后心源性休克。

（2）大于$10 \mu g/(kg \cdot min)$的剂量，与去甲肾上腺素的作用类似，故不适用。

（3）对急性肾衰竭患者，可将小剂量多巴胺与襻利尿药合用。

（三）不良反应

偶见恶心、呕吐，剂量过大或滴速过快可致心律失常。注入血管外可致局部皮肤坏死，需局部浸润酚妥拉明等治疗。

四、麻黄碱

（一）药理特性

（1）对心血管的作用与肾上腺素相似，但效价弱，而作用持续时间则比肾上腺素长10倍，以增强心肌收缩力，增加心排血量为主，外周血管阻力轻微升高，收缩压上升比舒张压上升明显，脉压增宽，心率影响较小。反复用药易出现快速耐药，半衰期为3.5 h。

（2）松弛支气管平滑肌，起效慢，作用弱但持久。

（3）中枢作用比肾上腺素明显，较大剂量可引起精神兴奋、不安和失眠。

（二）临床应用

（1）治疗椎管内麻醉性低血压：①血压下降缓慢者，成人每次30 mg肌内注射，可重复一次，小儿每次$0.5 \sim 1$ mg/kg。②血压急剧下降者，成人每次15 mg静脉注射，可重复一次。升压作用平稳可靠，但用于动脉硬化、明显酸中毒和低血容量患者，效果可能很差。

（2）预防支气管哮喘发作，或治疗轻症支气管哮喘。口服用药，成人每次$25 \sim 50$ mg；小儿$0.5 \sim 1$ mg/kg，一日3次口服。

（3）治疗过敏性鼻炎，用$1\% \sim 2\%$溶液滴鼻，效果较好。

五、多巴酚丁胺

多巴酚丁胺的结构与多巴胺相似，属儿茶酚胺类药。适用于治疗心源性休克、心肌梗死伴充血性心力衰竭、无严重低血压的急性心力衰竭、体外循环手术后低心排综合征。不良反应偶有恶心、头痛、心悸、心律失常，也可引起高血压、心绞痛，一旦发生，应减慢滴速或暂停滴注，禁用于严重心脏射血障碍的患者。

六、间羟胺

间羟胺又名阿拉明，是去甲肾上腺素的较好替代药，可治疗各型休克，如神经性、过敏性、心源性、感染性、脑损伤性或心肌梗死性休克。治疗休克并存尿闭、心功能不全、脑水肿或心脏复苏后的患者。禁用于高血压、甲状腺功能亢进、充血性心力衰竭及糖尿病患者。

临床多采用静脉给药：静脉注射每次 0.5～5 mg，1 min 生效，20～40 min 时达作用高峰；静脉滴注 10～50 mg 加入 5% 葡萄糖液 250～500 mL 中，根据血压升降调节滴速。

第五节　扩张血管药

一、酚妥拉明

（一）药理特性

（1）具有拮抗肾上腺素的作用。静脉注射后 2 min 内出现血管扩张，对阻力血管的扩张作用大于容量血管。外周阻力下降，肺动脉压下降，血压下降。

（2）兴奋心脏，心肌收缩力增强，心率增快，心排血量增加，微循得到改善。

（3）防止毛细血管前括约肌过度收缩，增加组织血流灌注，拮抗毛细血管中的组胺和 5- 羟色胺等血管活性物质。

（4）延长凝血和凝血酶原时间，减少微血管内凝血形成。

（5）因血压下降引起反射性交感神经兴奋，促进去甲肾上腺素释放，可出现心动过速、心室纤颤等心律失常及心绞痛，可慎用普萘洛尔及利多卡因等治疗。

（二）临床应用

（1）控制嗜铬细胞瘤切除时围术期高血压急性发作，常与小量 β 受体阻滞药配伍使用以预防心律失常。术前 5～20 mg 口服，每日 2～3 次，术中静脉缓慢注射 2～5 mg 或继以 2.5～5 mg 加入 5% 葡萄糖液 100 mL 中静脉滴注，滴速根据血压下降的程度进行调节。

（2）治疗急性心肌梗死及伴肺水肿的充血性心力衰竭，可增强心肌收缩力，降低心脏前、后负荷，增加心排血量，而心肌耗氧量仅轻微增加。但必须严格防止血压剧降，故常与多巴胺等拟肾上腺素药联用。

（3）治疗外周血管痉挛性疾病，如雷诺病。

（4）硫喷妥钠、50% 葡萄糖液或去甲肾上腺素等药液，若漏注于血管外的皮下组织，可引起局部小血管剧烈痉挛而导致局部皮肤、皮下组织缺血，甚至坏死。此时，可用本药（5～10 mg 加于生理盐水或 1% 普鲁卡因 20 mL）作漏注部位皮下局部浸润，有防止坏死的功效。

（三）不良反应

（1）用药不当，如在低血容量或低血压情况下使用本药，可发生严重低血压。

（2）静脉注射时可能引起心动过速、心律失常或心绞痛，冠心病者慎用。

（3）偶尔出现副交感神经亢进症状，如肠蠕动增强、腹痛和腹泻，对胃及十二指肠溃疡患者应慎用。

二、硝普钠

(一)药理特性

(1)选择性直接松弛血管平滑肌,强度扩张小动脉和小静脉血管,使动脉压和外周血管阻力迅速下降,肺动脉压、中心静脉压和左室充盈压也随之下降。

(2)对血管运动中枢和交感神经末梢无任何直接作用,也不影响心肌收缩力。

(3)用于心功能正常的患者,除外周血管阻力降低、左室充盈压下降、动压下降外,心排血量也轻度下降,同时多数伴有反射性心动过速。

(4)用于急性心功能不全时,可使增高的外周阻力和左室充盈压下降,心脏前负荷减轻。因此,每搏输出量和心排血量显著增加,而心率无明显改变,甚或减慢。

(5)用于慢性心功能不全或低心排综合征时,可降低外周血管阻力,减轻心脏后负荷和射血阻抗。因此,整体循环功能得到改善。心肌耗氧量减少,每搏量和心排血量有所增加,心率轻度减慢。

(6)其他作用:引起颅内压升高,较大剂量时脑、心肌、肝、横纹肌等组织的摄氧功能有所抑制。

(7)硝普钠在体内代谢过程中产生氰化物,其多数通过肝和肾的硫氰生成酶,使之与硫代硫酸钠结合而形成无毒的硫氰化合物,并由肾排出,少数以氢氰酸形式由肺排出。若用药量过大,体内硫氰化合物积聚,通过硫氰氧化酶的作用可回逆成有毒的氰化物,故必须严格控制剂量,避免超量用药。

(二)临床应用

(1)控制性降压,或围术期严重高血压降压。①静脉单次注射:每次 2~5 mg,90 s 内发挥降压作用,但仅能维持 2~5 min,故需静脉持续滴注用药。②静脉持续滴注:将硝普钠 50 mg 加入 5% 葡萄糖液 500 mL 或 1 000 mL 中,配制成 0.015% 或 0.005% 溶液,初速 0.5~0.8 μg/(kg·min),经 2~3 min 后,血压缓慢下降,根据预期降压水平调整滴速,一般于 4~6 min 后达到预期低血压水平。停止滴药后 1~10 min,血压即可回升至原水平。③硝普钠总量以 1 mg/kg 为宜,24 h 极量不能超过 3~3.5 mg/kg,否则血液氰化物浓度可达中毒水平(> 1 mg/L)。24 h 总量超过 4~12 mg/kg 可导致死亡。④少数青壮年患者可能遇降压困难,与硝普钠同时激活交感神经-肾上腺素-血管紧张素系统,导致血儿茶酚胺及血管紧张素浓度增高、心率增快和血管收缩有关。此时可加深麻醉,或配伍使用小量普萘洛尔或卡托普利静脉注射,有望协助降压。

(2)心功能不全或低心排综合征:一般以 8~16 μg/min 静脉滴注开始,以后每 5~10 min 增加 5~10 μg,直至获得预期效果。一般应保持舒张压不低于 8 kPa(60 mmHg)为准,以保证冠脉灌注。无高血压病史的心衰患者,一般对硝普钠十分敏感,剂量平均 50 μg/min 即可。

(三)不良反应

(1)氰化物中毒。应用硝普钠,只要合理掌握用药量,一般不会发生氰化物中毒。但药过量,或患者肝肾功能不全、维生素 B_{12} 缺乏或硫代硫酸钠不足时,可能发生氰化物中毒,导致组织缺氧。清醒患者出现疲劳、恶心、呕吐、厌食、定向障碍、肌肉抽搐和顽固性代谢性酸中毒。用药期间若出现血 pH 值持续过低,提示有氰化物中毒的可能,应尽早停药,此时检查血液硫氰酸盐浓度可作出确诊,正常人血硫氰酸盐浓度不超过 29 mg/L,使用硝普钠的患者可耐受 100~150 mg/L,超过 200 mg/L 可致死亡。

治疗:①立即停药,吸氧,维持有效循环。②应用高铁血红蛋白形成剂,如亚硝酸异戊酯吸入,或亚硝酸钠 5 mg/kg 稀释成 20 mL,于 3~4 min 内静脉滴注。③亚硝酸钠注完后,继以硫代硫酸钠 150 mg/kg 于 15 min 内静脉滴注完。④再用结构类似维生素 B_{12} 的羟钴维生素和氯钴维生素,剂量为硝普钠用量的 22.5 倍。

(2)其他不良反应。如反射性心动过速、反跳性高血压、颅内压升高、凝血异常、肺分流量增多及甲状腺机能低下等。

三、硝酸甘油

(一)药理特性

(1)对血管平滑肌的松弛作用最为明显。能拮抗去甲肾上腺素、血管紧张素等的缩血管作用,舒张全身大小动脉和静脉血管,以舒张静脉容量血管最为明显,使血液贮存于大静脉和四肢血管,静脉回流减少,心脏前负荷下降;同时外周阻力下降,心脏后负荷减轻。每搏量和心排血量无大影响,但心肌耗氧量显著减少,这是硝酸甘油缓解心绞痛的主要原理。

(2)增加心肌缺血区的血流量,这是硝酸甘油另一重要作用。冠状动脉扩张促进冠脉血流再分布,改善心内膜层供血供氧,使心肌缺血范围缩小和心室功能改善。达到防治心绞痛、心肌梗死和急性心功能衰竭的效果。

(3)使用稍大剂量时,也可施行控制性降压,但可能伴有反射性心动过速;并引起颅内压增高,对原先有颅内压增高患者尤其明显。

(4)一般需静脉滴注用药方能维持疗效。

(5)硝酸甘油降压的优点在于剂量容易调节,很少发生血压过低,心率变化不大,基本无毒性。一旦血压过低,只需及时减慢滴速并稍加快输液即可被迅速纠正。

(二)临床应用

(1)控制性降压:用 10 mg 加入 5% 葡萄糖 100 mL 中配制成 0.01% 溶液作静脉滴注,初速 1 μg/(kg·min),观察用药反应后调节滴速,一般达 3~6 μg/(kg·min)即能使血压降至预期水平。硝酸甘油降压与硝普钠降压的不同点:①对舒张压的下降幅度小于硝普钠,有利于心肌供血。②心率增快较轻,有利于降低心肌耗氧量。③不引起血管紧张素增加,停药后血压回升较硝普钠略慢,很少出现反跳性高血压。

(2)心功能不全和心肌梗死:适用于防治冠状动脉搭桥术中的高血压发作和心肌耗量增加,治疗慢性心力衰竭和心功能不全,治疗心内直视手术后的低心排综合征,治疗急性心肌梗死。

(三)不良反应

(1)有时出现头痛、面部潮红、灼热感、眩晕、心悸等症状。

(2)用药过量可出现高铁血红蛋白血症,血呈暗紫色,血液携氧能力减弱,组织缺氧,可静脉注射亚甲蓝、吸氧和换血治疗。

(3)长时间应用可出现耐药性。

(4)增加肺内分流,抑制血小板聚集,但作用比硝普钠轻;增强和延长潘库溴铵的神经肌接头阻滞作用;扩张脑膜血管和视网膜血管,应慎用于青光眼、脑出血和颅内压增高患者。

第五章

椎管内麻醉

第一节 椎管内麻醉应用解剖与生理

一、脊椎及脊髓解剖

（一）脊柱解剖

1. 脊柱的组成和生理弯曲

脊柱是由脊椎重叠而成。正常脊柱有四个生理弯曲，即颈曲、胸曲、腰曲和骶曲。颈曲与腰曲前突，胸曲与骶曲后突。曲度的大小有时可受病理因素的影响，如脊柱后凸后弯曲增大，妊娠妇女腰曲前突增大，还有病理性脊柱侧弯。正常脊柱当处于仰卧位时，其最高点位于第3腰椎和第3颈椎，最低点位于第5胸椎和骶部（图5-1）。

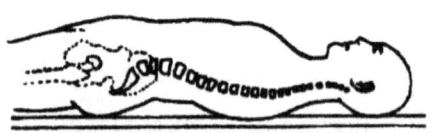

图5-1 脊柱生理弯曲示意图

脊柱的生理弯曲，在麻醉实践中，特别是脊椎麻醉时，对药液在蛛网膜下隙内的移动有重要影响，如患者仰卧位时，则重比重药液易集中在骶部或胸曲最低处。当侧卧时，由于两肩和骨盆宽度不等，而使脊柱稍有倾斜。因此，局麻药易向稍低侧移动，应予以注意。

2. 脊椎的结构

标准的脊椎由椎体、后方的椎弓及由椎弓发出的棘突三部分组成。各椎体的联结主要支持全身体重。椎弓位于椎体后方呈半环形，椎弓与椎体相连接的部分较细，称椎弓根，其余部分称椎板（或椎弓板）。椎弓根的上、下缘分别称上、下切迹。相邻两个上、下椎弓根切迹之间围成一个孔，叫作椎间孔，脊神经根由此通过。位于上、下两个棘突之间的棘间孔略呈梯形。当脊柱弯曲时，能使棘间孔增大。棘间孔是脊椎及硬膜外麻醉的必经之路。棘突在颈椎和腰椎部位基本呈平行排列，胸椎部的棘突基本呈"叠瓦"状排列。

每个椎体与后方呈半环形的椎弓共同构成椎孔，上、下所有脊椎的椎孔连通在一起呈管状，即为椎管。骶管是椎管的延续，位于由5块骶椎融合而成的骶骨中央部，上自第2骶椎，下至骶骨裂孔。

椎体前方有一纵行贯穿整个脊椎的前纵韧带，椎体后方（椎管前壁）也有一纵行韧带，即后纵韧带，两韧带使脊椎的椎体和椎间盘联结。上、下椎弓间是坚韧而富有弹性的黄韧带联结。联结棘突间的棘间韧带较松软，联结所有椎体棘突尖端的棘上韧带非常坚韧，脊椎穿刺时，从外依次通过这三层韧带。

（二）脊髓的解剖

脊髓容纳在椎管内，为脊膜所包裹。脊膜从内向外分三层，即软膜、蛛网膜和硬膜。软膜覆盖着脊髓表面，与蛛网膜之间形成蛛网膜下隙。硬膜与椎管内壁之间构成硬膜外隙。硬膜与蛛网膜几乎贴在一起，两层之间的潜在腔隙即硬膜下隙（图5-2）。

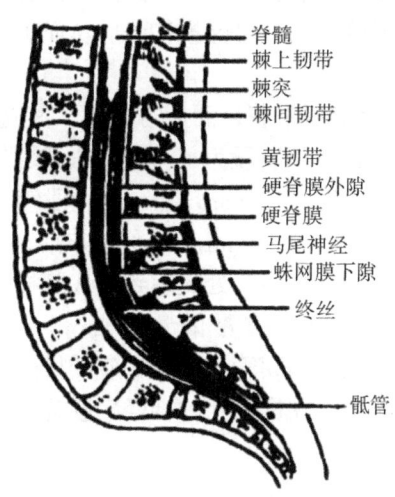

图5-2 腰骶段椎管矢状面模式图

脊髓上端从枕大孔开始，在胚胎期充满整个椎管腔，发育到6个月时，脊髓终止于第1骶椎，新生儿终止于第3腰椎或第4腰椎。在成人一般终止于第2腰椎的上缘或第1腰椎。但个体差异较大，约有10%终止于第2腰椎以下。年龄越小，终止位置越低。脊髓平均长度，男性约为45 cm，女性约为42 cm，平均重量约30 g。

因为脊髓比椎管短，所以，颈髓以下的脊神经根离开脊髓后在椎管内向下斜行才能从相应的椎间孔穿出，这种现象越接近末端越明显。在成人，第2腰椎以下的蛛网膜下隙只有脊神经根，即马尾神经。所以，在腰椎穿刺时多选择第2腰椎以下的间隙，以免损伤脊髓。

供应脊髓的动脉包括脊髓前动脉、脊髓后动脉和根动脉。脊髓前动脉供应脊髓腹侧2/3至3/4区域，其吻合支少而供应脊髓面积相对较大，故最易造成血流障碍引起运动功能损害。

（三）蛛网膜下隙的生理

蛛网膜下隙除脊髓外，还充满着脑脊液（CSF）。脑脊液主要由侧脑室及第三、四脑室的脉络丛分泌。脑室内的脑脊液经正中孔和外侧孔进入小脑延髓池，由此流向蛛网膜下隙，分布在脑及脊髓的表面，马尾神经浸浴在脑脊液中。脑脊液分泌速度较快，在正常脑脊液压力下，每天可生成12 mL。如在人工引流的情况下，分泌速度明显加快，如丢失20～30 mL脑脊液，在1 h内即可补足。成人脑脊液总量为120～150 mL，但在蛛网膜下隙仅占25～30 mL。从第2骶椎算起，每升高一个锥体约增加1 mL脑脊液。一般达第3腰椎约有5 mL，达第6胸椎约有15 mL，而在枕部的膨大部位可达25 mL左右。

脑脊液压力正常人在侧卧位时为6.87～16.67 kPa（70～170 mmH$_2$O），坐位时为19.61～29.42 kPa（200～300 mmH$_2$O）。此压力可因静脉压增高而升高，脱水时和老年人压力较低。另外，脑脊液压力也受血中二氧化碳分压及渗透压变化的影响。

脑脊液无色透明，酸碱值接近血浆（7.35），比重1.003～1.009，男性较女性稍高，糖尿病患者可达1.010以上。脑脊液中含葡萄糖2.5～4.5 mmol/L，蛋白质0.2～0.45 g/L，氯化物120～130 mmol/L。含糖量是决定脑脊液比重的重要因素，而氯化物对维持渗透压的平衡有重要意义。

（四）硬膜外隙及骶管的解剖和生理

1. 硬膜外隙解剖

颅腔内硬膜称硬脑膜，仅在静脉窦处分为两层，其他部位两层密切地融合在一起。椎管内的硬膜是硬脑膜的延续，称为硬脊膜。硬脊膜在枕大孔边缘与枕骨骨膜紧密相贴，从枕大孔以下开始分为内、外两层。外层与椎管内壁的骨膜和黄韧带融合在一起，内层形成包裹脊髓的硬脊膜囊，抵止于第2骶椎。因此，通常所说的硬脊膜实际是硬脊膜的内层。硬脊膜内、外两层之间即为硬膜外隙，该腔隙在枕大孔处闭合，所以与颅内不直接交通。

硬膜外隙是一环绕硬脊膜囊的潜在腔隙，内有疏松的结缔组织和脂肪组织，并有极为丰富且较粗的静脉丛，纵行排列在两侧，在其中间有较细的静脉丛联结。因静脉丛血管壁菲薄，所以注入硬膜外隙的药液易被迅速吸收。当穿刺或置入硬膜外导管时，有可能损伤静脉丛而出血。因此在操作时要轻柔，有出血倾向的患者更易引起血肿。

硬膜外隙前方较窄，硬脊膜与椎管壁相附着，而后方较宽，其宽度自颈段至腰段逐渐变宽，在颈段约为 1～1.5 mm，上胸段为 2.5～3.0 mm，下胸段为 4～5 mm，腰段为 5～6 mm。各段硬脊膜厚度也不同，从颈段至腰段逐渐变薄，如颈段为 2.0～1.5 mm，上、下胸段约为 1.0 mm，腰段为 0.66～0.33 mm。硬膜外隙总容积约为 100 mL，其中骶部约占 2 530 mL。在妊娠末期，硬膜外隙的静脉丛呈怒张状态，硬膜外隙相对变小。硬膜外隙内的结缔组织纤维在中线处交织致密成膜样，似将硬膜外隙左右分隔开，这种现象在颈段及上胸段较为明显，有时使注入的药液扩散偏于一侧。

包绕脊髓的硬脊膜也包绕着脊神经根（鞘膜管），经相应的椎间孔穿出椎管。一般鞘膜管终止于椎间孔内，偶尔有沿神经根出椎间孔数厘米者。在椎间孔的神经鞘膜远比在椎管内的神经鞘膜薄，能被一定浓度的局麻药浸透，而使神经根麻痹（图 5-3）。

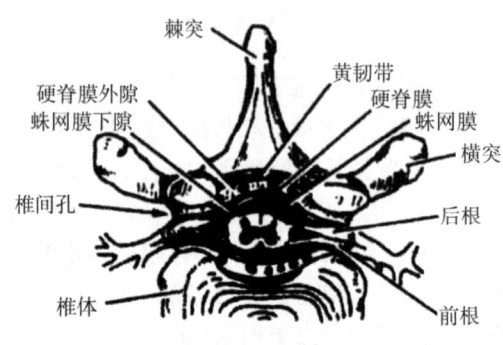

图 5-3　椎管横断面图

2. 硬膜外隙的压力

在硬膜外隙穿刺时呈现的负压，并非生理负压，所以，在重新穿刺或出现负压后再继续进针，可出现二次负压现象，出现率可达 95.9%。产生负压的因素很多，一般认为在极度前屈体位时，使硬膜外隙增大而产生负压；也可能是穿刺针进入硬膜外隙后，针尖将硬脊膜推向前方，使间隙增大而产生负压现象。由于胸段硬膜外隙狭窄，穿刺时针尖推动硬脊膜的机会较多，所以胸段负压发生率可高达 90% 以上，而腰段硬膜外隙较宽，针尖接触的机会较少，故负压现象发生率不到 50%。骶管穿刺时，穿刺针与硬脊膜无接触机会，很少有负压现象。

最近还认为行硬膜外穿刺时，针尖迫使黄韧带凹陷，硬膜外间隙中的物质被排挤至压力低的部分，当刺破黄韧带出现落空感时，黄韧带弹性回缩，即可出现负压现象。

另外，胸膜腔内负压，可能通过椎间孔或椎旁静脉系统传导产生负压，但所测得硬膜外隙的负压有时大于正常胸膜腔负压，所以很难说是由胸膜腔传来，但在临床实践中确实观察到用水柱测硬膜外隙的负压时，可随呼吸运动而呈现波动现象。

在临床中可以观察到年轻人因前屈位幅度大，呼吸功能良好，所以硬膜外隙负压现象明显。而老年人因韧带硬化等因素，脊柱前屈受限或呼吸功能不良，如肺气肿、哮喘等患者胸腔内负压很小甚至消失，所以，硬膜外隙产生负压现象概率少且不明显。

在胸腰段，硬膜外隙负压亦不同，在前屈位时，下腰段硬膜外隙负压约为 -0.049 kPa（-0.5 cm H_2O），上腰段约为 -0.098 kPa（-1.0 cmH_2O），而胸段为 -0.294 kPa～-0.098 kPa（-3.0～-1.0 cm H_2O），平均约为 -0.196 kPa（-2.0 cmH_2O）。

3. 骶管解剖

骶管呈长三角形，从第 2 骶椎开始向下逐渐变窄小。从骶裂孔至硬脊膜囊长度在成人约为 47 mm。但因骶裂孔个体差异较大，骶管长度有所不同，约有 47% 的病例骶裂孔在第 4 骶椎以上，甚至在第 3 骶椎。所以骶管长度明显短于 47 mm，在骶管穿刺时应注意，勿超过髂后上棘连线（图 5-4），以免刺破硬脊膜囊进入蛛网膜下隙。骶裂孔是骶管麻醉时的穿刺部位，正常人该裂孔呈 "V" 或 "U" 形，女性有 1% 无骶裂孔，是临床上骶管麻醉穿刺失败的主要原因之一。骶管腔内也含有疏松的结缔组织、脂肪组织及丰富的静脉丛，其容积占整个硬膜外隙的 25%～30%。

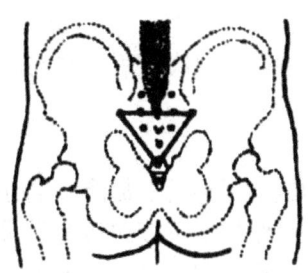

图 5-4　骶管穿刺的三角区与硬脊膜囊的关系

（五）脊神经根及体表分布

脊神经根分为前根和后根。前根是从脊髓前角发出，由运动神经纤维和交感神经传出纤维所组成；后根是脊髓后角发出，由感觉神经纤维和交感神经传入纤维所组成。在蛛网膜下隙的神经根是裸露的，而在硬膜外隙的神经根是由硬脊膜包裹着，因此，局麻药在不同腔内神经根的渗透性不同，前者渗透较后者容易。

按神经根发出的脊髓节段不同，而称为颈段、胸段、腰段和骶段。T_6 以上又称上胸段，T_8 以下称下胸段。骶段在脊椎麻醉时，称"鞍区"麻醉；而在硬膜外麻醉时，又称骶管麻醉。各神经节段在体表的分布结合体表的解剖标志，将躯干部皮肤的脊神经支配区依其上界做如下记述，以便记忆。甲状软骨部皮肤是 C_2 神经支配，胸骨柄上缘是 T_2 神经支配，两侧乳头连线是 T_4 神经支配，剑突下是 T_5 神经支配，季肋部肋缘是 T_8 神经支配，平脐是 T_{10} 神经支配，耻骨联合部是 T_{12} 神经支配，大腿前面是 $L_{1\sim3}$ 神经支配，小腿前面和足背是 $L_{4\sim5}$ 神经支配，足底、小腿及大腿后面、臀部及会阴部是骶神经分布，上肢是 $C_5\sim T_1$ 神经分布（图 5-5）。

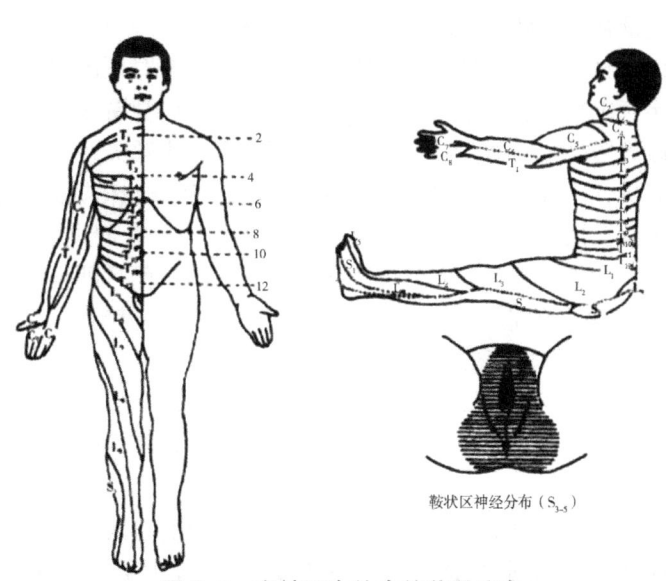

图 5-5　脊神经在体表的节段分布
C = 颈；T = 胸；L = 腰；S = 骶

二、脊椎及硬膜外麻醉生理

（一）药物作用部位

注入蛛网膜下隙内的局麻药，选择性地直接作用于裸露的脊神经前根和后根，或直接作用于脊髓。前根阻滞后可阻滞运动神经（肌肉松弛）和交感神经传出纤维（血管扩张，肠蠕动亢进和心率减慢）；后根阻滞后可阻滞感觉神经（感觉消失）及交感神经传入纤维。注入硬膜外隙的局麻药大部分被吸收入血管内，少部分停留在腔内的脂肪组织，仅有部分局麻药达到脊神经或脊神经根靶神经纤维，并且主要是作用于椎间孔处由鞘膜管包裹的神经根，少部分通过硬脊膜直接作用于脊髓。注入蛛网膜下隙的药液容易被脑脊液所稀释，而在硬膜外隙的药液不会被稀释，所以，应用局麻药浓度脊椎麻醉较硬膜外麻醉为高。在其他条件相同的情况下，脊椎麻醉的阻滞范围主要取决于用药的剂量及体位，而硬膜外麻醉的阻滞范围主要取决于用药容量的大小。

（二）不同神经纤维阻滞的顺序

临床上所用局麻药浓度虽然对脊髓神经前根和后根都能产生有效的阻滞作用，即对感觉和运动神经纤维都能产生麻醉作用，但是由于各种神经纤维粗细不等和功能不同，在用同一种浓度的局麻药时，对各种不同神经纤维阻滞作用的发生速度及作用强度不同。其阻滞顺序依次为交感神经、冷觉、温觉、温度识别觉、钝痛感觉、锐痛感觉、触觉、运动（肌肉松弛）、压力觉（减弱）、本体感觉和肌肉、肌腱、关节感觉。值得强调的是，运动神经不但阻滞较晚，持续时间较短，而且阻滞范围要比感觉神经低或窄1～4个节段，而交感神经阻滞范围要比感觉神经高或宽2～4个节段。因此，脊椎及硬膜外麻醉范围越广，血压下降越明显。所以用"刺痛"试验并不能完全说明阻滞的准确范围。临床上所指的麻醉平面一般是指痛觉消失的平面。

（三）脊椎及硬膜外麻醉对机体的影响

1. 对呼吸的影响

即使是上胸段脊椎麻醉对吸气功能也无明显影响，因吸气肌主要是膈肌，而膈神经支配区域多不被阻滞，事实上，由于腹肌麻痹，可减轻膈肌运动时所必须克服腹腔脏器向上的压力，而有利于膈肌的收缩，因此无吸气性困难。但是，患者的呼气功能降低，且与阻滞平面呈正相关关系。可使最大呼出压和呼出气流量明显降低，这主要是因肋间神经和腹肌麻痹，肺活量减低，表现为不能大声讲话和有效咳嗽。因此，在理论上，患有慢性阻塞性肺疾患不宜选用高平面脊椎麻醉技术，但临床中这类患者施行中平面阻滞仍可很好耐受，现已经证实脊椎麻醉对每分通气量、无效腔量、肺泡-动脉氧和二氧化碳分压差、肺内分流量及动脉氧和二氧化碳分压等气体交换功能也无明显影响。然而，在高平面脊椎麻醉时发生的呼吸抑制甚至呼吸骤停，主要是因严重低血压导致脑干缺血所致，并非是对呼吸调节中枢的直接作用。偶尔产生呼吸困难，是由于胸、腹壁的传入冲动减少而抑制呼吸驱动力，因此，有时可出现鼻翼翕动及发绀。硬膜外麻醉，即使有明显呼吸系统疾病也很少引起呼吸抑制，除非高浓度大剂量局麻药扩散至C_3、C_4、C_5脊神经，使之阻滞才能发生。在颈段硬膜外阻滞时，肺功能残气量可降低，无呼吸系统疾病者并不明显影响每分通气量和气体交换功能，但对慢性阻塞性肺疾患呼吸储备下降的患者，临床应慎重选用。在麻醉中如辅佐阿片类镇痛药或苯二氮䓬类镇静时，仍可引起较明显的呼吸抑制。脊椎及硬膜外麻醉不影响单肺通气时的肺氧合和缺氧性肺血管收缩。脊椎及硬膜外麻醉不引起支气管收缩，而且硬膜外麻醉时局麻药中添加肾上腺素会引起支气管扩张，故脊椎及硬膜外麻醉可以安全地用于哮喘的患者。另外，由于高平面麻醉，肌肉、肌腱及关节感觉或位置觉丧失，进而会发生"限界性呼吸困难"。

2. 对循环的影响

血压降低和心率减慢是脊椎及硬膜外麻醉最常见的生理效应。椎管内阻滞中发生渐进性低血压和心动过缓的机制如下。

（1）交感神经阻滞引起体循环血管阻力及心排血量下降，从而引起低血压和心动过缓。

（2）T_4以上高平面麻醉阻滞了心脏加速神经纤维（发自$T_{1~4}$水平），进一步加重了血流动力学的变化。

（3）局麻药及所添加的血管活性药的作用。局麻药入血引起心肌负性肌力作用，所添加的肾上腺素的兴奋作用，可乐定的 β_2 兴奋作用，去甲肾上腺素释放的突触前抑制和直接的副交感活性等机制，均可进一步加重血流动力学的变化。脊椎及硬膜外麻醉中突发的血压下降[如 5 min 内血压下降 4 kPa（30 mmHg）或基础血压的 30%]和突发的心动过缓，具有不同于渐进性低血压和心动过缓的发生机制。脊椎及硬膜外麻醉引起的血液再分布、心室充盈不足和心肌收缩力增强，兴奋心室壁机械感受器，通过 Bezold Jarisch 反射等机制引起副交感神经活动增强及交感神经活动减弱，从而引起低血压和心动过缓。脊椎及硬膜外麻醉均有不同程度的心排血量下降。低平面或低位阻滞麻醉时可下降 16%，而高平面或高位阻滞麻醉时可下降 31%，主要是因心率减慢、周围血管扩张及回心血量减少所致，另外心每搏量亦可下降 5% 左右。由于动脉血压下降，左心室做功也相应降低，肺动脉压也随着降低 15%～35%。如果阻滞平面在 T_5 以下，循环功能可借上半身未阻滞区血管收缩来代偿，血压下降幅度可在 20% 以下，如阻滞平面超过 T_5 平面以上时，动脉血压可下降 20%～40%，右房压可下降 30%～50% 以上。因外周血管扩张，血液常有淤滞现象，循环时间可延长 2 倍以上。阻滞区血管扩张以后还可导致直立性低血压，因此，当患者头高位时，流向下半身的血液量明显增多，回心血量减少，容易引起血压进一步下降。椎管内阻滞麻醉，多使上肢血流减少，下肢血流增加，对防止手术后下肢深部静脉炎有重要作用。

3. 对体温调节的影响

脊椎及硬膜外麻醉可引起中心体温下降，其机制为：交感神经阻滞引起外周血管扩张，一方面增加机体热量的丢失，另一方面使机体热量由中心向外周再分布，该作用在麻醉后 30～60 min 达高峰，可使中心体温下降 1℃～2℃。年龄越大，阻滞平面越广，则体温下降幅度越大。另外，超出体表温度实际上升程度的主观温暖感觉，降低了寒战和血管收缩的温度阈值，使机体温度调节机制减弱，进一步加重了中心体温的下降。

4. 对其他系统的影响

脊椎及硬膜外麻醉中常发生恶心、呕吐，其发生诱因如下。

（1）血压骤降造成脑供血骤减，兴奋呕吐中枢。

（2）迷走神经功能亢进，胃肠蠕动增强。

（3）手术牵拉内脏。在脊椎麻醉时常因膀胱内括约肌收缩及膀胱逼尿肌松弛，使膀胱排尿功能受抑制，常有尿潴留现象。肝脏、胰腺及肾脏内血流速度可明显减慢，但对这些脏器的功能无明显影响。硬膜外阻滞时胃黏膜内 pH 升高，术后持续应用硬膜外阻滞对胃黏膜有保护作用。当血压下降并维持一段时间后，则血氧饱和度低下，如使血压恢复，通常在 5 min 以后才能使血氧饱和度缓慢回升。

第二节 蛛网膜下隙阻滞麻醉

一、概述

蛛网膜下隙阻滞系把局麻药注入蛛网膜下隙，使脊神经根及脊髓表面部分产生不同程度的阻滞，简称脊麻，脊麻已有近百年历史，只要病例选择得当，用药合理，操作准确，脊麻不失为一简单易行、行之有效的麻醉方法，对于下肢及下腹部手术尤为可取。

二、蛛网膜下隙阻滞作用

局麻药注入蛛网膜下隙作用于脊髓和脊神经前后根，产生阻滞作用，是脊麻的直接作用；脊麻时发生了自主神经麻痹，它所产生的生理影响，是脊麻的间接作用，分别叙述如下。

（一）直接作用

脊神经后根需局麻药浓度要高于前根，脊神经根内无髓鞘的感觉神经纤维和交感神经纤维对局麻药特别敏感，相反有髓鞘的运动神经纤维敏感性就较差，所以低浓度局麻药只能阻滞感觉冲动的传导，而只有高浓度局麻药才能阻滞运动神经纤维。

局麻药作用脊髓的途径是：①脑脊液中局麻药透过软膜直达脊髓，这种扩散是由于脑脊液—软膜—脊髓之间存在药物浓度梯度。②局麻药沿 Virchow-Robin 间隙穿过软膜到达脊髓的深部。③被阻滞的顺序为自主神经—感觉神经—运动神经—本体感觉纤维。消退顺序则相反。④阻滞平面之间差别为一般交感神经与感觉神经阻滞平面不相同，交感神经阻滞平面比感觉神经阻滞平面高 2~4 个神经节段，而运动神经阻滞平面又比感觉神经阻滞平面低 1~4 个节段。⑤局麻药不同浓度，可阻滞不同神经纤维。如普鲁卡因浓度 0.2 mg/mL 时，血管舒缩纤维被阻滞；达到 0.3~0.5 mg/mL，感觉纤维被阻滞；达到 0.5~0.75 mg/mL，运动纤维被阻滞（脑脊液内药物浓度）。

（二）间接作用

其间接作用包括：①对循环的影响。对循环影响主要取决于交感神经纤维被阻滞平面高低，被阻滞平面越高，对循环影响就越大，相反被阻滞平面较低，对循环影响就较少。②对呼吸的影响。脊麻对呼吸影响相对于循环影响较小，它对呼吸影响也主要取决于麻醉平面高低，平面越高影响就越大，当阻滞平面达颈部时，由于膈神经阻滞，发生呼吸停止。当麻醉平面高达使肋间肌麻痹，就可引起通气不足，而致缺氧和 CO_2 蓄积，低位脊麻对呼吸影响很小。③对胃肠道影响。系交感神经节前纤维被阻滞的结果，交感神经功能消失，而迷走神经功能占主导地位，所以患者胃肠蠕动增强，胃液分泌增多，胆汁反流，肠收缩增强，所以术中、术后脊麻患者可发生恶心、呕吐、肠痉挛。④对肾及膀胱的影响。由于肾血管阻力不受交感神经调节，所以脊麻对肾的影响是间接的，当血压降至 10.6 kPa（80 mmHg）时，肾血流量和肾小球滤过率均下降，当平均动脉压低于 4.7 kPa（35 mmHg）时，肾小球滤过终止。膀胱受副交感神经调节，因此，当脊麻时副交感神经被阻滞，膀胱平滑肌松弛，患者发生尿潴留。

三、蛛网膜下隙阻滞穿刺技术

（一）体位

脊麻穿刺时一般取侧卧位，应用重比重溶液时，手术侧向下；应用轻比重溶液时，手术侧向上；鞍区麻醉均采取坐位。

（二）常规消毒

铺巾后选择 $L_{3~4}$ 棘突间隙为穿刺点，理由是因为脊髓到此处已形成终丝，穿刺时没有损伤脊髓的顾虑，$L_{4~5}$ 间隙也可以。

（三）穿刺方法

分直入法和侧入法 2 种。

1. 直入法

穿刺点用 0.5%~1% 普鲁卡因或 0.5% 利多卡因做皮内、皮下、棘上、棘间韧带逐层浸润麻醉后，固定穿刺点皮肤，应用 26G 穿刺针（或 25G），在棘突间隙中点刺入，针与患者背部垂直，并且针的方向应保持水平，针尖略向头侧，缓慢进针，仔细体会各解剖层通过的变化。当针尖刺破黄韧带时，有阻力突然消失的"落空"感觉，针继续推进时可有第 2 次"落空"感，此时提示针已穿破硬脊膜和蛛网膜，进入蛛网膜下隙。

2. 旁正中穿刺法

定点在间隙中点旁开 1.5 cm 处穿刺，麻醉同上，穿刺针向中线倾斜，与皮肤成 75° 对准棘突间孔方向进针。本穿刺法不经过棘上和棘间韧带层次，经黄韧带和硬脊膜刺入蛛网膜下隙。此法适用于老年脊椎畸形、因肥胖间隙摸不清的患者，直入法未成功时，可改用本法。针尖进入蛛网膜下隙拔出针芯，即有脑脊液流出，如未流出脑脊液则应考虑患者颅内压过低所致，可试用压迫颈静脉或让患者屏气、咳嗽等迫使颅内压增高措施，以促使脑脊液流出。考虑针头斜口被阻塞，可旋转针干 180°~360° 并用注射器缓慢抽吸，仍无脑脊液流出，应重新穿刺。

（四）注药

当穿刺成功后将盛有局麻药的注射器与穿刺针紧密衔接，用左手固定穿刺针，右手持注射器轻轻回抽见有脑脊液回流再开始以 10~30 s 注射速度注完药物。一般注完药后 5 min 内即有麻醉现象。注完药

5 min 后患者取平卧位，根据手术所需麻醉平面给予调整。

1. 穿刺部位

脊柱有四个生理曲度（图 5-6），仰卧时，L_3 最高，T_6 最低。如果经 $L_{2~3}$ 间隙穿刺注药，患者平卧后，药液将沿着脊柱的坡度向胸段移动，使麻醉平面偏高。如果在 $L_{3~4}$ 或 $L_{4~5}$ 间隙穿刺注药，患者仰卧后，药液大部分向骶部扩散，使麻醉平面偏低。

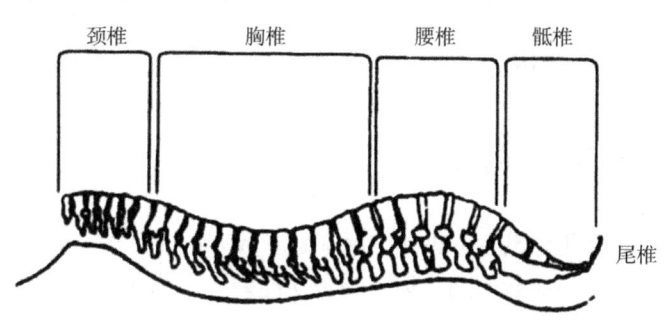

图 5-6　脊柱的四个生理曲度
注意胸凹部最低点在 $T_{6~7}$，腰凸部最高点在 L3

2. 患者体位和麻药比重

这是调节麻醉平面的 2 个重要因素，重比重药液向低处流动，轻比重药液向高处流动。注药后 5 ~ 10 min 内，调节好患者体位，以获得手术所需麻醉平面，因为超过此限，局麻药液和脊神经结合后，体位调整就会无效。如果平面太高造成对患者的影响也是严重的。

3. 注射药物速度

一般而言，注射速度愈快，阻滞平面愈广。相反注射速度愈慢，药物愈集中，麻醉范围愈小。临床上常以 1 mL/5 s 药液为适宜，鞍区给药 1 mL/30 s 以便药物集中于骶部。麻醉平面调节应结合多因素而不是单因素，把麻醉调节好。

四、麻醉中管理

（1）若是血管扩张致血压下降，应用麻黄碱 15 ~ 30 mg 静脉注射，同时加快输液速度以恢复正常，如仍反应不良，可应用 5 ~ 10 mg 间羟胺静脉滴注，或应用多巴胺 4 ~ 10 μg/（min·kg），微泵输注，直至血压恢复正常为止。

（2）若是血容量不足病例，应快速加压输注血浆代用品 300 ~ 500 mL，同时应用麻黄素 10 ~ 20 mg 静脉注射，尽快使血压回升至正常。

（3）如系心功能代偿不佳所致低血压，注意输液速度，应用毛花苷 C 0.2 ~ 0.4 mg + 5% 葡萄糖 20 mL 静脉注射，或应用多巴胺 5 ~ 6 μg/（min·kg）微泵静脉输注。对心率减慢者应用阿托品 0.3 ~ 0.5 mg 静脉注射，以降低迷走神经张力。

五、适应证和禁忌证

（一）适应证

1. 下腹及盆腔手术

如阑尾切除术、疝修补术、膀胱手术、子宫附件手术等。

2. 肛门及会阴手术

如痔切除术、肛瘘切除术等。

3. 下肢手术

如骨折复位、内固定、截肢等。

（二）禁忌证

（1）中枢神经系统疾病，特别是脊髓或脊神经根病变，麻醉后有可能长期麻痹，应列为绝对禁忌。对于脊髓的慢性病变或退行性病变，如脊髓前角灰白质炎，也列为禁忌，颅内高压患者禁忌。

（2）全身严重感染，穿刺部位有炎症或感染者，穿刺时都可能使致病菌带入蛛网膜下隙，故应禁忌。

（3）严重高血压、心功能不全患者。高血压心脏代偿功能良好，并非绝对禁忌。高血压合并冠心病，则禁用脊麻。收缩压超过21.28 kPa（160 mmHg）和（或）舒张压超过14.63 kPa（110 mmHg），一般慎用或不用脊麻。

（4）休克、血容量不足患者禁用脊麻。

（5）慢性贫血，应用低平面脊麻可以，禁用中、高位脊麻。

（6）有凝血机制障碍或接受抗凝治疗者。

（7）脊椎外伤、脊椎畸形或病变。

（8）精神病，不能合作的小儿等患者（小儿应用基础麻醉后可慎用）。

（9）老年人血管硬化并合并心血管疾病，循环储备功能差，不易耐受血压波动，只能适合低位脊麻，禁用中高位脊麻。

（10）腹内压明显增高病例，如腹腔巨大肿瘤、大量腹水或中期以上妊娠，脊麻的阻滞平面难以控制，并易引起循环较大变化，应禁用。

六、常用局部麻醉药

（一）普鲁卡因

因用于蛛网膜下隙阻滞的普鲁卡因为纯度高的白色晶体，麻醉临床应用时，开瓶用脑脊液溶解，溶解后为无色透明液。常用浓度为5%，最高不宜超过6%，最低有效浓度为2.5%。成年人常用剂量为100～150 mg，极量为200 mg，鞍区麻醉为50～100 mg，小儿可按年龄和脊柱长度酌减。麻醉起效时间为1～5 min，因此麻醉平面调节必须在5 min内完成，否则阻滞平面已固定，再调整无效。维持时间仅45～90 min。配制方法：普鲁卡因150 mg溶解于5%葡萄糖溶液或脑脊液2.7 mL中，再加0.1%肾上腺素0.3 mL，配成5%重比重溶液。

（二）丁卡因

丁卡因是脊麻常用药物之一，常用浓度为0.33%，最低有效浓度为0.1%。常用配制与配方：1%丁卡因1 mL、10%葡萄糖1 mL、3%麻黄碱1 mL，配成1∶1∶1溶液，为丁卡因重比重液的配方，使用安全有效。常用剂量为10～15 mg，最高剂量为20 mg。此配方起效时间为5～10 min，维持时间2～3 h。注意所用的注射器与穿刺针不宜和碱性物质接触或附着，以免减弱药物麻醉作用。

（三）利多卡因

利多卡因应用于脊麻，它的常用浓度为2%～3%。常用量为100 mg，极量为120 mg（为成人量）。药物（2%～3%）加入5%或10%葡萄糖溶液0.5 mL即为配成重比重液。它的起效时间为1～3 min，麻醉维持时间为75～150 min。利多卡因在脊麻中使用的缺点是容易弥散，致麻醉平面不易控制。

（四）布比卡因

布比卡因应用于脊麻，常用浓度为0.5%～0.75%，常用量为8～12 mg，最多不超过20 mg。配方：0.75%布比卡因1.5～2 mL，10%葡萄糖溶液1～1.5 mL配成重比重液，超效时间5～10 min，维持2～2.5 h。

（五）罗哌卡因

用法同布比卡因，更安全。

七、并发症及其处理

（一）头痛

常见并发症之一。典型头痛可在穿刺后6～12 h内发生，多数发病于脊麻后1～3 d，术后2～3 d

最剧烈，多在 5 ~ 12 d 消失，极个别病例可延至 1 ~ 5 个月或更长，脊麻后头痛发生率一般为 3% ~ 30%，发病机制由于脑脊液不断丢失使脑脊液压力降低所致。

1. 常用预防办法

常用预防办法包括：①局麻药采用高压蒸气灭菌。②严格注意无菌问题。③穿刺针宜细，选用 26G 最佳。④切忌暗示脊麻后头痛发生的可能性。⑤手术当日输液量大于 2 500 mL，术中及时纠正低血压。

2. 处理

（1）轻微头痛：卧床 2 ~ 3 d，口服去痛片，多能在第 4 天完全恢复。

（2）中度头痛：患者平卧头低位，每日输液 2 500 ~ 4 000 mL，并用镇静药、索米痛片（去痛片）、针刺镇痛，效果不佳时可应用小剂量镇痛药，如哌替啶 50 mg 肌内注射，或应用其他治疗头痛药物。

（3）严重者除上述方法外，可采用硬膜外腔充填血疗法，即先抽取自体血 10 mL，在 10 s 内应用硬膜外穿刺针注入硬膜外间隙，注完后患者平卧 1 h，有效率可达 97.5%。如果一次注血疗法后，头痛未完全消除，可行第二次注血，其成功率可达 99%。或应用右旋糖酐 30 ~ 70 mL，或 5% 葡萄糖或生理盐水 30 ~ 40 mL 行硬膜外腔注射，以增加脑脊液生成，治疗头痛。

（二）尿潴留

尿潴留一般在术后 1 ~ 2 d 恢复，如潴留时间过长可针刺三阴交、阴陵泉等穴位治疗，或行导尿。

（三）脑神经麻痹

极少发生，多以外展神经多见，术后 2 ~ 21 d 开始有脑膜刺激症状，继而出现复视和斜视，原因与脊麻后头痛机制相似，为脑脊液从硬膜外穿刺孔溢出，脑脊液量减少，降低了脑脊液对脑组织的"衬垫"作用，使外展神经在颞骨岩部受牵拉所致。一旦发生则对症治疗，50% 以上患者可在 1 个月内恢复，极个别病例可持续 1 ~ 2 年。

（四）假性脑脊膜炎

假性脑脊膜炎也称为无菌性或化学性脑脊膜炎，据报道发生率为 1∶2 000，多在脊麻后 3 ~ 4 d 发病，发病很急，临床症状为头痛及颈项强直，kernig 阳性，并有时发生复视和呕吐。治疗方法同头痛，但必须加用抗生素治疗。

（五）脊髓炎

此种炎性反应并非由细菌感染所致，而是局麻药对含髓磷脂组织的影响，症状为感觉丧失和松弛性麻痹，可自行恢复，也可发展成残废，无特殊疗法，只能对症处理，可试用针灸和理疗等治疗方法。

（六）粘连性蛛网膜炎

此类反应主要与脊麻过程中带入具有刺激性异物及化学品、高渗葡萄糖、用错药物、蛛网膜下隙出血有关。此类反应为渗出性变化，继而出现增生及纤维化改变。它的症状开始是疼痛和感觉异常，然后出现运动无力，发展到完全松弛性瘫痪。处理：对症治疗，应用大剂量 B 族维生素、大剂量激素、配合理疗、针灸等疗法。

（七）马尾神经综合征

发生原因与粘连性蛛网膜炎相同。症状是下肢感觉和运动功能长时间不能恢复，表现为感觉丧失及松弛性麻痹症状可自行消失，但恢复过程很慢，治疗同蛛网膜炎。

第三节　硬膜外腔阻滞

一、概述

硬膜外间隙阻滞是将局部麻醉药注入硬膜外间隙，阻滞脊神经根，使其支配的区域产生暂时性麻痹，简称为硬膜外麻醉。现代硬膜外麻醉主要是连续硬膜外麻醉，单次法已经使用很少，因为此法可控制性太差，易发生意外，根据病情手术范围和时间，分次给药，使麻醉时间得以延长，并发症明显减少。连续硬膜外阻滞是临床上常用的麻醉方法之一。

（一）高位硬膜外阻滞

于 $C_{5～6}$ 之间行穿刺，阻滞颈部及上胸段脊神经，适应甲状腺、颈部和胸壁手术。

（二）中位硬膜外阻滞

穿刺部位在 $T_6 \sim T_{12}$ 之间，常用于胸壁和上中腹部手术。

（三）低位硬膜外阻滞

穿刺部位在 $L_1 \sim L_4$ 之间，常用于下腹、下肢、盆腔手术。

（四）骶管阻滞

经骶裂孔穿刺阻滞神经，适合于肛门、会阴部手术。

二、解剖

椎管内硬膜称为硬脊膜，在枕骨大孔处与枕骨骨膜相连，从此以下分为内、外两层，形成间隙。硬脊膜相当于内层及其在枕骨大孔向下延续部分，形成包裹脊髓的硬脊膜囊并抵止于骶椎。因此，通常所说的硬脊膜实际上是指硬脊膜的内层，俗称为硬膜。硬膜附着枕骨大孔的边缘，这可防止麻醉药从硬膜外腔进入颅脑。硬脊膜的外层是由椎管内壁的骨膜和黄韧带融合而组成。内、外两层之间的腔隙即为硬膜外腔。硬膜外腔包含有疏松的网状结缔组织、脂肪、动静脉、淋巴管和脊神经。其中血管以丰富静脉丛为主，这些静脉没有瓣膜，它们与颅内和盆腔的静脉相通，因而如将局麻药或空气注入这些静脉丛，可立即上升到颅内。硬脊膜外腔后方（背间隙）从背正中或黄韧带至硬脊膜之间的距离上窄下宽，下颈部约 1.5～2 mm，中胸部约 3～4 mm，腰部最宽约 5～6 mm，成人硬脊膜外腔容积约 100 mL（骶部约占 25～30 mL）。

三、硬脊膜外阻滞的机制及生理影响

（一）作用方式

局麻药是经多种途径发生阻滞作用，其中以椎旁阻滞、经根蛛网膜绒毛阻滞脊神经根以及局麻药弥散过硬膜进入蛛网膜下隙产生"延迟"的脊麻为主要作用方式。

（二）局麻药在硬膜外腔的扩散

①局麻药的容量和浓度：容量越大阻滞范围越广，所以容量是决定硬膜外阻滞的"量"的重要因素；浓度越高阻滞就越完善，所以浓度是决定硬膜外阻滞的"质"的重要因素。硬膜外阻滞麻醉要达到满意效果，既要有足够的阻滞范围，又要阻滞得完善（完全），质与量应并重，不能偏向一面。②从理论上讲药物注射速度越快，就越有利于局麻药在硬膜外腔扩散，就可获得宽广的麻醉阻滞平面。在临床工作中大多数学者认为注药速度过快，增加血管对局麻药的吸收，易导致中毒，而且由于注入药物量受到限制，所以平面扩散节段增加也有限，普遍认为注药速度以 0.3～0.75 mL/s 为好。

四、硬膜外腔压力

有关硬脊膜外腔穿刺时出现的压力的发生机制，虽然说法很多，但至今仍无一个明确定论。现归纳几种学说如下。

（1）硬脊膜被穿刺针推向前方，间隙增大而产生负压。
（2）胸膜腔内负压通过椎间孔或椎旁静脉系统传递至硬脊膜外腔。
（3）脊柱屈曲使硬脊膜外腔增大产生负压。
（4）穿刺时穿刺针尖顶黄韧带，黄韧带弹性回缩时形成负压。颈部和胸部硬膜外腔负压发生率为 96%，腰部发生率为 88%，骶管则不出现负压。

五、硬膜外阻滞的影响

（一）对中枢神经系统的影响

注药后引起一过性脑压升高，临床上患者感头晕。局麻药进入血管内引起毒性反应，严重时患者抽搐或惊厥。局麻药长时间在体内积累，当它在血液中的浓度超过急性中毒阈值时，引起毒性反应。硬膜外麻醉对中枢神经系统间接影响是阻滞后低血压所引起的，如低血压引起脑缺氧，导致呕吐中枢兴奋从而发生呕吐。

（二）对心血管系统的影响

1. 神经因素

①交感神经传出纤维被阻滞，致阻力血管和容量血管扩张。②硬膜外麻醉平面超T_4时，心脏交感纤维阻滞，心率减慢，心排血量减少。

2. 药理因素

①局麻药吸收入血后，对平滑肌产生抑制，对β受体进行阻滞，而导致心排出量减少。②肾上腺素吸收后，兴奋β受体，心排出量增加，周围阻力下降，因此在临床上局麻药液中加入肾上腺素，则肾上腺素的药理作用能对抗局麻药对机体造成的药理因素方面的影响。

3. 局部因素

局麻药注射过快，引起脑脊液压力升高（短时），而致血管张力和心排血量反射性升高。

（三）对呼吸系统的影响

对呼吸的影响主要取决于阻滞平面高度，尤其是运动神经被阻滞范围更为重要。

（1）药物浓度的高低直接关系到运动神经是否被阻滞。在中低位硬膜外麻醉时可使用常规浓度，如利多卡因，浓度为1.5%~2%；在高位硬膜外麻醉时禁止使用正常或高浓度局麻药，否则必定会造成运动神经被阻滞，而使呼吸肌和辅助呼吸肌麻痹，致患者呼吸停止。临床应用药物中发现，0.8%~1%利多卡因和0.25%布比卡因对运动神经纤维影响最小，常使用在高位硬膜外麻醉中。

（2）老年人、体弱者、久病或过度肥胖患者，这些患者本身存在通气储备下降，如遇阻滞平面高，对呼吸影响就会更大，甚至不能维持正常通气，必须辅助或控制呼吸。

（四）对内脏的影响

硬膜外麻醉对肝、肾功能没有直接影响，而是由于麻醉过程引起血压下降，间接影响到肝、肾功能，此轻微而短暂的影响对正常人来讲无重要临床意义。血压下降至7.98~9.31 kPa（60~70 mmHg）以下时，肝血流量减少26%，随着血压恢复，肝血流也恢复至正常；肾小球滤过率下降9%，肾血流减少15%，随着血压恢复，肾功能恢复至正常。

（五）对肌张力发生影响的作用机制

（1）运动神经传入纤维被阻滞。

（2）局麻药选择性阻滞运动神经末梢，而使肌肉松弛，临床工作中腹部手术硬膜外麻醉时，肌肉松弛程度不比应用肌松药松弛腹肌的效果差，但是值得注意的是部分患者在硬膜外麻醉时，运动神经阻滞是不全的。

六、临床应用

（一）适应证

主要适用腹部手术，凡是适合于蛛网膜下隙阻滞的下腹部及下肢手术，均可采用硬膜外腔麻醉。颈部、上肢和胸部手术也可应用，但应加强对呼吸和循环的管理。

（二）禁忌证

严重高血压、冠心病、休克及心脏代偿功能不全者，重度贫血、营养不良者，穿刺部位有感染者，脊柱严重畸形或有骨折、骨结核、椎管内肿瘤者，凝血障碍、中枢神经疾病者禁忌使用。

七、穿刺技术

（一）穿刺点的选择

根据手术切口部位和手术范围，取支配手术区范围中央的脊神经相应棘突间隙为穿刺点。各部位穿刺点的选择，为了确定各棘突间隙位置，可参考下列体表解剖标志：①颈部最明显突起的棘突为第7颈椎棘突。②两侧肩胛冈连线为第 3 胸椎棘突。③两侧肩胛下角连线高于第 7 胸椎棘突。

(二) 体位

临床上常用侧卧位，具体要求与蛛网膜下隙阻滞相同。

(三) 穿刺方法

硬脊膜外腔穿刺可分为直入法和侧入法两种。

1. 直入法

在选定的棘突间隙作一皮丘，再作深层次浸润。目前临床上应用 16G 或 15G 硬膜外穿刺针，该针尖呈勺状，较粗钝，穿过皮肤有困难，可先用 15 ~ 16G 锐针刺破皮肤，再将硬膜外穿刺针沿针眼刺入，缓慢进针，针的刺入到达棘上韧带时，针应刺入其韧带中心位置，并固定穿刺针，是直入穿刺成功的重要因素。针的刺入位置及到达硬膜外腔位置必须在脊柱的正中矢状线上。穿刺针在经过皮肤→皮下组织→棘上韧带→棘间韧带→黄韧带→到达硬脊膜外腔。针尖到达硬脊膜外腔被确定后，即可通过穿刺针置入硬膜外导管并固定好。

2. 侧入法也称旁正中法

对直入法穿刺有困难，胸椎中下段棘突呈叠瓦状，间隙狭窄，老年人棘上韧带钙化等情况可应用侧入法。棘突间隙中点旁开 1.5 cm 处进针，避开棘上韧带和棘间韧带，直接经黄韧带进入硬脊膜外腔，局部浸润麻醉后，用 15G 锐针刺破皮肤，硬膜外穿刺针眼进入，穿刺针应垂直刺入并推进穿刺针直抵椎板，然后退针约 1 cm，再将针干略调向头侧，针尖指向正中线，沿椎板上缘经棘突间孔突破黄韧带进入硬膜外腔。

(四) 硬膜外腔的确定

当穿刺针刺破黄韧带时，阻力突然消失，负压同时出现，回抽无脑脊液流出，即能判断穿刺已进入硬膜外腔。具体判断方法如下。

1. 阻力骤减

穿刺针抵达黄韧带时，术者可感到阻力增大，并有韧性感。这时将针芯取下，接上盛有生理盐水和 1 mL 左右空气的注射器；推动注射器芯，有回弹感觉，同时气泡缩小，液体不能注入。表明针尖已抵达黄韧带，此时可继续慢进针并推动注射器芯作试探，一旦突破黄韧带，即有阻力顿时消失的"落空感"，此时注射器内空气即被吸入，同时注气或生理盐水没有任何阻力，表示针尖已进入硬脊膜外腔。值得注意的是针尖位于椎旁疏松组织中，阻力也不大，易误认为在硬膜腔。鉴别方法：注入空气时，手感到穿刺部位皮下组织肿胀，置入导管，如遇阻力就说明针尖不在硬膜外腔。

2. 负压现象

临床上常用负压现象来判断硬膜外间隙。当穿刺针抵达黄韧带时，拔除针芯，在针蒂上悬挂一滴局麻药或生理盐水。当针尖破黄韧带而进入硬膜外腔时，可见悬滴液被吸入，此即为悬滴法负压试验。此法试验缺点是妨碍顺利进针。

3. 其他

进一步证明针尖进入硬膜外腔的方法有：①抽吸试验，接上注射器反复轻轻抽吸，无脑脊液流出（吸出），证明针尖确已在硬膜外腔。②气泡外溢试验，接上装 2 mL 生理盐水和 2 mL 空气的注射器，快速注入后取下注射器，见针蒂处有气泡外溢则可证实。③置管试验，置入导管顺利，提示针尖确在硬膜外腔。

(五) 连续硬膜外阻滞置管方法

(1) 皮肤至硬膜外腔距离是穿刺针的全长（成人用穿刺针长 10 cm，小儿用穿刺针长 7 cm）减去针蒂至皮肤距离。

(2) 置管麻醉者以左手背贴于患者背部，以拇指和示指固定针蒂，其余 3 指夹住导管尾端；用右手持导管的头端，经针蒂插入针腔，进至 10 cm 处，可稍有阻力，说明导管已达针尖斜面，稍用力推进，导管即可滑入硬膜外腔，继续插入 3 ~ 5 cm，导管一般插至 15 cm 刻度停止。不宜置管太深，除去针干长度（10 cm），硬膜外腔实际留管一般 3 ~ 5 cm，临床经验证明导管在硬膜外腔少于 2 cm，药物扩散效果较差，导管在硬膜外腔长于 5 cm 易在硬外腔打折或弯曲，影响药物扩散吸收。

(3) 拔针：调整导管深度，应一手拔针，一手固定导管并保持导管往针干里推进，以免导管在拔针时被带出过多，而致置管失败。置管后，将导管尾端与注射器相连接，回吸无回血或脑脊液，注入少许空气或生理盐水无阻力表明导管通畅，位置正确，即可固定导管。

（4）注意事项：置管遇有阻力需重新置管时，必须将管连同穿刺针一并拔出，否则导管有被斜口割断的危险；如插入时觉得导管太软，不宜使用管芯作为引导，以免导管穿破硬膜外腔而进入蛛网膜下隙，置管过程中患者有肢体感觉异常或弹跳，提示导管已偏于一侧椎间孔刺激脊神经根，应重新穿刺置管。导管内有血流出说明导管进入静脉丛，少量出血可用含肾上腺素的生理盐水冲洗。如果无效，应避免注药，重新换间隙穿刺。

八、硬膜外麻醉管理

（一）常用麻醉药物

1. 利多卡因

作用迅速，穿透力和弥散力都较强，麻醉阻滞较完善，应用浓度为1%～2%，起效时间为5～12 min，作用时效为60～80 min，最大用量为400 mg。该药的缺点是久用后易出现快速耐药性。临床应用利多卡因与丁卡因配成1.6%混合溶液（丁卡因0.2%），与布比卡因配成混合液（利多卡因1.5%～1.6%，布比卡因0.25%～0.3%）。

2. 丁卡因

常用浓度为0.2%～0.3%，用药后10～15 min时产生镇痛作用，需20～30 min时麻醉开始完善，作用时效为3～4 h，一次最大用量为60 mg。因为该药毒性较大，临床上不单独应用于硬膜外麻醉，常与利多卡因混合应用，其浓度一般为0.2%～0.25%，最高浓度最好控制在0.33%以内，以免引起毒性增加。

3. 布比卡因

常用浓度为0.5%～0.75%，4～10 min起效，可维持4～6 h，但肌肉松弛效果只有0.75%溶液才满意。

4. 罗哌卡因

用法同布比卡因，但运动阻滞差，常用于硬膜外镇痛及无痛分娩。

（二）局麻药浓度选择

硬膜外麻醉的深度和作用时间主要取决于麻醉药物浓度。对手术部位和手术要求不同，对局麻药浓度应作一定选择，并具有一定的原则性。颈部手术需选择1%利多卡因、0.25%布比卡因，胸部手术需选择1%～1.2%利多卡因、0.25%布比卡因，浓度不宜过高，否则膈神经被阻滞，或其他呼吸肌受影响，而致通气锐减，严重者可致呼吸停止。为了达到腹肌松弛要求，腹部手术需较高药物浓度，如应用1.6%～2%利多卡因、0.5%～0.75%布比卡因；下肢手术镇痛需较高浓度局麻药，如0.75%布比卡因才能达到良好镇痛效果。此外，虚弱或年老患者浓度要偏低。

（三）局麻药的混合使用

临床上是将长效和短效、起效慢和起效快的局麻药配成混合液，以达到起效快、作用时效长、减少局麻药毒性反应的目的。

（四）注药方法

一般拟采用下列程序进行。①试验剂量：注入局麻药3～5 mL，观察5 min，（排除误入蛛网膜下隙）。②每隔5 min注药3～5 mL，直至12～18 mL，此为初始剂量。药物首次总量以达到满意阻滞效果为止，用药量限制在最大用量范围内，争取以最少局麻药达到满意麻醉效果。③根据每种药物作用时效，到时间按时追加首次总量1/2～1/3局麻药，直至手术结束。随着手术时间延长，用药总量增大，患者对局麻药耐受性将降低，临床工作中应慎重给药。

九、硬膜外腔阻滞失败

（一）阻滞范围达不到手术要求的原因

①穿刺点离手术部位太远，内脏神经阻滞不全，牵拉内脏出现疼痛。②多次硬膜外阻滞致硬膜外腔出

现粘连，局麻药扩散受阻等。

（二）阻滞不全原因

①硬膜外导管进入椎间孔致阻滞范围受限。②导管在硬膜外腔未能按预期方向插入。③麻醉药物浓度和容量不够。

（三）完全无效原因

①导管脱出或误入静脉。②导管扭折或被血块堵塞，无法注入药物。③导管未能插入硬膜外腔。

（四）硬膜外穿刺失败原因

①患者体位不当，脊柱畸形，过分肥胖，穿刺点定位困难。②穿刺针误入椎旁肌群，或其他组织未能发现。

凡是遇有下列情况，从安全角度考虑，应放弃硬膜外麻醉：①多次穿破硬脊膜。②穿刺针误伤血管，致较多量血液流出。③导管被折断、割断而残留硬外腔。

十、硬膜外麻醉的意外及并发症

（一）穿破硬膜

硬膜外穿刺是一种盲探性穿刺，因此穿刺者应熟悉解剖层次，穿刺时缓慢进针，仔细体会各椎间韧带不同层次刺破感觉，并边进针边试阻力消失和负压现象，以避免穿破硬脊膜致发生全脊麻和脊髓损伤。麻醉者思想麻痹大意，求快而进针过猛，有时失误而致硬膜穿破。穿刺针斜面过长，导管质地过硬，都增加穿破硬膜可能性，这种穿破有时不易及时发现。多次施行硬膜外阻滞患者，硬膜外腔由于反复创伤出血，药物化学刺激硬膜外腔使其粘连而变窄，严重者甚至闭锁，易穿破硬膜。脊柱畸形或病变、腹内巨大肿瘤或腹水、脊柱不易弯曲、穿刺困难、反复穿刺，易穿破硬膜。老年人韧带钙化，穿刺时需用力过大，可致穿破。小儿硬膜外腔较成人窄，如小儿没施行基础麻醉或药量不足，穿刺时稍动，就可致硬膜穿破。

处理：一旦穿破应改用其他麻醉方法，如穿刺在 L_2 间隙以下，手术区域在下腹部、下肢或肛门、会阴区，改脊麻。

（二）穿刺针或导管误入血管

硬膜外间隙有丰富血管，有时发生穿刺针或导管误入血管，发生率据文献报道为 0.2%~0.3%，尤其是足月孕妇，因硬膜外腔静脉怒张故更易发生。若经针干或硬膜外导管里出血较少，经调整针和导管位置，用生理盐水冲洗后，再没血液流出，可注射 2% 利多卡因 1~2 mL，观察有无局麻药毒性反应，5~10 min 后无毒性反应，可继续给药。如针干或硬膜外导管里出血量较多，应用 1∶400 000 肾上腺素生理盐水冲洗硬膜外腔后，改另一间隙穿刺，若再发生出血应禁用硬膜外麻醉。

（三）空气栓塞

硬膜外穿刺，利用空气行注气试验以利判断穿刺针是否进入硬膜外腔是常用的鉴别手段，但是空气常随损伤血管而进入循环，致空气栓塞的发生率为 20%~45%。临床上应用空气 1~2 mL，不致引起明显症状，如注气速度达 2 mL/（kg·min），进入血液空气超过 10 mL，就可能致患者死亡。空气栓塞临床表现有气体交换障碍（肺动脉栓塞），缺氧和发绀，继而喘息性呼吸，意识迅速丧失，呼吸停止，随后血压下降，心跳停止。

1. 处理

取头低左侧卧位，防止气栓进入脑，又可使气栓停留在右心房被心搏击碎，避免形成气团阻塞。心跳停止患者可剖胸行心室内抽气，心脏复苏。

2. 预防

尽可能减少注入空气到硬膜外腔，限制在 2 mL 以内。

（四）广泛阻滞

硬膜外麻醉时常用量局麻药造成异常广泛阻滞平面，有以下三种可能性：①局麻药误入蛛网膜下隙产生全脊麻。②局麻药误入硬膜下间隙引起广泛阻滞。③局麻药在硬膜外腔出现异常广泛阻滞平面。

1. 全脊麻

发生率为 0.10% ~ 0.05%，临床上表现为全部脊神经支配区域均被阻滞，意识消失，呼吸、心跳停止。

处理：维持患者循环和呼吸功能。气管插管行机械呼吸支持患者呼吸，循环以扩容和血管收缩药物支持，使循环稳定，患者可在 30 min 后苏醒。心跳停止按心肺复苏处理。预防十分重要，硬膜外麻醉必须试验给药，用药量应不大于 3 ~ 5 mL，注药后仔细观察病情 5 ~ 10 min，如出现麻醉平面广泛，下肢运动神经被阻滞现象应放弃硬膜外麻醉，并支持患者循环和呼吸至平稳为止。

2. 异常广泛阻滞

注入常规剂量局麻药以后，出现异常广泛的脊神经阻滞现象，但不是全脊麻。阻滞范围广，但仍有节段性，腰部和骶神经支配区域仍正常。特点：多发生于注入局麻药后 20 ~ 30 min，前驱症状有胸闷、呼吸困难、烦躁不安，然后出现呼吸衰竭甚至呼吸停止。血压多出现明显下降，有的病例血压下降不明显，脊神经被阻滞常达到 12 ~ 15 节段。

处理：支持呼吸和循环。预防：硬膜外麻醉应遵循分次给药方法，以较少用药量达到满意阻滞平面，忌一次注入大容量局麻药（8 ~ 15 mL），以免造成患者广泛脊神经被阻滞，异常广泛的脊神经阻滞的两种可能性是硬膜外间隙广泛阻滞与硬膜下间隙广泛阻滞。

（五）脊神经根或脊髓损伤

1. 神经根损伤

硬膜外阻滞穿刺都是在背部进行，脊神经根损伤主要为后根，临床症状主要是根痛，即受损伤神经根分布的区域疼痛，表现为感觉减退或消失。根痛症状的典型伴发现象是脑脊液冲击症，即咳嗽、喷嚏或用力憋气时疼痛加重。根痛以损伤后 3 d 之内疼痛最剧烈，随时间推移，症状逐渐减轻，2 周左右大多数患者疼痛可缓解或消失，遗留片状麻木区可达数月以上。处理：对症治疗，预后均较好。

2. 脊髓损伤

损伤程度有轻有重，如导管直接插入脊髓或局麻药直接注入脊髓，可造成严重损伤，甚至贯穿性损害。临床患者感到剧痛并立即出现短时意识消失，随即出现完全性、松弛性截瘫，部分患者因局麻药溢出至蛛网膜下隙而出现脊麻或全脊麻，暂时不会出现截瘫症状。脊髓横贯性伤害时血压偏低而不稳定，严重损伤患者多死于并发症或残废生存。

脊髓损伤早期与神经根损伤的鉴别：①脊髓损伤时患者出现剧痛而神经根损伤当时有"触电"感或痛感。②神经根损伤后感觉缺失仅限于 1 ~ 2 根脊神经支配的皮区，与穿刺点棘突平面相一致；而脊髓损伤感觉障碍与穿刺点不在同一平面，颈部低 1 节段，上胸部低 2 个节段，下胸部低 3 个节段。脊髓损伤重点在于预防，但是一旦发生要积极治疗，重点在于治疗早期的继发性水肿。主要应用大剂量皮质类固醇，以防止溶酶体破坏，减轻脊髓损伤后的自体溶解；应用脱水治疗，减轻水肿对血管内部压迫，减少神经元的损害；应用大剂量 B 族维生素，以促进神经组织康复。中后期治疗可应用针灸、推拿按摩、理疗行康复治疗，经治疗后部分病例可望基本康复。

（六）硬膜外血肿

硬膜外间隙有丰富的静脉丛，穿刺出血率为 2% ~ 5%，但出现血肿形成的患者并不多见。诊断：硬膜外麻醉出现背部剧痛基本可诊断。行椎管造影、CT 或磁共振对于诊断及明确阻塞部位很有帮助。治疗：及早手术治疗，在血肿形成后 8 h 内行椎板切除减压，均可恢复。手术延迟必将导致永久性残废，故争取时间尽快采取手术减压是治疗关键。预防措施：对有凝血功能障碍患者和正在使用抗凝治疗的患者应避免应用硬膜外麻醉，穿刺时有出血病例应用生理盐水冲洗，每次 5 mL，待回流液颜色变浅后，改全身麻醉。

（七）感染

硬膜外脓肿，患者除出现剧烈背部疼痛，还出现感染中毒症状如发热、白细胞总数和中性粒细胞明显升高。治疗早期（8 h 内）行椎板切除减压引流，应用大剂量抗生素治疗，一般患者康复，延误治疗可致永久性截瘫。

第四节 腰麻-硬膜外联合麻醉

一、复合麻醉穿刺法

20世纪90年代始，蛛网膜下隙和硬膜外联合阻滞麻醉已广泛应用临床，并取得满意效果。复合脊麻—硬膜外阻滞适合于8岁以上患者的T_7以下平面任何外科手术。脊麻与硬膜外联合阻滞麻醉可选用双穿刺点法（DST），也可采用单穿刺点法（SST），即向蛛网膜下隙注药，同时也经此穿刺针置入硬膜外导管。两点穿刺法先于$T_{12} \sim L_1$或$L_{1 \sim 2}$行硬膜外穿刺置入硬膜外导管，然后再于$L_{3 \sim 4}$或$L_{2 \sim 3}$或$L_{4 \sim 5}$，行蛛网膜下隙穿刺，注入局麻药液行脊麻；一点穿刺法经$L_{3 \sim 4}$间隙穿刺，目前国内不少厂家专门设计和制造CSEA配套穿刺针并广泛应用临床，应用特制的联合穿刺针，针的样品都是针套针方式，即先用一根带刻度的17G或18G Tuohy Weiss针（即硬膜外穿刺针）进入硬膜外腔；然后用一根29G Quineke或27G Whitacre穿刺针（即蛛网膜下隙穿刺针）套入上述硬膜外穿刺针内，穿过并超出Tuohy针尖11～13 mm，就完全可以穿破硬膜（在L_3处穿刺自黄韧带至硬膜距离为5～20 mm）而进入蛛网膜下隙。如出现针尖顶着硬膜的帐篷现象（Tenting），则将Tuohy针（硬膜外穿刺针），亦包括脊麻针，向内推进少许（3～6 mm），以将硬膜穿破，穿过硬膜时，常有一种"啪"穿破感觉。针确定在蛛网膜下隙后，注药并退出脊麻针，再经硬膜外针（tuohy）置入硬膜外导管（在硬膜外腔深度为4～5 cm），该导管作为补充脊麻或延长麻醉时间用，也可作为术后镇痛。这种复合麻醉方法的麻醉效果基本上可达95%以上，据有关资料统计应用SST时脊麻的失败率达16%，应用DST时其失败率仅3%～4%。

二、应用单穿刺点法或双穿刺点法存在的问题

（1）因为患者在进行穿刺时都取侧卧位，而脊麻先注药，若应用重比重药液，注药后不能立即仰卧，还须行硬膜外腔置管。如置管顺利也需1～2 min，如置管不顺时间达5 min以上，局麻药在蛛网膜下隙发生作用，而容易发生单侧性或偏重单侧性脊麻。如侧卧位时患者体位不当，头或骶偏高或偏低，容易造成麻醉平面过高或过低。

（2）SST法很容易损坏脊麻穿刺针的前端，如穿刺针质量不好，损坏的微小金属片脱落下来进入硬膜外腔或蛛网膜下隙。破损的脊麻针的前端在穿破硬脊膜时，会使硬膜损伤更大。

（3）在应用SST时硬膜外针要准确处于正中位置，否则前端偏斜，则在应用脊麻穿刺针进行穿刺时也会跟着发生偏斜，甚至引导脊麻针进入硬膜外腔的侧硬膜囊。应用CSEA时在已经产生脊麻的麻醉平面基础上，硬膜外麻醉每扩展阻滞1个节段约需局麻药液1.53 mL，比单纯应用硬膜外麻醉阻滞1个节段的药量要少，因此麻醉应小剂量给药。

三、CSEA常用药物剂量和浓度

目前临床上脊麻多采用重比重药液，有的学者也应用等比重药液，但等比重药液需坐位穿刺，又容易引起麻醉平面过低，达不到麻醉需求。现分别介绍。

（一）重比重药液

脊麻药配制时加10%葡萄糖溶液0.5～1 mL，即为重比重液。脊麻用0.5%布比卡因1.6～2.0 mL（8～10 mg），0.33%丁卡因1.8～2.0 mL；硬膜外用0.5%布比卡因10～15 mL。

（二）等比重药液

脊麻用0.33%丁卡因1.8～2.0 mL；硬膜外用1%利多卡因和0.25%布比卡因8～10 mL，或0.25%布比卡因10～12 mL，硬膜外麻醉追加药量为首次量的1/3～1/2。CSEA优点是作用起效快，麻醉效果明显，肌肉松弛比单纯脊麻或硬膜外麻醉都好。少量脊麻用药达到骶丛的阻滞，明显减少了硬膜外麻醉用药量，降低毒性反应发生率。值得探讨的问题是脑脊液不出、置硬膜外导管困难、单侧脊麻、麻醉平面过广、硬膜外导管误入蛛网膜下隙。

第五节 骶管麻醉

骶管阻滞是经骶裂孔穿刺，注局麻药于骶管以阻滞骶神经。它也是硬膜外阻滞的一种方法，适用于直肠、肛门及会阴手术，也用于婴幼儿及学龄前儿童的腹部和下肢手术。

一、穿刺部位

其定位方法是：一般取侧卧位或俯卧位。侧卧位时，腰背应尽量向后弓曲，双膝关节屈向腹部；俯卧位时，髋关节下需垫一厚枕，显露并突出骶部。穿刺者位于患者一侧，穿刺之前先定好位，从尾骨尖沿中线向头方向摸至 4 cm 处（成人），可触及一有弹性的凹陷骶裂孔，在孔的两旁可触到蚕豆大的骨质隆起，即为骶角，两骶角连线中点即为穿刺点。髂后上嵴连线在第 2 骶椎平面，是硬脊膜囊的终止部位，骶管穿刺时不宜越过此连线，否则有误入蛛网膜下隙发生全脊麻的危险。

二、穿刺与注药

于骶裂中心作皮内小丘，但不作皮下浸润，否则易使骨质标志不清，妨碍穿刺点定位，将穿刺针垂直刺进皮肤，并刺破骶尾韧带时可有阻力消失感觉。此时将针于向尾侧倾斜，与皮肤呈 30°～45°，然后再将针向前刺入 2 cm 即可到达骶管腔，抽吸注射器，无脑脊液和血液回流，注入生理盐水和少量空气无阻力，也无皮肤隆起。证实针尖在骶管腔，即可注入试验剂量，观察 5 min 后，没有蛛网膜下隙阻滞现象，注入首次用药总量。

三、穿刺时注意问题

穿刺时如针与皮肤角度过小，即针体过度放平，针尖可在骶管的后壁受阻；若角度过大，针尖常可触及骶管前壁，穿刺如遇骨质，不宜用暴力，应退针少许，调整针体倾斜度后再进针，以免引起剧痛和损伤骶管静脉丛。骶管有丰富的静脉丛，除容易穿刺损伤出血外，对局麻药吸收也较快，故较易引起程度不同局麻药毒性反应。穿刺如抽吸时回流血量较多则放弃骶管阻滞，改用硬膜外麻醉，局麻用药浓度和剂量：1%～2% 利多卡因 10～20 mL，最大用量 400 mg；25%～0.5% 布比卡因 10～20 mL，最大用量 100 mg。

第六章

术后阵痛

第一节 术后镇痛治疗原则

术后镇痛不仅能减轻患者的痛苦，更重要的是能预防或减少患者手术后疼痛引起的并发症。例如胸科术后患者，良好的镇痛可促进术后深呼吸及咳痰，防止肺不张和肺内感染。心脏病患者的非心脏手术后镇痛，可防止心动过速，减少心肌做功和氧耗量，这对心脏病患者是非常重要的。总之，手术后疼痛治疗可减轻或防止机体的一系列应激反应，有利于患者的恢复，减少各种并发症，对提高患者的围手术期安全十分重要。

一、治疗方法的选择

术后镇痛的方式很多，其选择应根据手术的大小、部位等决定。包括全身用药，口服、静脉、肌内、皮下注射给药，硬膜外给药等和物理疗法及电刺激、心理治疗等技术。

（一）口服

适用于表浅、小手术的轻度、中度疼痛，术前口服，对患有消化性溃疡或肾脏疾病的患者相对禁忌。

（二）肌内注射

与口服相比，起效快，易于产生峰值而迅速达到镇痛目的。但存在注射部位疼痛、药物吸收不可靠、持续时间短等缺点。

（三）静脉给药

手术后的常用镇痛给药方法之一，可分次静脉注射或患者自控持续输注（PCA），起效迅速，血浆药物浓度稳定，但需要严密监测，防止出现呼吸抑制。

（四）硬膜外或鞘内给药

可使用局麻药联合阿片类药物，镇痛效果较好，但可能出现低血压、全身无力、麻木的不良反应，应予重视。

二、患者自控镇痛技术

（一）患者自控镇痛

患者自控镇痛（PCA）是利用一种机械微量泵装置，在患者感到疼痛时，自行按压PCA装置的给药键，按设定的剂量注入镇痛药，从而达到镇痛效果。其优点是：能维持稳定的血药浓度，避免镇痛药的滥用，可不用电源，而是通过特制的机械泵给药，体积小，便于携带。

（二）PCA分类

依其给药途径和参数设定的不同，可分为静脉PCA、硬膜外PCA、蛛网膜下隙PCA、皮下PCA和区域神经PCA等。

（三）PCA 技术参数

PCA 的技术参数包括单次给药剂量、锁定时间、负荷剂量、最大给药剂量、连续背景输注给药、单位时间的最大限量及注药速率等。

1. 负荷剂量

在开始 PCA 治疗时，由于受单次剂量和锁定时间的限制，短时间内难以达到镇痛所需的血药浓度，即最低有效镇痛浓度（MEAC）。给予负荷剂量的目的就是迅速达到镇痛所需要的血药浓度，即 MEAC，使患者迅速达到无痛状态。

2. 单次给药剂量

患者每次按压 PCA 泵所给的镇痛药剂量。由于不同患者对镇痛药的需求及不良反应的敏感性不同，应根据个体差异对单次给药剂量进行调整，剂量过小可能导致整个 PCA 过程镇痛效果欠佳，剂量过大有可能导致过度镇静甚至呼吸抑制。如果在足够的 PCA 次数后仍存在镇痛不全，可将剂量增加 25%～50%，如果出现过度镇静，则应将剂量减少 25%～50%。

3. 锁定时间

锁定时间是指间断给药之间的最短间隔时间，该时间内 PCA 装置对患者再次给药的指令不做反应，可以防止用药过量。静脉 PCA 锁定时间一般为 8～15 min。

4. 最大给药剂量

最大给药剂量是 PCA 装置的另一安全保护措施，有 1 h 或 4 h 最大给药剂量限定。其目的在于对超过平均使用量的用药引起注意并加以限制。

5. 连续背景输注

大部分 PCA 泵除了 PCA 单次给药方式外，还有其他功能可供选择。包括：①持续给药，难以做到个体化用药。②持续给药加 PCA，持续小剂量给药的目的在于减少镇痛药血药浓度波动，改善镇痛效果。③PCA 基础上的持续给药，常使用速度可调节的给药方案。

（四）PCA 常用药物

1. PCIA

静脉 PAC（PCIA）常用药物有吗啡、芬太尼、曲马多、舒芬太尼等，一般与止吐药物氟哌利多、5-HT_3 拮抗剂恩丹西酮、格雷司琼、雷莫司琼等合用。中国医科大学附属盛京医院目前用的配方为曲马多 600～800 mg，加止吐药，稀释至 100 mL，负荷量为曲马多 50～100 mg；芬太尼 0.8～1 mg，加止吐药，稀释至 100 mL，负荷量为芬太尼 0.03～0.05 mg；吗啡 30～40 mg，加止吐药，稀释至 100 mL，负荷量为吗啡 2～3 mg；舒芬太尼 100～130 μg，加止吐药，稀释至 100 mL，负荷量为舒芬太尼 5 μg。均 2 mL/h 静脉泵入，使用负荷量前单次给予止吐药，如格拉司琼 3 mg。

2. PCEA

术前先行硬膜外隙穿刺置管，术毕予以硬膜外 PCA（PCEA）持续镇痛，一般常用局麻药联合阿片类药。常用吗啡或芬太尼加用 0.125%～0.25% 的布比卡因或 0.1%～0.2% 罗哌卡因。中国医科大学附属盛京医院目前常用的配方：芬太尼 0.2～0.5 mg 或盐酸吗啡 4～6 mg 加 0.125% 布比卡因溶液，生理盐水稀释至 250 mL。持续剂量为 5 mL/h，PCA 剂量为每次 2 mL，锁定时间为 8 min；吗啡 4～6 mg 加氟哌利多 5 mg 和布比卡因 100～150 mg，生理盐水稀释至 100 mL，持续剂量为 2 mL/h，PCA 剂量为每次 0.5 mL，锁定时间 15 min。PCEA 使用药物剂量和浓度要根据镇痛装置的特点、持续剂量进行调整，还应考虑患者手术大小、年龄、体重、性别等因素。

第二节　术后疼痛对生理功能的影响

一、中枢神经系统

术后疼痛对中枢神经系统产生兴奋或抑制作用，表现为精神紧张、烦躁不安，严重者可发生虚脱、神志消失等，而交感神经兴奋与心理障碍如神经质、焦虑、过分担心、恐惧等可加重术后疼痛。

二、心血管系统

疼痛刺激可引起患者体内的内源性一些递质和活性物质释放，从而影响心血管的功能。术后急性疼痛引起机体释放的内源性物质包括：

（1）交感神经末梢和肾上腺髓质释放儿茶酚胺。

（2）肾上腺皮质释放的醛固酮和皮质醇。

（3）下丘脑释放的抗利尿激素，以及启动肾素－血管紧张素系统。这些激素将直接作用于心肌和血管平滑肌，并且通过体内水钠潴留间接地增加心血管系统的负担。

（4）血管紧张素Ⅱ能引起全身血管收缩，而内源性儿茶酚胺可使心率加快，心肌耗氧量增多以及外周阻力增加，因此，可导致术后患者血压升高、心动过速，伴有心血管疾患患者甚至可能引起心肌缺血和心律失常。

（5）过多的醛固酮、皮质醇和抗利尿激素可导致患者体内水钠潴留，患者心脏储备功能差时可引起充血性心力衰竭。

三、呼吸系统

水钠潴留能促使血管外肺水增多，而后者又可导致患者通气/血流比值异常。胸、腹部手术患者，疼痛所致的肌张力增加，可造成患者的肺顺应性下降，同时通气功能降低，这些改变又可能促使患者术后发生肺不张，结果使得患者缺氧和二氧化碳蓄积。在大手术或高危患者，术后疼痛可能导致功能残气量明显减少（仅为术前的25%～50%），早期缺氧和二氧化碳蓄积可刺激每分通气量代偿性增加，但长时间的呼吸功能增加可能导致呼吸功能衰竭。可见，术后疼痛可延缓术后患者呼吸功能的恢复，某些患者由于低通气状态而发生肺实变和肺炎等呼吸系统并发症。

四、内分泌功能

疼痛可引起体内多种激素释放，产生相关的病理生理改变。肾上腺素、皮质醇和胰高血糖素水平的升高，通过促使糖原分解和降低胰岛素的作用，最终导致高血糖，蛋白质和脂质分解代谢增强也使得术后患者发生负氮平衡，不利于机体康复。此外，内源性儿茶酚胺使外周伤害感觉末梢更为敏感，使患者处于一种疼痛－儿茶酚胺释放－疼痛的不良循环状态之中。

五、胃肠道和泌尿系统

研究表明，疼痛引起的交感神经系统兴奋，可能反射性地抑制胃肠道功能，平滑肌张力降低，而括约肌张力增高，临床上患者表现为术后胃肠刀割样痛、腹胀、恶心、呕吐等不良反应。膀胱平滑肌张力下降导致术后患者尿潴留，增加了相应的并发症（如与导尿有关的泌尿系感染等）的发生率。

六、其他影响

疼痛尚可使手术部位的肌张力增加，能耗增多，不利于术后患者早期下床活动，因而可能影响机体的恢复过程。同时疼痛刺激能使患者出现失眠、焦虑；甚至一种无助的感觉，这种心理因素加之上述疼痛的不利影响，无疑延缓了患者术后的康复过程。

第三节　术后疼痛评估

疼痛的评估途径包括：①详细了解病史及手术情况，包括疼痛的部位，程度、时间、性质，以及与疼痛加剧和缓解有关的因素等。②细致的体检及生化检查，全面的体检在疼痛评估中同样重要，包括一般的物理检查以及对神经系统、肌肉骨骼和精神状态的评估等。③患者对疼痛的体验和描述，目前已有许多有关的疼痛测定方法，但应强调的是，如果只对疼痛强度或其他单一因素进行评价，往往会忽略疼痛的许多其他方面及体验。④疼痛对患者主要的影响等。

一、患者对疼痛的主观感受

根据患者自己对疼痛体验的主观描述来评估疼痛的质与量，这是已沿用多年的较原始和简单的疼痛测定方法，缺点是较为粗糙，对疼痛程度和性质的评估不可避免地带有偏见。

（一）口述描绘评分法

口述描绘评分法（VDS）采用形容词描述疼痛的强度，让患者从所提供的形容疼痛强度级别的词汇中，选择出适当词汇对自身疼痛强度进行描述。一般使用 3～5 个形容词，如 keele 提出将疼痛强度分为无痛、轻度痛、中度痛和剧痛，Melzack 和 Torgerson 的 5 级评分法包括轻微痛、不适痛、痛苦痛、严重痛和剧烈痛。这种评分法的缺点是测量的敏感性差，患者的选择受到限制。

（二）数字分级评分法

数字分级评分法（NRS）为临床上更为简单和常用的评分方法。患者可选择 0～10 的任何一个数字来描述疼痛，0 分为无痛，10 分为想象的最严重的疼痛。这种方法的优点是简单易懂可以重复，可以反映较小的疼痛变化。缺点是不能反映某种疼痛特有的心理和生理改变。

以上两种评分方法常用来评估临床镇痛用药或治疗效果，可以对疗效及患者的满意度有一定了解，不足之处是测定较为粗糙，难以准确定量。

（三）视觉模拟评分法

视觉模拟评分法（VAS）具有使用简单方便、敏感性高、可复制性强等特点，患者可以用数值表示疼痛强度。除了用于测量疼痛水平外，它还可以用于测量其他主观性指标，例如恶心程度、疼痛缓解程度、患者对治疗满意度等，其主要优缺点与数字分级评分相似。

VAS 评分做法通常是用一条长度为 10 cm 的直线（也可按 100 mm 计算），直线的两端表示所测量的某种感觉或反应的两个极限。例如，短语"无痛"一般标记在直线的最左端，而"最剧之疼痛"标在最右边。让患者在此直线上选择能描述其某一特定时刻所感受疼痛水平的一点，以此点做标记，可以得到一个以厘米或毫米为单位的具体测量数据并进行分析。所用标尺有垂直的和水平的两种，一般通过前者得到的评分稍高于后者。

二、疼痛引起的行为举止改变与生理变化及评估

（一）疼痛引起的行为举止改变及行为评估

疼痛所伴随的行为举止改变虽然不是疼痛特有的表现，但对疼痛强度的评估具有很大价值。评估疼痛有关行为举止的出现频率、特点及细微变化，需仔细观察并贯穿疼痛治疗的始终。疼痛引起的反应性行为举止主要有以下几方面。

（1）应答反应或称为反射性痛行为，如惊恐、呻吟、叹气等。

（2）自发反应为了躲避或减轻疼痛而产生的主动行为，如跛行、抚摸疼痛部位、护卫身体某些部位或区域，或将身体固定于某种特殊姿势等。

（3）功能限制和障碍，如静止不动、过多的躺卧等被动行为。

（4）患者服药的态度和频率。

（5）希望引起别人注意的举动。

（6）睡眠习惯的改变。

（二）行为评估法

由医师根据患者的面部表情、语言反应、体位姿势等临床疼痛表现和行为，对疼痛程度进行客观评估，也是目前临床较为广泛使用的评估方法。最具有代表性的方法如下。

1. 机械刺激法

机械刺激法即骨面压迫法，由医师对患者的前额或小腿胫骨前的骨组织进行施压，借以判定疼痛的程

度。当患者刚感到疼痛时的压力，即为阈值；当患者对压迫疼痛不能耐受时的压力，即为疼痛耐受阈值。压力以克（g）为单位表示。

2. 温热刺激法

用凸透镜将光聚焦于皮肤 3 s，借以测定疼痛感觉的方法。将聚焦热线从远逐渐移近皮肤，当患者开始从热感转变为痛感时，此时的热量即为疼痛阈值。这是临床较为简便实用的测痛方法。

3. 冷水刺激法

将被测试者的双上肢前臂浸入低于 5℃ 的冷水中，记录疼痛出现的时间。

4. 电刺激法

用电气牙髓诊断仪进行疼痛测定。检查器电极与被检查者的牙髓接触，记录通电引发疼痛时的电流，即为疼痛阈值。

5. 化学刺激法（斑蝥素疱疹法）

将直径为 1.0 cm 的 0.3% 斑蝥素膏药贴在前臂，使局部表皮产生疱疹，然后揭去表皮，用致痛性物质（组胺、乙酰胆碱、5-羟色胺等）作用于疱疹底部（真皮表面），借以测定疼痛。本法只适用于实验室研究。

6. 驱血带疼痛测定法

在前臂用驱血带驱血，随着时间的延长而疼痛增强，以患者能耐受的时间为疼痛阈值。

在观察疼痛行为时，性别、性格、环境、以往经验等因素对评价疼痛程度都有影响，亦应受到重视。

（三）疼痛的客观生理指标

疼痛虽然是主观的精神活动，临床上很少采用生理生化参数作为疼痛评估的手段，但因疼痛对自主神经有影响，所以可引起一系列生理变化，如心率、血压、呼吸的变化及出汗和 β-内啡肽含量变化等。尤其在急性疼痛较为明显，慢性疼痛或心因性疼痛对自主神经的影响通常并不明显，此类患者更易受到情绪的影响。在慢性疼痛患者，已发现皮质醇增多，血浆 α_1-酸性糖蛋白增多，血胆固醇和 β 脂蛋白减少，血浆及脑脊液中的 β-内啡肽减少。

（四）观察者疼痛评分

评价疼痛治疗的效果时，对疼痛的准确测量格外重要。通过对患者的观察可以找出各种外科刺激的疼痛强度和镇痛需要的一般规律，这些规律可以为镇痛治疗初期提供一些治疗依据，在治疗过程中还需根据患者对治疗的反应不断调整治疗方案。

近来有人提出在疼痛强度评价上，患者自控镇痛可能比观察者评价更为准确，因为患者有能力根据自身感受的疼痛刺激的大小来决定镇痛药的用量。

第四节 术后镇痛方法

一、术后镇痛的作用

在围术期积极开展以麻醉医师为主导的镇痛治疗，提供快速且有效的镇痛，可以使患者从术后的痛苦中解脱出来，这已成为人们的普遍共识。

（一）改善心肌缺血

术前心动过速及心肌缺血与围术期心肌梗死（心梗）发生率增高相关，术后镇痛可使这些事件的发生率降低。连续静脉输注阿片类药物并给予呼吸支持，能够降低冠状动脉旁路移植术患者心肌缺血的发生，同样，硬膜外阿片类药物镇痛可有效治疗心肌缺血和心绞痛。在高危人群中，硬膜外镇痛可有效降低心血管疾病的发生率。术后连续硬膜外镇痛可使术后心血管并发症、机械通气、肺部感染、ICU 停留时间及住院费用等大为降低。硬膜外镇痛与静脉 PCA 相比较，前者能更为有效地使心动过速和心肌缺血发生率下降，并有使心肌梗死发生率下降的趋势。其机制不完全明了，可能与镇痛治疗使疼痛刺激所致的高儿茶酚胺状态的缓解有关，也可能是胸段给药直接阻断了支配心肌的自主神经和 B 纤维。充分的区域阻滞也能减少由手术应激引起的其他激素的分泌，同时也可减少由于术后液体潴留带给心血管和肾脏的负担。

（二）减少肺部并发症

充分的术后镇痛能降低肺部并发症的发生，特别是高危人群硬膜外应用阿片类药物镇痛。与静脉应用吗啡相比，硬膜外镇痛减低肺部并发症更为有效，并且硬膜外镇痛可使患者的肺功能改善，能够早期离床活动。

（三）改善凝血功能状态

正常情况下术后患者处于高凝状态，硬膜外阻滞能纠正这种情况。在髋部、膝部和前列腺切除手术中，硬膜外阻滞使术后深静脉血栓形成的发生率降低。术后区域阻滞镇痛亦使血管移植后再栓塞率下降。同理，可以用此方法减少冠脉血栓的发生。

（四）促进胃肠功能的恢复

术后一般将胃肠功能恢复放在次要地位，但其功能情况经常是患者术后恢复的限速环节。硬膜外阻滞由于交感神经阻滞，迷走神经相对亢进，增加了肠蠕动并减少了肠梗阻的发生。研究证实硬膜外注入布比卡因，分别使子宫切除和结肠外科患者胃肠功能恢复加快 1~2 d。无论单独应用硬膜外阻滞后局麻药镇痛或和阿片类药物合用，均可产生同样效果。

（五）缩短住院时间

接受术后镇痛患者在 ICU 停留时间和住院时间均有所缩短。开胸手术的一般状况较好的患者，在胸段硬膜外镇痛后住院时间缩短；同样，接受结肠切除术的低危患者在术后镇痛，早期离床活动及早进食并用的情况下，住院时间可缩短 24 h；下腹部手术，如耻骨后前列腺切除，术后镇痛后住院时间也明显缩短。

总之，术后镇痛对患者多方面有着良好的影响，尤其是胸、腹部手术后硬膜外镇痛更具有明显的优点。

二、术后镇痛的应用及方法

术后疼痛的治疗是症状治疗，主要方法是阻断伤害性刺激传导径路，提高机体痛阈，减少其他加重伤害性刺激因素。根据疼痛传导通路，阻断刺激的方法及部位可以在伤口的局部、传导路径、中枢神经系统中的各个传导水平上。目前术后镇痛的方法很多，既要根据手术部位来选择，又要注意个体差异和特异性，采用综合或联合的方法。其镇痛原则包括以下几个方面。

（一）术前教育

术前镇痛教育能改善术后镇痛效果，向患者解释术后可能出现的疼痛类型和程度，指导患者术后咳嗽、深呼吸、活动和术后康复锻炼等。

（二）超前镇痛

超前镇痛是指在手术切割之前就利用镇痛药对伤害性感受刺激予以阻断，从而增强术后镇痛或减轻术后疼痛。它较损伤后应用同样的药物和措施能产生更好的镇痛效果。其理论基础是机体可对急性组织损伤产生的超痛现象（即对刺激产生过高的疼痛反应），在组织损伤前应用镇痛药可以预防或减轻超痛反应。术前使用抗炎类镇痛药、局部伤口渗透性或神经阻滞镇痛、小剂量阿片类镇痛药，可产生预先镇痛效果。

（三）平衡镇痛

平衡镇痛也称联合镇痛，是指并用多种药物或方法以充分镇痛和减少不良反应。临床上常见的阿片类药和非甾体类消炎镇痛药合用，硬膜外注入局麻药和阿片类合剂均属平衡镇痛。

（四）新型给药途径

随着对镇痛药疗效、药动学研究的深入以及电子计算机技术和医学生物技术在医学领域中的应用，在镇痛方法学研究中，探索出了许多新型有效的给药途径。术后急性疼痛的治疗中，患者自控镇痛技术及简便、无创、有效地经皮肤、鼻腔黏膜给药的途径和方法，目前已在临床广泛应用。

在实际工作中，对于每一个患者来说，镇痛治疗应达到以下要求：用最经济、最有效的镇痛药物和（或）方法，提供最好的镇痛，而不良反应和并发症最少，以改善患者的术后情况。

三、术后镇痛的方法

（一）肌内注射镇痛药

这是最为传统的镇痛方法，通常于术后患者疼痛发生后，给予镇痛药，最常用的为阿片类镇痛药肌内注射，具有一定的镇痛作用，优点是简便易行，安全性高，但镇痛效果较差。

（二）局部镇痛

手术结束时将长效局麻药注射到切口周围，犹如局部浸润麻醉，可使疼痛减轻或消失数小时。

（三）椎管内镇痛

硬膜外腔内有丰富的血管、脂肪、结缔组织、淋巴网和脊髓神经根等，为亲脂药物的储存提供了场所。局麻药注入硬膜外腔后，可通过硬脊膜抵达脊髓，从而达到镇痛作用。鞘内或硬膜外腔注射镇痛药，药物进入或渗入脑脊液，直接作用于脊髓后角胶状质中的阿片受体，可以达到镇痛目的；硬膜外腔注射也是药物通过蛛网膜下隙达到镇痛目的。因此，若单用阿片类药物，对穿刺点的选择并不严格，腰部穿刺也可使胸段脊神经支配的切口疼痛获得解除，镇痛范围的大小与药物剂量有密切关系。椎管内注射镇痛药，对术后镇痛效果比较满意。鞘内注射易发生感染，不良反应大，多采用硬膜外给药。具体方法如下。

1. 术终单次给药法

缝皮前，经硬膜外阻滞导管一次注入术后镇痛药，观察 15～30 min，术终拔出导管后回病房。各种局麻药、阿片类药、NSAID、α_2 肾上腺素受体激动药（可乐定）、高渗盐水、甲氧氯普胺、咪达唑仑等，均可用于硬膜外镇痛。效果最佳、时间最长的仍是小剂量吗啡（1～2 mg），或小剂量吗啡与低浓度局麻药（0.125% 布比卡因或罗哌卡因）联合镇痛。

2. 术后间断给药法

硬膜外阻滞术终可带硬膜外导管回病房，当患者疼痛时可经导管给上述药物。导管可留置 1～3 d，间断给药。

3. 术后持续给药法

术后通过持续静脉滴注、微量泵或持续输注器等方法，将药物经硬膜外导管持续注入硬膜外腔镇痛。本法可保持血药浓度稳定，保证镇痛作用的连续性，其关键是必须预先计算出总的药量及单位时间用量。

该方法最为常用，其优点是：①可保持清醒。②血流动力学稳定。③一般无须特殊监测。④减少了围术期对阿片类药物的需求及相关的不良反应。⑤患者更多地参与医疗活动。⑥部分药物感觉和运动神经分离阻滞。⑦住院时间缩短等。

理想的局麻药首选长效局麻药布比卡因、左旋布比卡因、罗哌卡因，在防止因过量而导致意外方面，左旋布比卡因或罗哌卡因均优于布比卡因；与布比卡因相比，罗哌卡因具有感觉、运动分离阻滞程度更大，心脏毒性更低，内在的缩血管活性，无须再加入肾上腺素，因而罗哌卡因用于硬膜外神经阻滞镇痛方法更具有优越性，复合阿片类药物效果更佳，可选择芬太尼或吗啡。

吗啡是用于硬膜外术后镇痛最常见的阿片类药物之一，吗啡药液的容积对镇痛作用影响不明显。小剂量吗啡注入硬膜外腔能发挥广泛的镇痛作用，是由于低脂溶性的吗啡分子穿透硬膜的速率较低，即使增加吗啡的剂量，也不能增加其对硬膜的穿透。相反，在镇痛质量并不随容量的增加而提高的同时，药物不良反应却有增多的趋势。硬膜外应用吗啡进行术后镇痛的确有效，然而吗啡可同时作用于中枢呕吐化学受体敏感区，使其恶心、呕吐的不良反应发生率也增高。预防性的静脉注射地塞米松可以降低术后硬膜外吗啡镇痛引起的恶心、呕吐的发生率。硬膜外吗啡术后镇痛对临床急性疼痛有较好的抑制作用。苯环己哌啶类的非特异性 NMDA 受体拮抗药氯胺酮，与鸦片类药物具有较好的协同作用，联合运用于临床术后镇痛效果较好。N-甲基-D-天冬氨酸（NMDA）受体在急性痛觉信息传导过程中起重要作用，因而小剂量氯胺酮硬膜外给药对辅助镇痛有较好的临床效果。小剂量应用氯胺酮不会产生明显的心血管和呼吸系统反应，对肝、肾功能以及肠蠕动的影响不大。联合用药可减少阿片类药物的剂量，从而降低其恶心、呕吐、皮肤瘙痒和尿潴留等不良反应，还可以增加其镇痛效果。

硬膜外术后镇痛，除上述不良反应外，有时出现局麻药引起的低血压、尿潴留、感觉和运动阻滞等并发症。选用药物时应小剂量、低浓度，对不同年龄及病情的患者区别对待。若有并发症及时对症处理。

（四）神经阻滞

切口周围神经干、神经丛阻滞等区域麻醉方法，既可以减低创伤内分泌效应，还可以扩张血管，阻滞骨骼肌等，促使切口早期愈合，有利于术后恢复。

常用的神经阻滞为肋间神经阻滞，对胸部切口为最佳选择，镇痛效果确切。可行术前肋间神经阻滞或关胸前肋间神经阻滞，也可于肋间切口或其上下各一肋间隙留置导管，术后间断或持续注入低浓度局麻药。主要问题是需间断注药，费人费事。无水酒精肋间神经阻滞，每一神经注射 1～2 mL，能使神经变性而获得较长时间的镇痛，但术后可有相当时期神经支配区的麻木，限用于晚期癌症患者等。胸膜间镇痛，手术关胸时在胸膜内放置 1 根细导管，术后间断或持续经导管向胸膜腔注入长效局麻药（0.125%～0.250% 布比卡因或罗哌卡因），可产生单侧镇痛而很少或几乎没有感觉和运动阻滞，适用于单侧胸部或上腹部手术。其作用机制主要是局麻药经胸膜扩张产生多数肋间神经阻滞。其他部位的神经阻滞如臂丛神经阻滞对上肢的术后疼痛、下肢神经阻滞对其支配区域的术后镇痛也颇有效，除单次给药外，有时也可置管分次或连续注射，尤其在断肢再植中应用，既可镇痛又可解除血管痉挛，效果比较满意，亦很方便。随着神经刺激定位技术的广泛应用，这种术后镇痛方法的应用会越来越广。在交感链、神经节处注射局麻药镇痛，由于技术比较复杂，有待推广。

（五）静脉镇痛

静脉输注阿片类药物是 ICU 患者镇痛镇静治疗常用的方法，广泛应用于危重患者，尤其需行控制呼吸者，药物的呼吸抑制反而有利于呼吸治疗。静脉持续输注可减少血药浓度的波动，镇痛效果满意。这种方法与 PCA 相比，患者不能随疼痛的消长而灵活变动治疗方案，无法参与疼痛的治疗过程，如在睡觉时因焦虑情绪缓解对镇痛的要求降低，此时患者无法自行减少药物摄入，容易造成镇静镇痛过度，可以采用患者可控的静脉持续输注镇痛方法解决这一弊端。

（六）口服药物镇痛

非阿片类镇痛药如对乙酰氨基酚和非甾体类消炎镇痛药是小的外科手术后常规镇痛用药。大手术后联合镇痛时利用其非阿片类镇痛机制，可以减少阿片类药物的用量及不良反应。NSAIDs 可影响血小板功能，导致潜在的围术期出血并发症，诱发胃、十二指肠溃疡，不宜在围术期的常规应用。

（七）经皮肤给药

某些药物经皮肤吸收后，能够达到与静脉用药的相同效果。目前能用于麻醉期间经皮输送的药物有硝酸甘油、可乐定、东莨菪碱、芬太尼、局麻药等。芬太尼分子量小、脂溶性高、镇痛效力强、不在皮肤内代谢的特点，作为第一个经皮肤输送的阿片类药物，可用于疼痛治疗及术后镇痛。该方法简便、安全、无创，镇痛效果显著，并发症少。临床上常用的是芬太尼透皮贴剂（多瑞吉），规格有 2.5 mg、5.0 mg，可以提供有效的背景输注镇痛。由于放置贴片后，药物需在皮肤内存在一段时间，才能摄入循环，因此，若在术后放置芬太尼贴片，镇痛早期应酌情复合应用其他镇痛药，以弥补不足。使用芬太尼透皮贴剂，部分患者可出现呼吸抑制、嗜睡、恶心、呕吐、尿潴留、瘙痒、皮疹等不良反应，特别是全麻术后应用，呼吸抑制发生率可达 4%，应注意严密观察及对症处理。

（八）经黏膜给药

包括经口腔黏膜、鼻腔黏膜、眼球结膜、直肠黏膜及阴道黏膜等途径给药，现以经鼻黏膜给药为例介绍如下。

经鼻腔黏膜给药，以往只作为局部用药治疗鼻炎、鼻塞等鼻腔疾病，近年来发现经鼻腔给药同样能够发挥全身治疗作用。经鼻腔黏膜给药吸收迅速、生物利用度高，是一种无创、简便、安全、有效的阿片类药物给药途径，可用于术后镇痛。人工合成的阿片部分受体激动药布托啡诺（主要激动 K_1 受体，对 μ 受体有弱阻滞作用），经鼻腔黏膜给药镇痛效价为哌替啶的 30～40 倍、吗啡的 4～8 倍，生物利用度达 48%～70%，15 min 起效，30～60 min 达峰值浓度，作用时间持续 3～5 h；主要用于术后中至重度疼痛的治疗，剂量 1～2 mg，以喷雾法每一个鼻孔给 0.5～1 mg，每 6 h 1 次，一般临床应用不超过 3 d。哌替啶、芬太尼和舒芬太尼亦可经鼻腔给药。经鼻腔滴注哌替啶，生物利用度高，镇痛效果与静脉给药相似，起效时间 12 min，峰值浓度时间 32 min，稍短于静脉给药。经鼻腔给予 15 μg 舒芬太尼，10 min 血浆浓度达 0.08±0.03 μg/L，30 min 血浆浓度与静脉给药相似，生物利用度可达 78% 以上，特别适用于术后急性疼痛治疗。因经鼻给药吸收迅速，全麻术后可能会出现呼吸抑制和低氧血症，所以术后早期应用时应严密观察。

（九）非药物替代治疗方法

很多非药物治疗法能减轻术后疼痛，减少术后镇痛药用量，缓解围术期焦虑，或改善患者的整体感觉。包括：冷、热的应用以及按摩、运动、经皮电刺激及术后放松、想象、催眠和生物回馈技巧。术前皮内针灸，麻醉过程中给予鼓励性建议及音乐，均能减轻患者焦虑，缓解疼痛。作为多模式镇痛的组成部分，只要患者有兴趣或愿意接受，均可予以采用。

第五节　术后镇痛常用药物

麻醉性镇痛药常用作静脉复合麻醉的组成药，常用药有吗啡、哌替啶、芬太尼、瑞芬太尼、舒芬太尼、阿芬太尼等。

一、吗啡

吗啡是阿片受体激动药的代表。

（一）药理特性

（1）中枢神经系统：①抑制大脑皮层痛觉中枢，痛阈提高 50%，产生躯体痛和内脏痛的镇痛，对持续性钝痛的效果优于间断性锐痛；在疼痛出现前用药的镇痛效果优于疼痛出现后。②在产生镇痛的同时，还作用于边缘系统影响情绪的区域阿片受体，可解除由疼痛引起的焦虑、紧张、恐惧等情绪反应，甚至产生欣快感和安静入睡。③缩瞳作用明显，针尖样瞳孔变化为吗啡急性中毒的特殊体征。④因呼吸抑制致 CO_2 蓄积，使脑血流量增加和颅内压增高。

（2）呼吸系统：①选择性抑制呼吸中枢，与剂量密切相关，一般剂量表现呼吸频率减慢，大剂量时呼吸减慢变浅，潮气量减小，直至呼吸停止，是吗啡急性中毒死亡的主要原因。②镇咳作用强，抑制咳嗽反射，可使患者在无痛苦下接受清醒气管内插管。③可引起组胺释放，产生支气管平滑肌收缩，用于支气管哮喘患者可诱发哮喘发作。

（3）心血管系统：①一般无明显影响，对心肌无抑制作用，适用于心脏直视手术的全凭静脉复合麻醉。②兴奋迷走神经，可致心率减慢。③释放组胺，间接作用于血管平滑肌，引起外周血管扩张、血压下降，在老年、低血容量或用药后取直立位的患者尤为显著。

（4）不良反应：常引起恶心、呕吐、便秘和尿潴留，还有血糖升高及体温降低。

（二）临床应用

肌内注射后约 15～30 min 起效，45～90 min 达最大效应，持续约 4 h；静脉注射后约 20 min 产生最大效应。主要经肝脏生物转化，代谢物主要经尿排出，约 7%～10% 随胆汁排出。与血浆蛋白结合率为 30%。老年人清除速率减慢约一半，故用药量需适当减小。只有极小部分（静脉注射不到 0.1%）透过血脑屏障，容易透过小儿的血脑屏障，故小儿对吗啡的耐药量很小，也透过胎盘到达胎儿。

（1）急性疼痛患者用作麻醉前用药，成人常用剂量为 8～10 mg 肌内注射；对休克患者宜采用静脉注射用药，剂量需减半。小儿以肌内注射为主，2～7 岁用 1～1.5 mg；8～12 岁用 2～4 mg。

（2）吗啡全凭静脉复合麻醉，用较大剂量（0.8～1 mg/kg），因释放组胺易干扰血流动力，现已被大剂量芬太尼或其衍生物所替代。

（3）治疗左心衰竭急性肺水肿，成人剂量 5 mg，稀释后静脉注射。

（4）术后镇痛。手术后患者硬膜外给予 2 mg 吗啡，镇痛良好，可维持 8～12 h，长者可达 24 h；也可加入镇痛泵中静脉或硬膜外镇痛，效果良好。

（三）禁忌证

（1）慢性呼吸道疾病患者，如支气管哮喘、上呼吸道梗阻、气管分泌物多、慢性肺疾病继发心衰、肺心病并呼吸功能不全等。

（2）75岁以上老年人、1岁以内婴儿和临产妇。

（3）严重肝功能障碍，肝昏迷前期。

（四）急性中毒处理

首先气管内插管施行人工通气，补充血容量以维持循环稳定，同时应用拮抗药纳洛酮。

二、哌替啶（杜冷丁）

（一）药理特性

（1）镇痛强度约为吗啡的1/10，肌内注射50 mg使痛阈提高50%。肌内注射125 mg痛阈提高75%。相当于吗啡15 mg的效应，作用持续时间约为吗啡的1/2～3/4。

（2）镇静作用较吗啡稍弱，仅产生轻度欣快感。

（3）呼吸抑制明显，与剂量大小相关，尤易见于老年、体弱及婴幼儿。

（4）降低心肌应激性，直接抑制心肌，代偿功能减弱的心脏更为明显。

（5）引起组组胺释放和外周血管扩张，使血压下降，甚至虚脱。

（6）具有类似阿托品样作用，使呼吸道分泌减少、支气管平滑肌松弛、心率增快、血管扩张、血压轻度下降。

（7）反复使用产生药物依赖。

（8）引起恶心、呕吐、脑脊液压力增高、尿潴留、抑制胃肠道蠕动、增加胆管内压力等不良反应，其机制与吗啡相似。

（二）临床应用

哌替啶口服经肠道吸收，其生物利用度仅为肌内注射的一半，与血浆蛋白结合率为60%，消除半衰期2.4 h～4.4 h，可透过胎盘，主要在肝脏生物转化，代谢物去甲哌替啶酸随尿排出。

（1）麻醉前用药：1 mg/kg术前30 min肌内注射，15 min产生作用，60 min达高峰，持续1.5 h～2 h后逐渐减退。静脉注射0.5～1 mg/kg，5 min产生作用，20 min作用达高峰，维持1.5 h～2 h后逐渐减弱。2岁以内者慎用，且剂量应偏小。

（2）硬膜外麻醉辅助药：将哌替啶100 mg与异丙嗪50 mg混合，配成"度非合剂"；或哌替啶100 mg与氟哌利多5 mg混合，配成"度氟合剂"。每次静脉注射1～2 mL，总量不超过4 mL。

（3）静脉普鲁卡因复合麻醉的组成药：在1%普鲁卡因500 mL内加哌替啶100～200 mg，静脉持续滴注，现已很少应用。

（三）不良反应

（1）偶尔有低血压、恶心、呕吐、眩晕、出汗、口干及下肢震颤等不良反应。有时于患者入睡前出现短暂兴奋、烦躁，将哌替啶与异丙嗪合用可不致发生。

（2）用药过量可出现中枢神经系统兴奋，表现为谵妄、瞳孔散大、抽搐等，可能系其代谢产物去甲哌替啶酸蓄积所致。

（3）服用单胺氧化酶抑制剂治疗的患者，使用哌替啶可出现严重毒性反应，表现血压严重下降、呼吸抑制、抽搐、大汗和长时间昏迷，甚至致死。这可能与单胺氧化酶抑制剂抑制体内单胺氧化酶活力，使哌替啶及其代谢产物去甲哌替啶酸的降解受到抑制有关。

三、芬太尼、舒芬太尼、瑞芬太尼

（一）芬太尼

（1）药理特性：①芬太尼的镇痛强度为吗啡的75～125倍，为哌替啶的350～500倍，作用持续时间约为30 min，是目前临床麻醉中应用的最主要麻醉性镇痛药。对大脑皮层的抑制轻微，在镇痛的同时，患者的意识仍保持清醒，这与吗啡、哌替啶不同。②对呼吸中枢都有抑制作用，表现呼吸频率减慢，与剂量相关。芬太尼 0.05～0.08 mg 静脉注射，不抑制呼吸；0.2～0.3 mg，呼吸停止 15～30 min；0.5～0.6 mg，呼吸长时间停止，且具有与皮层功能呈分离的独特现象，即患者神志清楚而无呼吸，表现为"遗忘呼吸"（即嘱咐患者呼吸时，患者能够自主呼吸，但随即又处于呼吸停止状态）。③对心血管系统的影响都很轻，不抑制心肌收缩力，不影响血压。芬太尼和舒芬太尼可引起心动过缓，可用阿托品治疗。④可引起恶心、呕吐和尿潴留，但不引起组胺释放。

（2）临床应用：芬太尼的适应证与禁忌证，与吗啡基本相同。①全身麻醉诱导。对于成年患者，芬太尼与静脉全麻药、镇静药和肌松药复合，进行麻醉诱导后气管插管，是目前临床上最常用的全身麻醉诱导方法。常用剂量为 0.1～0.3 mg，可有效抑制气管插管时的应激反应。如以芬太尼为主来抑制气管插管时的心血管反应，其剂量需达 6 μg/kg 左右。②全身麻醉维持。作为全凭静脉麻醉或静吸复合全身麻醉的主要成分，镇痛作用强大。一般在手术开始前及手术过程中每 30～60 min 追加 0.05～0.1 mg，或在进行刺激性较强的手术操作前根据具体情况追加，以抑制机体过高的应激反应。取其对心血管影响轻微的特点，可用大剂量芬太尼（30～100 μg/kg 静脉注射）施行"全凭静脉复合麻醉"，最适用于体外循环心脏内直视手术的麻醉，有利于术后患者循环功能恢复。为加强镇静作用，也可在麻醉诱导和维持时给予适量地西泮等中枢性镇静药。③用于时间短的门诊手术，如人工流产、脓肿切开引流术等。体重正常的成年人芬太尼用量为 0.1 mg 左右，并复合应用异丙酚或咪达唑仑，以弥补其中枢镇静作用的不足，但应注意药物协同作用所致的呼吸、循环功能抑制。④与氟哌利多配制成"氟芬合剂"，施行"神经安定镇痛麻醉"或用作椎管内麻醉的辅助药。

（二）舒芬太尼

（1）舒芬太尼是镇痛效应最强的阿片类药物，其镇痛强度是芬太尼的 5～10 倍。与芬太尼相比，舒芬太尼的消除半衰期较短，但其镇痛作用持续时间却较长，为芬太尼的 2 倍。与等效剂量的芬太尼相比，舒芬太尼静脉麻醉时患者循环功能更为稳定，因此它更适合于心血管手术和老年患者的麻醉。舒芬太尼麻醉时对呼吸系统的影响呈剂量依赖性，抑制应激反应的效果优于芬太尼，恶心、呕吐和胸壁僵硬等作用也与芬太尼相似。

（2）根据使用剂量的不同，舒芬太尼静脉麻醉有大剂量、中剂量和低剂量三种方法。大剂量（8～50 μg/kg）用于心胸外科、神经外科等复杂大手术的麻醉，中等剂量（2～8 μg/kg）用于较复杂普通外科手术麻醉，低剂量（0.1～2 μg/kg）用于全身麻醉诱导或门诊小手术的麻醉。舒芬太尼麻醉时可采用三种给药方法：诱导期总量一次给予、一定剂量诱导后术中按需追加或一定剂量诱导后持续静脉滴注维持。

（三）瑞芬太尼

（1）瑞芬太尼是新型超短时效阿片类镇痛药，消除半衰期约为 9 min。它是纯粹的 μ 型阿片受体激动剂，镇痛强度与芬太尼相当。瑞芬太尼的化学结构中含有酯键，可被血液和组织中的非特异性酯酶迅速水解为无药理活性的代谢产物，这种特殊的代谢方式是其作用时间短、恢复迅速、无蓄积的原因。瑞芬太尼还可使脑血管收缩，脑血流降低，颅内压亦明显降低，因而适合于颅脑手术的麻醉。瑞芬太尼的药效学和药动学特性使其用于临床具有下列优点：①可以精确调整剂量，麻醉平稳，并易于逆转。②不良反应较其他阿片类药物减少。③不依赖肝肾功能。④重复应用或持续输注无蓄积。

（2）瑞芬太尼可以用于全身麻醉的诱导和维持。麻醉诱导时，先给予异丙酚和维库溴铵，然后静脉注射瑞芬太尼 2～4 μg/kg 行气管插管，可有效抑制插管反应。在全身麻醉的维持过程中，与静脉或吸入全麻药合用时剂量为每分钟 0.25～2 μg/kg。由于瑞芬太尼作用时间短，术后苏醒迅速的特点，使其还特别适合于门诊短小手术的麻醉。

（3）瑞芬太尼也可出现其他阿片类药物的不良反应，如呼吸抑制、恶心、呕吐和肌肉僵硬等，但持续时间较短。值得注意的是由于瑞芬太尼停药后作用消失很快，术后疼痛发生早，剧烈的疼痛可以引发心脑血管系统意外。因此，临床多采用术后持续给予亚麻醉剂量瑞芬太尼或术后即刻注射长效类阿片药物的方法进行术后镇痛。

四、曲马多

(一)临床应用

曲马多主要用于急性或慢性疼痛。因其不引起括约肌痉挛，可用于急性胰腺炎、胆绞痛等患者。口服制剂尤其适用于老年人、婴幼儿。一般每次 50 mg 静脉注射、肌内注射或口服，半小时观察无效，可再追加给 50 mg。严重疼痛者首次可给 100 mg，每日总量不超过 400 mg。此药对癌症患者可有效镇痛，长期服用很少产生耐受性。

(二)不良反应

不良反应较少见，偶见口干、恶心、呕吐、多汗、头晕、疲劳。静脉注射过快可出现出汗、面红、一过性心动过速等征象。

五、纳洛酮

(一)药理特性

属纯粹的阿片受体拮抗药。

(1) 拮抗强度是烯丙吗啡的 30 倍，不仅拮抗阿片受体激动药（如吗啡等），也拮抗阿片受体激动拮抗药（如喷他佐辛）。

(2) 亲脂性很强，约为吗啡的 30 倍，易透过血脑屏障，静脉注射后脑内浓度可达血浆浓度的 4.6 倍，故起效迅速，拮抗作用强。

(3) 血浆蛋白结合率为 46%，主要在肝内生物转化，随尿排出。消除半衰期为 30~78 min，药效维持时间短。

(二)临床应用

(1) 适应证：①解救麻醉性镇痛药急性中毒，拮抗这类药的呼吸抑制作用，使患者苏醒。②复合麻醉结束后，拮抗麻醉性镇痛药的残余作用。③拮抗因母体应用麻醉性镇痛药而产生的新生儿呼吸抑制。④鉴别麻醉性镇痛药的成瘾性，用本药可诱发戒断症状时即可确诊。⑤创伤应激可引起 β 内啡肽释放，休克期心血管功能障碍与 β 内啡肽作用有关。因此有人提出了应用纳洛酮治疗休克的可能性，但效果犹待进一步证实。

(2) 静脉注射后 2~3 min 即产生最大效应，作用持续时间约 45 min。肌内注射后 10 min 达最大效应，持续约 2.5~3 h。本药的持续时间远较吗啡中毒的持续时间短许多，若仅用单次剂量拮抗，虽自主呼吸能有效恢复，但作用消失后患者将再度陷入昏睡和呼吸抑制。为维持疗效，宜先单次静脉注射 0.3~0.4 mg，15 min 后再肌内注射 0.6 mg，或继以 5 μg/kg 静脉滴注。

(三)不良反应

本药拮抗麻醉性镇痛药的起效甚快，用药后痛觉可突然恢复，并出现交感兴奋，表现血压增高、心率增快、心律失常，甚至肺水肿和心室纤颤。因此，需慎重用药，及时处理。

第六节 患者自控镇痛

一、PCA 的常用术语及基本结构

(一)PCA 的常用术语

使用 PCA 时，需对下列术语及其意义有所了解，即负荷剂量、单次给药剂量、锁定时间、PCA 泵最大给药量以及连续背景输注给药等。

1. 负荷剂量

给予负荷剂量，旨在迅速达到镇痛所需的血药浓度，称之为最小有效镇痛浓度（mEAC），使患者迅速达到无痛状态。麻醉后恢复期间有些患者尚未完全清醒，难以有效地使用 PCA。手术结束后短时间内疼痛程度往往最高，如果不加以负荷剂量，则镇痛起效延迟。不同阿片类药物的 MEAC 值不同，不同患者间 MEAC 值可相差 5 倍之多。MEAC 值还随时间、手术种类和患者的活动而变化，应根据镇痛效果来确定负荷剂量的大小。一般将总的负荷剂量等分为 2 份或 3 份，间隔 6～10 min 给药 1 次。也可术中甚至术前给予阿片类药物，以便在麻醉恢复期满意镇痛。大部分 PCA 计算机装置有负荷剂量给药方式。

2. 单次给药剂量

PCA 装置由患者控制间断给药。给药方式有经静脉、皮下、肌内、神经丛（干）或硬膜外等途径，患者通过按压 PCA 装置上的特殊按钮给药。这种方式给药的目的在于维持一定的镇痛血药浓度，但又不产生过度镇静作用。不同患者对疼痛敏感程度和对镇痛药的反应差异十分显著，应根据每个患者的情况对单次给药剂量进行调整。单次给药剂量过大或过小均有可能导致并发症或镇痛效果不佳。虽然患者对镇痛药的要求与其体重之间相关性很小，但开始 PCA 时仍可以体重作为参考指标。如果患者在足够次数的给药后仍觉镇痛不完全，则将剂量增加 25%～50%。如过度镇静，则将剂量减少 25%～50%。

3. 锁定时间

锁定时间（LT）指的是该时间内 PCA 装置对患者再次给药的指令不做反应。锁定时间可防止患者在前次给药完全生效之前再次给药，减少无意中过量给药的潜在危险性，是一种保护措施。锁定时间需根据药物的起效速度以及 PCA 不同给药途径而定。此外，LT 应反映药物在作用部位达到足够镇痛浓度所需的时间。如果药物起效迅速而且从作用部位的排出也迅速，那么所需 LT 较短；LT 还受单次给药剂量大小的影响，单次给药剂量大，LT 较长。最佳的 LT 需根据不同的药物在不同的背景条件下具体设定。

4. 最大用药量

最大用药量或限制量是 PCA 装置的另一自我保护措施。有 1 h 限制量或 4 h 限制量。其目的在于对超过平均使用量的情况引起注意并加以限制。医师只有在对患者疼痛和用药情况进行细致评估之后，方可加大限制量。

5. 连续背景输注给药

大部分计算机 PCA 装置除了 PCA 镇痛部分外，还有其他功能：①连续给药。②连续给药 + PCA。③PCA 给药基础上的连续给药。

（1）连续给药：连续给药后血浆阿片类药的浓度持续上升直至消除速度与给药速度相等。血药浓度达到平台的时间由该药的消除半衰期决定。4 个半衰期后可达到终浓度的 94%，而 6 个半衰期后可达到终浓度的 98%。如果单用匀速连续给药，20～24 h 后血药达到终浓度。单一速度的持续给药虽然有效，但无法适应不同患者对镇痛的不同要求。所以若采用匀速持续给药，需根据患者对镇痛的要求来确定给药速度。这就需要根据情况不时地对给药速度进行双向调节。从理论上讲，匀速持续给药加上 PCA 是更佳的镇痛方案。

（2）匀速持续给药加 PCA：间断给药经常辅以持续或"背景"给药。辅以小剂量持续给药旨在减小麻醉药血药浓度的波动，以改善镇痛。此外，理论上连续给药将减少患者给药次数，并减轻患者醒来时的疼痛程度。若连续给药能使血药浓度接近 MEAC，则加少量药即可达满意镇痛。

（3）PCA 基础上的持续给药：为了提高镇痛效果并减少潜在的不良反应，临床上采用过数种复杂的给药方案。其一是速度可调节的给药方案，即给药速度是根据前 60 min 内 PCA 的用量而定。这种方案的目的在于减小患者的运动量，并减小药物过量的可能性。这种速度可调节的给药方式明显减少了患者自己的给药次数。

（二）PCA 泵的基本结构

（1）贮药器。

（2）输注设备有电子泵、一次性的机械泵两种。

（3）管道系统。

二、PCA 的分类

不同类型 PCA 常用药物可参见表 6-1。

表 6-1　不同类型 PCA 的用药选择

不同种类 PCA	单次给药剂量（mL）	锁定时间（min）	常用药物
PCIA	0.5	5~8	①阿片类药物如吗啡、哌替啶。 ②NSAIDs 如酮咯酸
PCEA	4.0	15	局麻药如利多卡因、布比卡因与小剂量芬太尼联合
PCSA	0.5	20	吗啡

（一）静脉 PCA

静脉 PCA（PCIA）指经静脉途径给予镇痛药，主要包括麻醉性镇痛药吗啡、哌替啶、芬太尼等。主要采用吗啡或芬太尼加氟哌利多 5~10 mg（或镇吐药），吗啡或芬太尼剂量根据患者的具体情况而定。适用于急性疼痛，如术后疼痛和某些癌痛的短期治疗。配方仅供参考。

1. 配方一

60 mL 自控镇痛泵：

（1）芬太尼 1.8~2.4 mg（30~40 μg/mL）。

（2）吗啡 30~60 mg（0.5~1.0 mg/mL）。

（3）背景剂量 0.5 mL/h。

（4）PCA 量 0.5 mL。

（5）锁定时间 15 min。

2. 配方二

100 mL PCA 泵：

（1）芬太尼 1.0~1.5 mg（10~15 μg/mL）。

（2）输入速度 2.0 mL/h。

（3）PCA 量 0.5 mL。

（4）锁定时间 15 min。

3. 其他用药配方

其他用药配方见表 6-2。

表 6-2　PCIA 阿片类药物应用方案

药物	药物浓度（mg/mL）	次给药量（mg）	锁定时间（min）
吗啡	1	0.5~2.0	5~10
哌替啶	10	5~25	5~10
芬太尼	0.01	0.01~0.02	3~10
纳布啡	1	1~5	5~15
丁丙诺啡	0.03	0.03~1	8~20
喷他佐辛	10	5~30	5~15
曲马多	10	20~50	10~15

（二）硬膜外 PCA

硬膜外 PCA（PCEA）指经硬膜外途径给予镇痛药，主要包括麻醉性镇痛药、局麻药或麻醉性镇痛药加局麻药。目前常用方案如下。

1. 配方一

250 mL PCA 泵：

（1）布吡卡因或罗哌卡因 0.1%~0.125%。

（2）芬太尼 1~2 μg。

（3）输入速度 5 mL/h。

2. 配方二

100 mL PCA 泵：一般用于年龄较大、一般情况较差的患者。

（1）0.1% ~ 0.125% 布吡卡因或罗哌卡因。

（2）芬太尼 1 ~ 2μg。

（3）输入速度 2.1 mL/h。

3. 其他用药配方

其他用药配方见表 6-3。

表 6-3 PECA 的用药方案

镇痛药物	负荷量(mL)	PCA 量（mL）	持续量（mL）	最大量（mL）	锁定时间（min）
0.1% ~ 0.25% 布比卡因 * + 芬太尼（2.5 ~ 5μg/mL）	5 ~ 6	1 ~ 4	0 ~ 4	4 ~ 15	15 ~ 30
0.1% ~ 0.25% 布比卡因 * + 哌替啶（1 ~ 2.5 mg/mL）	5 ~ 6	1 ~ 4	0 ~ 4	4 ~ 15	10 ~ 30
0.1% ~ 0.25% 布比卡因 * + 吗啡（0.05 ~ 0.1 mg/mL）	3 ~ 5	1 ~ 4	0 ~ 4	4 ~ 10	10 ~ 30
0.1% ~ 0.25% 布比卡因 * + 丁丙诺啡（15 ~ 30μg/mL）	3 ~ 6	1 ~ 4	0 ~ 4	4 ~ 15	10 ~ 30
0.1% ~ 0.25% 布比卡因 * + 曲马多（10 mg/mL）	5 ~ 6	1 ~ 4	1 ~ 4	4 ~ 10	10 ~ 30

注：* 亦可为 1% 利多卡因或 0.1% ~ 0.25% 罗哌卡因

（三）皮下 PCA

皮下 PCA（PCSA）指经皮下途径给予镇痛药，要包括麻醉性镇痛药。适用于硬膜外和静脉穿刺困难的患者，也用于在家治疗的慢性疼痛患者。皮下穿刺简便易行，感染等并发症易于早期发现。PCIA 阿片类药物可用于 PCSA，注意哌替啶有组织刺激性，不用于 PCSA。常见并发症为穿刺部位肿胀、疼痛，更改穿刺部位即可。

（四）外周神经 PCA

外周神经 PCA（PCNA）指经外周神经丛或神经干给予 PCA 药，适用于单侧肢体手术后和单侧肢体疼痛治疗。用药以低浓度局麻药为主，可复合麻醉性镇痛药，疼痛治疗时可联合皮质类固醇类药物及维生素。注意固定好穿刺留置针，以防影响镇痛效果或损伤神经。

三、PCA 适应证

（1）术后疼痛。

（2）肿瘤疼痛。

（3）内科疼痛、心绞痛等。

（4）分娩期间疼痛和产后疼痛（包括正常分娩和剖宫产）。

（5）某些神经痛、骨关节病变疼痛、神经营养障碍引发的疼痛、血管性病变疼痛、创伤后疼痛等。

（6）科研。

四、影响 PCA 疗效的因素

（一）阿片类药物的药动学和药效学

阿片类肌内注射、皮下注射和口服的剂量与其血药浓度的波动有关。该类药物需达到一定值时才开始有镇痛效果，该浓度称为最小有效镇痛浓度（MEAC）。MEAC 的特性如下：

（1）该值对任何患者相对稳定。
（2）患者之间 MEAC 的差异是可估计的。
（3）阿片类药血药浓度存在一个窄区间，可产生严重疼痛和满意镇痛的巨大差异。该区间内可见陡直的剂量—药效曲线。研究报道，间隔 3~4 h 给予哌替啶，患者血药浓度仅在每个间期 35% 的时间内超过 MEAC。

（二）估算术后镇痛药剂量的参考因素

1. 年龄

年龄与所需镇痛药量之间有负相关的关系。据报道，40 岁以下术后患者随年龄增加对阿片类药的敏感也增加。在给予标准剂量吗啡（10 mg/70 kg，静脉注射）后，其血药浓度在一组 51~70 岁的外科患者中比 23~50 岁的一组患者要高，老年组的早期（2 min）吗啡血浆浓度比年轻组高 70%。

2. 麻醉药史

众所周知，麻醉药成瘾使术后所需阿片类药物剂量增加。

3. 其他中枢作用药物

酚噻嗪、MAO 抑制药、抗抑郁药、苯二氮䓬类和抗组胺药，增强并延长阿片类药的中枢抑制作用。此外，患者本身术前内啡肽水平也可能影响术后所需外源性阿片类药物的量。

4. 精神因素

如神经质、焦虑、担心、惧怕、周围患者暗示、处事方式以及控制力，均能影响术后疼痛。

五、PCA 泵介绍

主要介绍目前国内使用最多的 PCA 泵。

（一）电子泵

此种 PCA 泵是一种程序化的疼痛治疗泵，配有一次性管路和储药袋，它具有硬膜外、静脉、皮下输入程序，可根据患者的具体情况选择 PCA、背景输入 + PCA 或持续输入。优点是可根据患者的具体情况进行调整，镇痛效果比较满意。缺点是有的体积较大，不利于患者下床活动。

（二）便携式输注系统

以 Baxter 一次性输注泵为例，这一系统是由随身点滴瓶及患者自控表（PCM）组成的一次性疼痛自控装置。它突破了传统电动泵的不便性，首创以机械弹性原理提供患者轻便、简易操控的随身携带自控装置。医疗人员将适当浓度的药液充填进舒疗奶瓶内之球状储液囊后，储液囊即开始收缩，迫使药液流经一可控制流出速度之出口，使药液以恒定的流速输出；另外，药也还经一条防拆输液管进入 PCM 内，当患者发生疼痛需要镇痛时，按下 PCM 上的投药钮，即可将这一剂量的药物输入体内。这一系统能否提供准确的流速及单次给药剂量，关键就在以下三个重要部分的设计，也是这一系统为广大用户所认同的原因。

1. 流量限速器

利用先进的激光制造技术设计和生产的流量限速器，确保这一系统在输液全程中始终保持恒定准确的速率。根据流量限速器的不同，可提供从 0.5~10 mL/h 等多种不同流速的输注装置。

2. 储药囊

使用非乳胶材料制造而成，提高了生物兼容性。储药囊对药物之稳定性无相关影响，保证在全部疗程中药物的安全性。另外，由于其优良的弹性及坚韧的强度，保证在使用中提供稳定的流速及避免药囊破裂的情况发生。根据临床需要可提供 65~275 mL 容量的输注装置。

3. 患者自控表（PCM）

设计安全可靠，保证患者每次按压控制钮均可精确提供 0.5 mL 的药液。根据不同型号的 PCM，其内藏储液槽再充填时间不同，即锁定时间不同，当储液槽未完全充填满，如再按压投药钮，则流出之药液剂量将依比例调整。

第七节 术后镇痛并发症

一、PCA用药导致的不良反应及处理

(一)恶心、呕吐

引起恶心、呕吐的主要因素有术前用药、麻醉操作、术中术后用药、手术种类和部位及空腹与否等,与PCA所用药物引起恶心、呕吐的不良反应相仿。对恶心、呕吐的处理十分重要,因为它和疼痛一样痛苦。只有有效地控制恶心、呕吐,才能使患者消除对PCA的疑虑。常用的减少恶心、呕吐倾向的方法包括避免长时间禁食、缺氧、容量过少及使用镇吐药物。

恶心、呕吐需及时对症治疗,只要患者接受PCA治疗,就应定时随访,当患者主诉有恶心时就应给予药物治疗,最好根据对患者的观察制定一个恶心评分的标准,不要轻视恶心、呕吐的症状和治疗的必要性。

常用的镇吐药有甲氧氯普胺、普鲁氯哌嗪、恩丹司琼等,主要作用于大脑中的化学受体触发中心,甲氧氯普胺还能加速胃的排空。在患者第1次有恶心感时应选用甲氧氯普胺10 mg静脉单次注射。当恶心、呕吐发作时可肌内注射甲氧氯普胺,必要时每6 h 10 mg。如果甲氧氯普胺效果不好,可以改用普鲁氯哌嗪,每小时肌内注射12.5 mg。普鲁氯哌嗪可能引起术后噩梦。当阿片类药加量时,可以单次静脉追加镇吐药的剂量。5-HT受体拮抗剂昂丹司琼是较为理想的镇吐药,用于PCA术后镇痛患者,其镇吐效果较为理想。

(二)呼吸抑制

阿片类药能降低正常人的呼吸频率和幅度。对于疼痛患者,疼痛刺激会导致过度通气。然而,呼吸幅度的增加也会加重患者的疼痛。所以在胸科或腹部手术后,患者往往表现为呼吸频率加快,呼吸运动幅度降低,导致患者肺部感染率增加。新的镇静药、麻醉药、肌松药在术后短期内的残余作用已引起人们足够的关注,尤其是与阿片类药合用对呼吸的影响较为明显。另外,上呼吸道不同程度梗阻带来的后果也应引起关注,尤其是这种情况和呼吸中枢受抑制等因素叠加起来时,甚至轻度打鼾,在术后也可能造成严重后果。在接受大手术的高危人群,低氧血症通常在术后第2、3天晚上最为严重。呼吸频率作为观察呼吸抑制与否的常规指标不够灵敏,应采用脉搏血氧饱和度(SpO_2)监测。对术前或术中有呼吸问题的患者,可以使用PCA但需要严密监护。及时给予吸氧,保持呼吸道通畅。若呼吸困难未缓解,可用纳洛酮0.2~0.4 g + 5%葡萄糖氯化钠溶液20 mL缓慢静脉注射,或用静脉滴注维持3~5 mg/(kg·h),必要时停止PCA。就阿片类镇痛药对呼吸的抑制作用而言,PCA比其他镇痛方法要小,可能是因为PCA能减少血药浓度的波动,并且能根据疼痛程度调控血药浓度水平。

(三)内脏运动

PCEA、PCIA中阿片类药能引起便秘和尿潴留,并可导致进一步的危险,如胃内容物的反流和误吸,甚至影响肠吻合术伤口的愈合。使用哌替啶的患者吻合口裂开的发生率比较低,可能和其解痉作用有关。甲氧氯普胺能促进胃肠运动,所以恶心症状减轻的同时也可能减轻胃潴留。良好的护理能及时发现患者便秘等症状,从而能及时处理。

(四)血压下降

术后PCIA患者,或PCEA患者测镇痛平面过高(T_4以上),合并低血压,暂停PCA,给予吸氧,密切观察,防止血压过低对患者心、脑功能造成影响。患者血压恢复正常后,缓慢恢复PCIA或PCEA。

(五)尿潴留

多见于PCEA患者。吗啡可使输尿管平滑肌张力增加,膀胱括约肌收缩,并且由于PCA镇痛效果完善,患者对尿意感觉明显降低。术后耐心向患者解释,使患者在精神松弛情况下术后3~5 h内完成首次排尿。对排尿困难者可进行导尿术,尿管一般留置2~3 d。膀胱壁受副交感神经控制,该神经对局麻药很敏感,低位硬膜外阻滞了骶副交感神经,术后尿潴留较常见,下肢骨科手术患者多见,一般术后约5 h出现。

（六）皮肤瘙痒

瘙痒是吗啡诱发组胺释放而引起的不良反应，主要表现为荨麻疹和痒疹。处理措施为停药或减量，并给予抗组胺药及局部涂搽炉甘石洗剂。

（七）硬膜外导管脱落

硬膜外镇痛效果确切，临床使用较多。有时因出汗或身体移动出现导管脱落，导致镇痛失败，根据具体情况终止或重新做硬膜外穿刺或更换静脉镇痛；导管与泵管连接脱落者，若使用时间较长时可终止镇痛，对于尚余大部分药液而接头无明显污染者，可消毒接头和导管继续使用。为了减少导管中途脱落，应指导患者活动及注意事项。

（八）褥疮

PCEA 患者应用布比卡因阻断了痛觉，并使周围血管扩张，术后少翻身，骶尾部受压可引起局部软组织红肿，甚至溃烂造成褥疮，报道剖宫产术患者术后 3 d 出现骶尾部皮肤红肿和坏死，患者经过尽量减少平卧，25% 硫酸镁溶液湿敷后好转。另 1 例骶尾部皮肤坏死约直径 3 cm 的圆形，表面干燥，处理用抗生素抗感染，多下床活动，红外线灯照射创面，13 d 后坏死表皮逐渐脱落痊愈。骶尾部红肿、褥疮多见于剖宫产术患者，主要与体重大、限制性体位造成局部受压，使骶尾及臀部浸渍在潮湿中过久等因素有关。

（九）腿麻

PCEA 患者局麻药浓度偏高、阻滞下肢运动神经所致，可往泵内注射生理盐水适当降低布比卡因浓度。对于极少数患者因胶布过敏出现红斑、痛痒，一般不需特殊处理，严密观察，镇痛结束自行好转，严重者可应用脱敏胶布。个别患者出现前胸和颜面部皮肤红斑，考虑为对镇痛药过敏，静脉注射地塞米松 5 mg 后好转。1 例剖宫产术后用 0.2% 布比卡因硬膜外镇痛患者，诉自左大腿至小腿外侧条索状疼痛，检查镇痛平面 $T_{10} \sim L_4$，双腿能活动，左腿感觉除痛觉减退外无明显异常反应，考虑是硬膜外穿刺置管时机械刺激脊神经所致，镇痛结束后好转。

（十）锥体外系症状

出现该症状多为中青年患者，主要是镇痛药配方常含氟哌利多。近年来青岛大学医学院附属医院出现过 3 例，表现为术后 22～30 h 突然出现双眼外翻、呼之不应、胸腹肌肉僵硬、神志淡漠或烦躁等症状，但患者血压、呼吸无异常变化，2 例经解释和终止镇痛后自行缓解和消失，1 例烦躁者静脉注射地西泮 10 mg 和终止镇痛后好转。氟哌利多属丁酰苯类抗精神病药。通过阻滞边缘系统、下丘脑和黑质系统等部位的多巴胺受体而产生安定和抗精神病作用以及镇吐作用，常被作为镇痛药配方之一，目的是减少阿片类药引起的恶心、呕吐反应。由于阻滞黑质系统的多巴胺受体，导致该部位兴奋性递质乙酰胆碱在功能上处于相对优势，从而产生肢体震颤、肌张力增高、运动减少、静坐不能等锥体外系症状。文献报道术后镇痛使用小剂量氟哌利多 5 mg，锥体外系症状发生率分别是 0.4%、2%，且青少年发生率较成人高。术后镇痛治疗中，一旦发生锥体外系症状，应停止使用含有氟哌利多的镇痛处方，症状一般可自行缓解或消失，必要时可使用地西泮肌内注射或静脉注射，亦可用苯海拉明、氨茶碱等治疗。为了避免锥体外系反应给患者、家属对术后镇痛产生恐慌，镇痛药配方尽量不用氟哌利多。

（十一）中枢系统其他反应

睡眠能使患者保持良好的精神状态，加快其恢复，这对术后患者十分重要，但也是最容易被忽视的方面。大手术后的患者经常诉说他们术后通常要经历一段痛苦的时期：大约 24～48 h 左右常常是昏昏沉沉，或难以入睡，或因为药物作用而恍恍惚惚。阿片类药有影响正常睡眠模式的可能，使快相睡眠消失，患者如果在 48 h 内没有快相睡眠，就会变得疲劳、困倦，同时经常伴有呼吸紊乱，中枢性呼吸暂停的发作及一段时间的低氧血症。有报道术后第 3 天心肌梗死发生率的增加与此有关。临床上接受 PCA 治疗的患者能得到更好的睡眠模式，这可能和最佳用药量及减轻患者的焦虑有关。更有趣的是，一旦患者入睡。阿片类药的血药浓度稳定地下降（这一点曾经被引证为 PCA 理论上的缺点），将减少由阿片类药介导产生的睡眠结构紊乱。

众所周知，镇静是阿片类药的一个不良反应，在使用 PCA 以前，主要靠静脉或肌内注射进行术后患者镇痛，患者大多镇静过度却仍诉说疼痛，PCA 可以避免这个问题。这也说明减少血药浓度的波动可提高镇痛效果。芬太尼的镇静作用很弱，可以用在那些不易入睡的患者。

幻觉、欣快感、焦虑甚至惊厥、抽搐，在一定条件下可由许多阿片类药引起，当用部分激动药如喷他佐辛（镇痛新）时，常常可以见到这些表现。目前还没有发现因为使用 PCA 而出现这些反应的证据。显然，对某些较敏感的患者，这些现象也许是药物反应，在排除了其他因素之后，可以给患者镇静药，如小剂量地西泮。

二、PCA 装置有关的问题

除上面介绍的药物不良反应以外，PCA 泵由于机械问题或使用不当亦可出现问题，如虹吸现象。由于 PCA 系统泄漏，管道的裂缝会造成虹吸，从而导致药物持续进入患者体内过量。应用精密工艺制造的 PCA 泵几乎不存在这个问题。PCA 电子泵设有报警装置，当管道堵塞或有气泡时，警报会启动，输注会停止，待故障排除后会重新启动。在 PCA 使用中出现的问题多是由于使用不当、设置错误或操作错误引起的，因此，参与 PCA 镇痛的医务人员一定要设定、计算，反复核对药物和剂量，及时调整及排除故障，并对患者进行及时监测和随访。

综上所述，PCA 技术作为一种较新的、快速发展的临床镇痛技术，已经渐为成熟。只要按照 PCA 技术的规范化操作和管理，它的安全有效已得到越来越多的医师和患者的认可。随着各级医务人员了解和应用，越来越多的疼痛患者都会成为 PCA 技术的受益者。

第七章

普通胸科手术的麻醉

第一节 术前评估及准备

一、临床评估

(一) 临床体征评估

详细了解病史及体格检查可大致判断呼吸功能。如吸烟多久，有无呼吸困难、端坐呼吸，有无口唇发绀或杵状指，有无运动（上楼等）后气短及大量咳痰等体征，有助于判断肺功能及是否需要治疗措施。X线片包括断层CT检查更可显示肺及胸内病变，还可判断气管狭窄程度及部位，有助于麻醉准备。如肺部听诊有哮鸣音，应先给以支气管解痉治疗。

(二) 肺功能测定及动脉血气评估

肺切除术患者肺功能异常者，应常规在术前进行肺功能测定（PFTs），实际动脉血气测定更有重要意义。

1. PFTs 测定

最常用的肺功能测定为测量肺活量（VC）。如果 VC < 80% 正常值，应考虑有限制性肺疾病，如肺萎陷、肺炎或肺纤维化。如怀疑有阻塞性肺疾病时应测定用力呼气量（FVC），又称时间肺活量，即最大用力吸气后在 1 s、2 s、3 s 测呼出气量，其中尤以第一秒用力呼气量（FEV1）更有意义。正常人 FVC 与 VC 相等，当患者患有阻塞性肺疾病，如哮喘或支气管炎，用力呼气时，胸腔呈正压，气道易受动力性压迫而萎陷，易被分泌物堵塞，所以 FVC < VC，FEV1 显著下降。而限制性肺疾病不常伴有气道梗阻，也可导致 FVC 降低，虽 FEV1 可能下降，但 FEV1/FVC 仍为正常（即 > 70%）。

2. 最大自主通气量

肺的动力功能可测量最大自主通气量（MVV），即患者尽快在 12 s 内呼吸的容量乘以 5 表示每分钟最大通气量，可显著显示气道阻力的变化。如此高通气率患者很难进行 1 min 以上，甚至重症患者不能进行 MVV 测量，可用 FEV1/FVC × 35 ≈ MVV 为参考，也有良好的相关性。除了气道梗阻影响 MVV 外，肺和胸壁的弹性、呼吸肌的力量及合作程度均可影响 MVV。健康男人 MVV 平均值为 150 ~ 175 L/min，最低限为 80 L/min 或大于 80%。

3. 动脉血气分析

术前静止状态下的动脉血气分析对开胸手术患者很有参考价值。可显示气体交换障碍的严重程度，也可提示麻醉时应用单肺通气是否会出现缺氧危险，对术后缺氧处理提供有力的指标。但有些患者在静止状态下动脉血气张力正常或接近正常，当有轻度运动时即出现血氧饱和度下降。

(三) 耐受全肺切除的标准

术前评估患者能否耐受全肺切除，不但胸外科医生应非常重视，麻醉医生也必须正确判断，否则，全肺切除术后有可能因气体交换不足、肺动脉高压及致命性呼吸困难难以脱离呼吸机支持。因此拟做全肺切除术的患者，术前肺功能测试至少应符合下列标准：① FEV1 > 2 L，FEV1/FVC > 50%。② MVV80 L/min 或 50% 预计值。③ 残气量/总肺量 < 50% 预计值及预计术后 FEV1 > 0.8 L。如上述标准不符合，还应做分侧肺功能试验。如 FEV1 过低，还应做创伤性检查，如肺动脉球囊阻塞测压等。④ 平均肺动脉压 < 35 mmHg。⑤ 运动后 PaO_2 > 45 mmHg，说明切除后余肺能适应心排血量。

由于 FEV1 及分侧肺功能试验的正确性令人失望，近年建议测定运动时最大氧摄取量（VO_2 max）能较正确判断患者肺切除后是否发生并发症。如患者的 VO_2 max > 20 mL/（kg·min）则术后多不发生问题，如运动时 VO_2 max < 15 mL/（kg·min），术后多出现严重并发症。有些患者 FEV1 值不适于手术，但运动时 VO_2 max 较高，仍可耐受手术，说明运动试验更能反映气体交换、通气、组织氧合及心排血量状况。

二、术前准备及改进肺功能的措施

术前评估患者肺功能的基本目的，不但为了做好麻醉前准备，更要降低围手术期的肺并发症及死亡率。特别有肺慢性疾病的患者术前必须进行充分准备。通常在术前 48 ~ 72 h 即应开始治疗准备，同样治疗要持续到术后。

（一）停止吸烟

停止吸烟可以减少气道分泌物及敏感性，改进黏膜纤毛运动，但需要 2 ~ 4 周见效，6 ~ 8 周效应最佳。术前 24 ~ 48 h 停止吸烟反增加气道分泌物及敏感性，但可以减少碳氧血红蛋白含量，有利组织的氧利用。吸烟者术后肺部并发症率约为非吸烟者 6 倍。

（二）控制支气管痉挛

气道刺激常是胸外科反复出现气流受阻的原因。所以在围手术期建立通畅的气道极为重要。$β_2$-拟交感性气雾剂是主要治疗反复发作的支气管痉挛。如患者用 $β_2$-拟交感性气雾剂有心动过速，可采用四价抗胆碱能药异丙托溴铵。如加用茶碱，应考虑与 β-肾上腺能药及麻醉药并用时，特别在单次静脉注射时的交互作用及毒性反应。

（三）抗感染、排痰、止痰处理

术前准备中排痰是很重要的措施。因为痰液可增加感染及气道的刺激。术前用抗生素对预防院内感染及治疗支气管炎很有帮助。如有急性呼吸道感染，则择期手术还应推迟 7 ~ 10 d。松动痰液最佳方法为适当的湿化，包括全身输液及用热蒸汽雾化吸入。由于咳嗽无力，常需机械方法协助排痰至气道口端，便于咳出，如叩背及位置排痰等。

（四）锻炼呼吸功能

术前说服患者主动锻炼呼吸功能，增强咳嗽、咳痰动作极为重要。麻醉前访问中，教会患者锻炼呼吸功能，解释止痛、咳痰方法，增强患者信心，往往比单纯用药及术后间断正压通气还有效。利用一次性吹气瓶（称有阻力的吹气装置）每天练习数次可显著增强呼吸肌肌力及耐力。

第二节 胸科手术的麻醉特点

一、麻醉选择的原则

为了减轻开胸后的纵隔摆动及反常呼吸，以及避免低氧血症及维持气道通畅，同时消除因手术操作刺激胸腔内感受器所致的应激反应，应首选全麻，即气管内插管后应用肌松药控制呼吸。近年多采用硬膜外神经阻滞复合全麻，可以减少术中全麻药的使用，术后进行 PCEA 镇痛。

至今尚不能提供特定的麻醉药物或麻醉方法，临床上只有根据以上原则，麻醉者的知识、经验、技能，科室麻醉机的配备等来选择具体的麻醉方法。

二、麻醉药的选用

（1）氟化类吸入麻醉药（异氟醚、地氟醚、七氟醚）具有较高的油/气分配系数，麻醉作用强，最低肺泡气有效浓度（MAC）低，可以并用高浓度氧。同时血/气分配系数较低，麻醉诱导及苏醒较快，容易控制，尤其适于开胸手术。

（2）心脏功能极差的患者或心血管手术应用大剂量芬太尼或芬太尼类静脉麻醉。优点是利于循环稳定不抑制心肌，最为有利，但延长了术后机械通气的时间。若术前情况尚可，也采用小剂量芬太尼（5~8μg/kg）辅助异丙酚（3~4μg/kg）或咪唑安定（0.08~0.1 mg/kg）并用吸入麻醉及非去极化肌松剂行机械通气，维持正常通气功能。

（3）氯胺酮有减轻支气管痉挛的作用，不抑制缺血性肺血管收缩反应，但其致幻作用难以避免，因此较少用于成人。

三、麻醉期间呼吸、循环的管理

维持呼吸道的通畅，防止麻醉期间低氧或二氧化碳蓄积。因为手术为侧卧位，气管导管容易移位，病侧肺、支气管内的分泌物、血液倒流容易造成气道的堵塞，术中应严密监测呼吸动度、气道阻力，有分泌物及时分次吸出，可连续监测脉搏血氧饱和度（SpO_2）、呼吸末CO_2（$ETCO_2$）。

麻醉应掌握一定的深度与足够的肌松，若麻醉期间因麻醉过浅诱发支气管痉挛或肌松不足产生呼吸机不同步等可出现Auto-PEEP，呼气不足、气道内压增加而影响肺通气与回心血量发生低血压，因此若麻醉中发现支气管痉挛伴低血压时，加深麻醉常可有效缓解。

维持良好的通气状况。预先设置好呼吸参数，注意术中定期膨肺，关胸前一定要证实萎陷的肺已完全膨胀；闭胸后胸腔引流连接密闭水封瓶，要反复膨肺至瓶中无气泡溢出，水柱随呼吸上下波动。拔除气管导管前每次吸痰后一定要胀肺。

任何胸内手术都有大出血的可能，术中应结合手术操作密切注意血压、脉搏、心电监护，防止因出血或手术操作刺激纵隔、肺门引起血压下降、心律失常。

第三节　单肺通气

一、单肺通气病理生理

单肺通气是指气管导管插入一侧支气管，于开胸后经一侧肺通气的方法。①由于开胸手术侧卧位下部肺内血流分布受重力作用比上侧肺多，膈肌上抬，肺顺应性受到影响，导致通气减少，通气/灌注比例（V/Q < 0.8）失调。②非通气侧或开胸侧肺泡通气少或无通气而萎陷，而肺血流未相应改变，残余的氧可供流经的血流吸收，此后无氧供，PaO_2下降，且未氧合的血进入循环，肺内分流（Qs/Qt）增加。③低氧性肺血管收缩，单肺通气时临床上低氧血症常不严重，因为重力影响使靠床侧（即通气侧）肺血流增加，而及非靠床侧（即非通气侧）萎陷肺产生低氧性肺血管收缩（HPV），增加肺血管阻力，减少该肺血流，并驱血至通气侧肺，缓解了V/Q比例失调，减少肺内分流，从而也减轻低氧血症。

二、单肺通气的适应证

麻醉时应用单肺通气的安全性及成功率已显著增进，主要是支气管导管（双腔导管）有了很大的改进，目前临床常用双腔气管导管，具有一管两腔。管远端有两个开口及两个套囊，能将健侧与患侧肺完全隔离，主要有卡仑双腔管（右侧开口）、怀特双腔管（左侧开口），分别适用于左、右肺叶的切除。Robersllaw双腔管，因无隆突钩便于置管，且壁薄内腔相对增大，便于送入吸痰管。由于有纤维支气管镜协助及对单肺通气的生理改变有充分的认识，所以临床支气管内麻醉已不仅用于湿肺、支气管胸膜瘘或大咯血患者，还经常用于食管、肺叶等手术，有便于手术操作、减轻开胸侧肺损伤及防止两肺间交叉感染的作用。

三、单肺通气临床应用及低氧血症的防治

单肺通气行吸入麻醉时有5%~25%发生严重低氧血症（PaO_2 < 9.3 kPa或70 mmHg），麻醉者应首

先检查支气管开口是否对准，然后根据单肺通气的病理生理改变尽量缩小 V/Q 比例失调。具体措施如下。

吸入高浓度氧。在手术期单肺通气吸入 100% 氧可显著提高动脉血氧分压，不会出现氧中毒或吸收性肺萎陷。同时靠床侧肺吸入高浓度氧可以扩张肺血管，接受更多的来自非通气侧肺血流，增加血氧合。

单肺通气潮气量应为 10 mL/kg，如小于 10 mL/kg 易促使靠床侧肺萎陷，如大于 10 mL/kg 可能增加靠床侧肺血管阻力及气道压，从而增加非通气侧肺血流（降低非通气侧肺 hPV）。

呼吸频率应使 $PaCO_2$ 保持在 5.3 kPa（40 mmHg），通常较双肺通气时频率增加 20%。应避免低 CO_2 血症，因过度通气增加靠床侧肺血管阻力。低 CO_2 血症还抑制非通气肺的 hPV。

如单侧通气时低氧血症仍未纠正，则可采取下列措施：①检查支气管导管的位置是否有误，有无分泌物堵塞。②膨胀上肺 4~6 次。③连接 CPAP（5~10 cmH_2O）于上肺。④将 10 cm 长氧气导管送入上肺支气管，给氧。⑤如氧合仍不满意，上肺高频通气，频率为 120 次/分。⑥全肺切除术如能及早结扎非通气侧肺动脉，则可消除 V/Q 的失调，直接消除来自非通气侧分流。

第四节 常见胸内手术麻醉

一、食管手术的麻醉

食管外科最常见的为食管癌，另外有食管平滑肌瘤、食管裂孔疝、食管良性狭窄，胸内食管破裂及穿孔、食管呼吸道瘘等，现就食管手术中有关麻醉的问题进行讨论。

（一）麻醉前评估及准备

1. 食管癌

因癌肿梗阻，食管近侧端多扩张并残留食物，后者容易感染及生长细菌，外加患者喉反射减弱，反流液可以导致误吸性肺炎及肺不张。即使长时间禁食，梗阻食管也不能完全排空，麻醉诱导时易发生误吸而导致肺炎。麻醉前用粗管吸引食管内残食可能减少误吸危险。食管癌患者，术前长期进食不当，多并有营养不良、低蛋白血症，甚至水电解质平衡失调，均应在术前尽量纠正。麻醉前除了解患者是否并发高血压、心脏病、慢性支气管炎外，还应了解患者是否进行化疗、放疗以及如何处理这些治疗可能发生的并发症。

2. 食管裂孔疝

麻醉前应复习胸部 X 线片，是否显示有误吸性肺炎或肺容积降低。如有吸入性肺炎应先行抗生素、抗支气管痉挛药及理疗治疗。为了防止反流、误吸，也可给予 H_2 受体阻滞药抑制胃酸分泌及升高 pH 值，如每 6~8 h 静脉注射雷尼替丁 50 mg，多在手术前晚及手术日早晨应用。也可选用液体抗酸药枸橼酸钠口服与 H_2 受体阻滞药交替应用。注意避免用固体抗酸药，以免误吸造成更大危害。甲氧氯普胺（胃复安）每 3~5 min 静脉注射 10~20 mg 可增加食管下段括约肌张力，有利于防止反流。麻醉前用药如需要给抗胆碱药，有可能降低食管下段括约肌张力。

（二）麻醉处理

1. 麻醉诱导

由于食管疾病患者容易发生反流、误吸，所以应常规术前插胃管，气管插管时均应压迫环状软骨。如有食管呼吸道瘘，则在气管插管前尽量维持自主呼吸，避免用正压通气，以免气体经瘘管造成腹胀导致呼吸功能不全、低血压及心搏骤停。

2. 气管内导管选择

经左胸腹切口进行下段食管切除术无需用双腔管萎陷左肺，应用单腔气管导管及拉钩压迫左肺即可暴露满意的手术野。如经胸切口，应用双腔管有利于同侧肺萎陷，便于手术。

3. 麻醉中注意事项

术中常因低血容量、失血、上腔静脉受压或手术操作牵拉心脏等刺激引起血流动力变化，特别是上、中段食管癌切除术分离食管时，若麻醉过浅可出现应牵拉迷走神经而出现血压下降、心率减慢，应及时通知术者，并及时加深麻醉。

二、纵隔肿瘤手术的麻醉

纵隔肿瘤常累及或压迫重要器官及血管，常在麻醉诱导时出现紧急情况，需要在麻醉前充分评估及准备。

（一）肿瘤压迫气管及支气管的麻醉

此类患者术前都有不同程度的呼吸困难，麻醉前应查看X片，测定狭窄处管径（X片常放大20%），准备导管，同时要估计狭窄处至切牙的长度，必须应用足够长度及硬度，必要时采用带螺旋钢条的气管导管通过气管压迫部位才能解除梗阻。为了防止梗阻，麻醉诱导不宜采用肌松药，可在表面麻醉加用氟芬合剂或右美托咪定辅助下，清醒气管插管。气道梗阻有时可通过变动体位而缓解，个别情况还需在特殊体位下诱导，所以术终拔管前先拔至声门下观察压迫部位气管（或支气管）有无萎陷，再决定拔管较为安全。由于解除梗阻，强烈吸气可能引起负压性肺水肿，应及时给以正压高氧通气等措施。

（二）肿块累及心血管的麻醉

上腔静脉（SVC）梗阻多见于支气管癌、恶性淋巴瘤及肺动脉置测压管后导致SVC栓塞，病情险恶。因外周静脉压剧升，上半身静脉怒张包括胸壁静脉扩张、发绀及头、颈、臂水肿。由于气道内静脉怒张出现呼吸困难、咳嗽及端坐呼吸。气管插管容易产生气管内出血，麻醉后减少静脉回流可能出现低血压。纵隔肿瘤如压迫肺动脉还可导致心排血量及肺灌注量降低，威胁生命。有时肿瘤包裹肺动脉在麻醉诱导后出现严重发绀，所以对严重气管梗阻不能缓解或发绀不能减轻时应立即采用股动静脉带氧合器的体外循环。

三、肺叶切除术的麻醉

（一）麻醉前病情评估及准备

目前肺手术患者最常见的为肺肿瘤，但肺功能常很少受损，需要注意术中进行单肺通气或全肺切除易增加静脉血掺杂或低氧血症。肺结核患者应查痰结核菌。慢性肺脓肿患者痰量极多，如每日在100 mL以上，应采用抗生素及位置排痰，麻醉前尽量控制痰量在最少量为宜，近年来因抗生素的进展，慢性肺脓肿已很少见。但支气管扩张症、肺囊肿及肺结核大咯血均在麻醉前或术中涌出大量脓痰、血液或分泌物，称为"湿肺"，特别像支气管扩张症及肺囊肿，往往术前并不能完全咳出脓痰及囊液，容易淹没对侧健肺，必须准备双腔导管。年龄过小也应准备单侧支气管导管。

（二）麻醉处理要点

1. 确保呼吸道通畅

必须保证双腔导管的位置准确，特别是变换体位、开胸操作后应重新确认。湿肺患者采用双腔导管时更应行单肺通气，及时吸净脓痰，并应按无菌原则准备足够量的吸痰管，避免交叉感染。支气管切除时可能有血液流入导管内，应及时吸出，否则凝成凝块易堵塞肺叶支气管。麻醉中应不断倾听螺纹管呼吸音，如有啰音，立即用吸痰管吸净痰液，使气道通畅。

2. 避免缺氧及高CO_2血症

单肺通气时防止低氧血症的方法如前所述，但主要手术操作如肺叶切除后，应尽早恢复双肺通气，缩短单肺通气时间。单腔管双肺通气时，应将非通气侧肺内的气体放出，减少无效腔量及肺血流，即减少静脉血掺杂。麻醉过程还应保证套囊不漏气，保证足够通气量。关闭胸腔前应用20～40 cmH_2O气道压（捏呼吸囊）测试支气管缝合是否漏气，继而加压膨胀萎陷肺叶，萎陷肺突然膨胀，血流再通，也可能出现一过性血压下降。闭胸后，应逐渐加大压力将肺吹张，并通过水封瓶引流排出胸腔内空气，恢复胸腔负压6～8 cmH_2O。如术中有CO_2蓄积，闭胸后加压排气，就可能出现CO_2排出综合征，即血压下降、呼吸消失，所以排气时应缓慢进行，血压下降可用麻黄碱提升。

3. 合理输血、输液

简单肺叶切除或全肺切除术通常无须输血。粘连较重的肺疾病如肺脓肿或做胸膜肺切除术失血量很大，应有中心静脉压及血细胞比积监测，掌握输血输液量。肺切除减少肺血管储备容易增加肺水肿危险，特别在一侧全肺切除时输液应特别小心。因为一侧肺动脉结扎后，全肺血液流经健侧肺动脉，必然导致肺动脉高压，如输液过量过快，可导致右房扩张及快速心动过速，易并发术后肺水肿。

4. 必要的监测

开胸手术除了常规监测血压、脉搏外，至少应有脉搏血氧仪监测血氧饱和度，可及时纠正低氧血症。出血较多的手术应置中心静脉测压管。又因肺切除手术中心律失常发生率较高，约有22%有心律失常，特别在50岁以上患者更为多见，所以应有心电图监测。

5. 术后止痛准备

由于开胸手术切口大，呼吸运动疼痛剧烈，常影响咳嗽、咳痰，易并发肺部并发症，为了术后止痛，可在全麻前置硬膜外导管，与全麻复合应用硬膜外阻滞以减少全麻药用量。术后开始 PCEA 止痛。

四、气管重建术的麻醉

（一）麻醉前评估

1. 病史及体检

首先要了解呼吸困难的程度，特别要了解有否随体位变动出现气道梗阻现象，还应询问有否咯血史，分泌物排出有无困难及有无哮喘史，参照 X 胸部正、侧及斜位片及 CT 等影像判断病变性质、气道梗阻部位、狭窄程度。

2. 肺功能检查

除了急性气道梗阻之外，术前应做肺功能检查，特别是一秒用力呼气量（FEV1），如呼气流量峰值与 FEV1 之比等于或大于 10：1，即显示有气道梗阻。通常气道横断面内径达 5~6 mm 时临床上才出现体征及症状。如呼气流率的峰值降至正常的 80% 时，气道直径约降至 10 mm。还应做动脉血气分析了解缺氧的程度。

（二）麻醉前准备

1. 麻醉前用药

应严格控制，如气道梗阻不明显，可常规给镇静、安定药及抗胆碱药抑制分泌。如有气道梗阻症状应避免中枢性呼吸抑制药，只给小量安定、催眠药即可。如严重气道梗阻，呼吸时并有哮喘及牵动副呼吸肌，应避免给阿托品及其他干燥药。因为抑制分泌易浓缩痰液形成痰栓附着到气管狭窄处，加重气道梗阻。如有顾虑，可取消所有麻醉前用药，入手术室后在麻醉者紧密观察下应用，或在气管插管或气管造口后再给药。

2. 麻醉监测

除了血压外，应监测心电图、脉搏血氧饱和度及经食管测听呼吸音、心音，后者也有助于术者在术野鉴别食管。插入中心静脉导管有助于静脉给药及指导输液。如应用桡动脉插管测压，应在左桡动脉置管，因无名动脉绕过气管，术中易受压，使右桡动脉测不到血压。呼吸期末 CO_2 测定也有很大意义。

3. 气道用具的准备

气管重建手术的麻醉最主要的是维持术中的通气。往往需要准备多条无菌气管导管及 2 台麻醉机。麻醉机应能供应高流量（20 L/min）氧，便于诱导时用硬气管镜。并需有长臂喷喉器或用注射器及细长针套上细塑料管，便于向气管内喷入局麻药。气管导管应准备 20~30 F 各型号备用，适合气道的理想型号为 28 F，相当于外直径 9 mm 粗，有利于气管内吸痰及允许外科医生进行气管操作及缝合。还应准备无菌装备（附螺纹管钢条）气管导管，便于在切断气管断端应用。另外也应准备延长导管，以便插入支气管后续接延长管。所有导管均应附充气套囊，有利于正压通气。如准备高频喷射通气，应另备喷射用细导管或特别的气管袖状切除喷射导管。

（三）麻醉处理要点

气管重建手术的麻醉关键是在诱导和手术中如何维持气道的通畅。

1. 麻醉诱导

诱导方法取决于气道梗阻程度，梗阻不明显也可常规用静脉快速诱导。如气道高度梗阻，应选用强效吸入麻醉药如七氟烷平顺地吸入诱导，或采用表面麻醉下清醒插管，利用羟丁酸钠、异丙酚静脉诱导，但保留自主呼吸。选插合适导管，必要时还可用小儿纤维支气管镜协助气管导管插过狭窄口或肿瘤，若估计导管不可能通过狭窄部位，插管前先用局麻药喷喉及气管内，并使导管前端停留在肿瘤的上方。局麻开胸游离气管，切断气管后，将事先准备好的无菌导管插入，接另一个麻醉机。同时应高度警惕一旦肿瘤碎片脱落或出血时，需立即吸引或用气管镜及钳子钳出，也可减浅麻醉自行咯出。如颈部气管病变发生严重窒息时，也可先行气管造口，再行诱导较为安全。麻醉维持中应采用手法控制呼吸较为轻柔。

2. 上段气管重建术

上段气管重建术多取仰卧位，领口切口或加"T"型切口纵劈胸骨。如狭窄在声门下，一般气管插管无法使套囊过声门封闭气道，常需采用 20～28 F 带套囊的细导管通过狭窄处才能密闭气道。中段气管狭窄，有时管径在 5 mm 以下，可在气管镜协助下扩张狭窄处，但有出血及穿孔危险，应立即将套囊充气，以防血液流入肺内。用直径 4 mm 细硅胶管通过气管导管插过狭窄处也可收到良好的效果。如气管导管套囊可以通过声门，虽导管不能通过狭窄处，也常改善通气，可能与导管对气管的支撑和正压通气增加通气量有关。如气管导管越过病变部位，则病变部位切除后，应将气管导管退至吻合口近端，套囊充气后，加压通气观察缝合口有无漏气。

如气管导管不能通过狭窄部位或需做袖状切除时，可请术者在狭窄远端气管缝 2 条支持线，再切开病变远端气管，迅速将无菌气管导管插入远端气管并充气，连接麻醉机维持通气。切除病变气管后，先对端缝合气管后壁后，即拔除手术野气管导管，同时将原来经口的气管导管深插，通过气管切口远端并使套囊充气，继续用麻醉机维持通气及吸入麻醉。待气管前壁缝合后，还应将气管导管退至缝合口近端，并将套囊充气再加压通气观察缝合口有无漏气，同时使头前屈。

3. 下段气管重建术

下段气管病变，如能容纳气管导管，可应用双套囊支气管导管通过病变气管，插入左主支气管进行单肺通气。待病变部位切除缝合后，再将支气管导管退至气管缝合口近端并将套囊充气，加压通气观察缝合口有无漏气。

如预计支气管导管不能通过狭窄处，也如上段气管重建术，插入双套囊支气管导管于气管狭窄处上方，待切断气管病变远端，将另一无菌气管导管插入左主支气管并将套囊充气，连接麻醉机进行单肺通气。同样在切除病变后，对端缝合气管后壁，然后拔除经术野插入的气管导管，再将原支气管内导管深插入左主支气管连接麻醉机，并分别将支气管及气管套囊充气，并维持通气及吸入麻醉。待气管前壁缝合后，再将支气管导管退至气管缝合口近端，加压观察缝合口有无漏气。

4. 气管隆突切除术

隆突切除术后需要气管与左、右主支气管分别进行端端吻合及端侧吻合，如同气管重建术，先插入支气管导管至气管内，待切除左主支气管并将无菌气管导管插入左主支气管远端，连接麻醉机，开始左肺通气后，再行剥离及切除隆突病变，并使右主支气管与气管缝合，再将原经口支气管导管插入右支气管口，再在气管壁造口，与左主支气管行端侧缝合。最后将导管退至缝合口近端，加压试验观察有无漏气。

（四）术后处理要点

气管重建术的患者，由于气管部分切除而缩短，术终必须使患者保持头屈位，以减轻气管缝合处张力。如肺实质没有病变，尽早在手术室内平卧位下拔去气管导管，因为拔管后可能出现窒息意外需再次插管，在手术室中处理较为安全。早期拔管还可减轻套囊对气管壁的压迫缺血。

术后应用多个枕头保持头屈位，胸部 X 片确诊无气胸。由于隆突或气管部分切除，分泌物排出功能障碍。需要很仔细地经鼻吸引分泌物及插管内吸痰，有时痰量过多还使用纤维支气管镜吸痰，可能的并发症如气管缝合穿孔、水肿及气道梗阻。

第八章

神经外科手术麻醉

第一节 颅脑创伤手术麻醉

颅脑创伤（traumatic brain injury，TBI）是指头部遭受撞击或贯穿伤，引起脑功能障碍。在所有创伤中，颅脑创伤往往是最严重和危及生命的，是导致儿童和青壮年残疾和死亡的首要原因。TBI 围手术期正确的麻醉管理对改善患者的转归至关重要。

一、颅脑创伤的分类和病理生理

按照创伤发生时间，TBI 可分为原发性颅脑创伤（primary brain injury）和继发性颅脑创伤（secondary brain injury）。原发性颅脑创伤在创伤即刻发生，是对颅骨和脑组织的机械撞击和加速挤压引起的颅骨骨折和颅内损伤，主要有脑震荡、弥漫性轴索损伤、脑挫裂伤和原发性脑干损伤等。目前还没有应对原发性颅脑创伤的有效办法。继发性颅脑创伤发生于伤后数分钟、数小时或数天后，表现为源于原发性损伤的一系列复杂病理生理过程，主要有脑水肿和颅内血肿，后者按血肿的来源和部位又分为硬脑膜外血肿（通常是由于颅骨骨折和硬脑膜动脉或静脉窦破裂所致）、硬脑膜下血肿（通常是由于大脑皮质和脑膜之间的静脉撕裂所致）和脑内血肿等。最常见加重损伤的因素包括缺氧、高碳酸血症、低血压、贫血和高血糖，这些因素都是可以预防的。伤后数小时或数天若出现癫痫、感染和败血症会进一步加重脑损伤，必须及时防治。继发的神经损害和全身性并发症是可以预防和治疗的。颅脑创伤管理的目标是采取及时有效的措施预防继发性脑损伤。

TBI 后典型表现为颅内血肿形成、脑血管自主调节功能障碍、颅内压（intracranial pres-sure，ICP）升高和脑血流（cerebral blood flow，CBF）降低。创伤局部 CBF 降低导致脑细胞缺血缺氧，引起细胞毒性脑水肿，而 TBI 又常常伴发不同程度的血脑屏障（blood brain barrier，BBB）破坏，并发血管源性脑水肿。由于颅腔是一个几乎封闭的结构，颅内血肿和脑水肿的形成都会导致 ICP 升高，这时机体会启动代偿机制抑制 ICP 的增加，初期以减少颅内脑脊液容量为主，后期全脑 CBF 进一步降低，形成缺血 – 水肿恶性循环，最终导致脑疝。

TBI 后还会引起全身其他器官系统并发症，在呼吸系统可表现为呼吸节律异常、舌后坠、反流误吸、支气管痉挛和肺不张等，TBI 后剧烈的应激反应可引起急性神经源性肺水肿。由于出血、呕吐和脱水利尿治疗等因素，绝大多数 TBI 患者伴有不同程度的低血容量，但临床上机体为了维持 CBF 的代偿性反应以及应激状态，多表现为高血压，高血压反应又会引起反射性地心动过缓。当创伤累及心血管运动中枢时会出现各种心律失常，当心电图出现高 P 波、P-R 和 Q-T 间期延长，以及深 U 波、S-T 段和 T 波改变、严重的室性早搏或传导阻滞时提示预后不良。TBI 患者还常常伴发高热、应激性溃疡和弥散性血管内凝血等。

二、颅脑创伤的麻醉管理

TBI 患者围手术期管理的重点是内环境，避免引起继发性损伤的全身和颅内损害。继发性脑损伤加重病情，严重影响预后。麻醉管理目标是迅速恢复心肺功能、维持脑灌注压（cerebral perfusion pressure，CPP）和脑供血供氧，降低 ICP，减轻脑水肿，避免继发性脑创伤。

1. TBI 患者的麻醉前评估

对 TBI 患者的诊治要争分夺秒，应在最短的时间内对患者的脑创伤程度、呼吸和循环状态进行快速评估，包括既往病史、受伤过程和时间、最后进食水时间、意识障碍的程度和持续时间、ICP 情况以及是否并发颈椎、颌面部和肋骨骨折以及内脏器官出血等。通过已有的辅助检查如头颅 CT、MRI、胸片、血常规、出凝血时间、血生化、电解质和血气分析等迅速了解患者的一般状态并制定麻醉方案。

TBI 患者的预后与入院时格拉斯哥评分（GCS，见表 8-1）、年龄、循环呼吸状态、继发性颅脑创伤的救治等因素相关。重度 TBI（GCS ≤ 8）患者死亡率可达 33%，轻度（GCS 13 ~ 15）和中度（GCS9 ~ 12）TBI 患者约 50% 可能后遗致残和认知功能障碍。

表 8-1 格拉斯哥昏迷评分（Glasgow coma score）

项目	得分
睁眼	
不睁眼	1
刺激睁眼	2
呼唤睁眼	3
自动睁眼	4
言语反应	
无发音	1
只能发音	2
只能说出(不适当)单词	3
言语错乱	4
正常交谈	5
运动反应	
无反应	1
异常伸展(去脑状态)	2
异常屈曲(去皮层状态)	3
对疼痛刺激屈曲反应	4
对疼痛刺激定位反应	5
按指令动作	6

2. TBI 患者的呼吸管理

TBI 患者多为饱胃，且常合并颅底骨折、胸部创伤和通气不足等。大多数轻、中度 TBI 患者的呼吸功能仍可维持稳定，无须紧急气管插管，但应尽早实施面罩吸氧，密切观察，可待麻醉诱导后进行气管插管。GCS ≤ 8 分的 TBI 患者应尽早行气管插管以保护呼吸道，并进行有效呼吸支持。

大约 2% ~ 3% TBI 患者合并有颈椎骨折，而 GCS ≤ 8 的重型 TBI 患者可高达 8% ~ 10%。颈椎骨折患者进行气管插管操作有导致进一步脊髓损伤的风险，因此除非已经有影像学指标明确排除颈椎损伤，在插管过程中所有患者都应进行颈椎保护。插管时由助手用双手固定患者头部于中立位，保持枕部不离开床面可以维持头颈部不过度后仰，颈部下方放置颈托也有助于保护颈椎。颈椎固定后增加了喉镜暴露和气管插管的难度，而 TBI 患者对缺氧的耐受性很差，必须事先准备好应对插管困难的措施，如训练有素的助手和各种插管设备等，紧急时应迅速行气管切开。颅底骨折患者经鼻插管和置入鼻咽通气道有可能损伤脑组织，属相对禁忌证。

麻醉中应保证 PaO_2 在 100 mmHg 以上。合并肺挫伤、误吸或神经源性肺水肿的患者需要呼气末正压通气（positive end-expiratory Pressure，PEEP）来维持充分的氧合，同时应尽量避免过高的 PEEP 导致 ICP 显著升高。

过度通气可引起脑血管收缩、减少脑血容量而达到降低 ICP 的目的，但近年来其应用价值受到了广泛质疑。在 TBI 的早期 CBF 通常是降低的，过度通气会进一步降低 CBF，加重脑缺血。在 TBI 后 5 d 内，尤其是 24 h 内要避免预防性的过度通气治疗。过度通气的缩血管效应时效较短，研究发现其降低 CBF 的效应仅能维持 6 ~ 18 h，所以不应长时间应用，尤其不能将 $PaCO_2$ 降至 25 mmHg 以下。对 TBI 患者是否采用过度通气应综合考虑 ICP 和脑松弛等方面因素，尽量短时间使用。过度通气后将 $PaCO_2$ 恢复正常范围时也应逐步进行，

快速升高 $PaCO_2$ 也同样会干扰脑生理。

3. TBI 患者的循环管理

TBI 患者往往伴有中枢神经反射（Cushing reflex），在循环方面表现为高血压和心动过缓，是机体为了提高脑灌注的重要保护性反射，所以在此时不可盲目地将血压降至正常水平。ICP 升高的患者若伴有低血压会严重影响脑灌注，应进行积极纠正。心率若不低于 45 次 /min，一般无须处理，若用抗胆碱药宜首用格隆溴铵，阿托品可通过血脑屏障，可能引起中枢抗胆碱综合征（central anticholinergic syndrome），表现为烦躁、精神错乱和梦幻，甚至可出现惊厥和昏迷，应避免用于 TBI 患者。TBI 患者出现心动过速时常常提示可能有其他部位的出血。

TBI 早期 CBF 大多先明显降低，然后在 24～48 h 内逐步升高，TBI 后脑组织对低血压和缺氧十分敏感，多项研究证实轻度低血压状态就会对转归产生明显不利影响，所以目前认为对 TBI 患者应给与积极的血压支持。

正常人 MAP 在 50～150 mmHg 范围内波动时，通过脑血管自动调节功能可使 CBF 保持恒定，而 TBI 患者这一调节机制受到不同程度破坏，有研究表明约三分之一 TBI 患者的 CBF 被动地随 CPP 同步改变，所以此时维持 CPP 至少在 60 mmHg 以上对改善 CBF 十分重要（儿童推荐维持 CPP 在 45 mmHg 以上）。

对于无高血压病史的 TBI 患者，为保证 CPP > 60 mmHg，在骨瓣打开前应将 MAP 至少维持在 80～90 mmHg 以上。血压过高也会增加心肌负担和出血风险，应给予降压治疗，但一定小剂量分次进行，谨防低血压的发生。手术减压后（打开骨瓣或剪开硬膜）ICP 降为零，此时 CPP = MAP，同时脑干的压迫缓解，Cushing 反射消失，很多患者会表现为血压突然降低和心率增快，在此期应维持 MAP 高于 60～70 mmHg，可通过使用血管收缩药和加快输液提升血压。由于骨瓣打开后血压降低的程度很难预料，所以不提倡预防性给予升压药，但应预先进行血容量的准确估计，在开颅前补充有效循环血量。

4. TBI 患者的液体治疗

TBI 患者多伴有不同程度的低血容量，但往往被反射性的高血压状态所掩盖，此时液体治疗不要仅以血压为指导，还要监测尿量和中心静脉压（central ve-nous pressure，CVP）等的变化，尤其复合伤伴有其他部位出血时。在围手术期应避免血浆渗透压降低以防加重脑水肿，0.9% 盐水属轻度高渗液（308 mOsm/L），适用于神经外科手术中，但大量使用时可引起高氯性酸中毒，乳酸钠林格液可避免此情况，但它属于低渗液（273 mOsm/L），大量使用时会引起血浆渗透压降低，所以在需要大量输液的情况下，可以混合使用上述两种液体并在术中定期监测血浆渗透压和电解质作为指导。

关于 TBI 手术中晶体液和胶体液的选择方面一直存在争议，目前认为对于出血量不大者无须输入胶体液，但需要大量输液时应考虑加入胶体液。胶体液可选择白蛋白、明胶和羟乙基淀粉等，前两种有引起变态反应的风险，而后者大量使用时会影响凝血功能，要注意 TBI 本身即可引发凝血异常。

甘露醇和呋塞米都可以用来降低脑组织细胞外液容量，甘露醇起效快且效果强，对于 BBB 破坏严重的患者使用甘露醇有加重脑水肿的顾虑，但目前临床上仍将其作为脱水治疗的首选。甘露醇的常用剂量为 0.25～1.0 g/kg，使用后产生有效降低 ICP 或脑松弛效果时可考虑继续应用，而无效或血浆渗透压已经超过 320 mOsm/L 时则不推荐继续使用。近年来高渗盐水（3% 或 7.5%）用于 TBI 患者的效果引起了广泛的兴趣，尤其在多发创伤患者的急救方面，但已有研究未能证实高渗盐水较甘露醇具有明显优势，使用不当反而可导致严重的高钠血症，以及中枢系统脱髓鞘改变。

高血糖状态与神经系统不良预后密切相关，所以应尽量避免单纯使用含糖溶液。

围手术期应将血细胞比容维持在 30% 以上，不足时应输入浓缩红细胞，闭合性脑创伤可进行术野自体血回收利用。小儿本身血容量就很小，单纯的帽状腱膜下血肿和头皮撕裂即可引起相对大量的失血，应注意及时补充。

5. 麻醉实施

（1）麻醉诱导：麻醉诱导的原则是快速建立气道，维持循环稳定，避免呛咳。临床上常用快速序贯诱导插管法。给药前先吸入 100% 氧气数分钟，静脉注射丙泊酚、硫喷妥钠、依托咪酯或咪达唑仑后立即给予插管剂量的肌肉松弛药。饱食患者不可加压通气，待自主呼吸停止即进行气管插管。除非明确排除颈椎损伤，插管过程中应保持头部中立位，助手持续环状软骨压迫直到确认导管位置正确、套囊充气。

低血容量患者使用丙泊酚会引起明显的低血压，可选用依托咪酯或咪达唑仑。循环衰竭患者可不使用任何镇静药。在置入喉镜前90 s静脉注射利多卡因1.5 mg/kg可减轻气管插管引起的ICP升高反应。

虽然琥珀胆碱可引起ICP升高，但程度较轻且持续时间短暂，在需要提供快速肌肉松弛时仍不失为一个较好的选择。传统观点认为琥珀胆碱引起的肌颤可升高胃内压，增加反流的概率，但实际上其增加食管下段括约肌张力的作用更强，并不会增加误吸的发生率。

苄异喹啉类非去极化肌肉松弛药如阿曲库铵等可引起组胺释放，导致脑血管扩张，引起CBF和ICP升高，而全身血管扩张又会导致MAP降低，进一步降低CPP，所以不主张用于TBI患者。甾类非去极化肌肉松弛药对CBF和ICP无直接影响，适用于TBI患者，但泮库溴铵的解迷走作用可使血压和心率升高，用于脑血流自动调节机制已损害的患者则可明显增加CBF和ICP应慎用。维库溴铵和罗库溴铵几乎不引起组胺释放，对血流动力学、CBF、$CM-RO_2$和ICP均无直接影响，尤其后者是目前临床上起效最快的非去极化肌肉松弛药，静脉注射1.0 mg/kg后约60 s即可达到满意的插管条件，尤其适用于琥珀胆碱禁忌时的快速气管插管。

（2）麻醉维持：麻醉维持的原则是不增加ICP、$CMRO_2$和CBF，维持合理的血压和CPP，提供脑松弛。静脉麻醉药除氯胺酮外都可减少CBF，而所有的吸入麻醉药都可引起不同程度脑血管扩张和ICP升高，因此当ICP明显升高和脑松弛不良时，宜采用全凭静脉麻醉方法，若使用吸入麻醉药应小于1 MAC。气颅和气胸患者应避免使用氧化亚氮。

临床剂量的阿片类药物对ICP、CBF和$CMRO_2$影响较小，可提供满意的镇痛并降低吸入麻醉药的用量，对于术后需保留气管插管的患者，阿片类药物的剂量可适当加大。头皮神经阻滞或手术切口使用局部麻醉药有助于减轻手术刺激引起的血压和ICP的突然增高，避免不必要的深麻醉。

血糖宜维持在4.4～8.3 mmol/L，高于11.1 mmol/L时应积极处理。应定期监测血浆渗透压并控制在320 mOsm/L以内。常规使用抗酸药预防应激性溃疡。TBI患者术后有可能出现惊厥，如果没有禁忌证，可考虑在术中预防性应用抗惊厥药如丙戊酸钠。糖皮质激素可减轻肿瘤引起的脑水肿，之前也大量应用于TBI患者，以期减轻脑水肿，但被证实对TBI患者反而产生不利影响，现在的共识是在TBI患者不再使用糖皮质激素。

（3）麻醉恢复期：术前意识清楚，手术顺利的患者术后可考虑早期拔管，拔管期应避免剧烈的呛咳和循环波动。重型TBI患者宜保留气管导管，待呼吸循环状态良好、意识恢复时再考虑拔管，为了抑制气管导管引起的呛咳反射，在手术结束后可在监测下追加小剂量的镇静药和阿片类药物。创伤程度重，预计需要长时间呼吸支持者应及时行气管切开术。

三、颅脑创伤患者的脑保护

药物脑保护主要是通过降低$CMRO_2$，尽管大量的动物实验支持钙通道阻滞剂、自由基清除剂和甘氨酸抑制剂等具有明确的脑保护作用，但无一能在临床上得到有效验证。巴比妥类药是目前临床上唯一证实具有脑保护作用的药物，但二级证据并不支持使用预防性巴比妥达到脑电图爆发抑制。推荐使用大剂量巴比妥类药处理难治性ICP升高，但必须在患者血流动力学稳定的前提下。

TBI后创伤核心区发生严重脑缺血，极短时间内即出现脑细胞坏死，治疗时间窗极其有限，而核心区周围的缺血半影区脑缺血程度相对较轻，如果局部CBF得到恢复，脑细胞坏死的程度和速度会明显改善，所以及时恢复缺血半影区的脑血流是临床上进行脑保护的关键，在此过程中，血压、$PaCO_2$、血糖和体温管理等对TBI患者的转归起到重要影响。

脑缺血时氧供减少，低温可降低氧耗。体温降低到33～35℃可能起到脑保护的作用。尽管一些临床实验得出了令人鼓舞的结果，但都没能表现出统计上的显著改善。一项TBI后亚低温治疗的多中心研究在收入392名患者后被中止，正常体温组和亚低温组的死亡率没有差异，而且亚低温组还出现了更多的并发症。目前还不清楚是否存在创伤后亚低温保护作用的治疗时间窗，当实施低温时，必须注意避免副作用，如低血压、心律失常、凝血障碍和感染等。复温应缓慢进行，复温不当时反而会加重脑损害，所以目前不推荐将低温作为一种常规治疗方案；围手术期体温升高会严重影响预后，必须积极处理。

为维持足够的CBF，应保证TBI患者的CPP至少在60 mmHg以上，也有很多学者认为将CPP保持在70 mmHg以上更为合适。为了达到这一目标，临床上常常使用血管收缩药将血压提升基础值的20%左右，但应注意升压过快过高也会增加颅内出血的发生率。TBI 后低血压状态是导致预后不良的重要因素，必须积极纠正，α-受体激动剂去氧肾上腺素提升血压的同时不引起 CBF 降低，是较为合适的选择。

葡萄糖在缺氧状态下会引起乳酸性酸中毒，加速脑细胞坏死，所以必须积极防治 TBI 患者的高血糖状态，可以通过输入含胰岛素的葡萄糖液调控血糖。对于将血糖控制到何种程度尚无定论，目前一般认为应将其维持 5.6～10.0 mmol/L 的范围内。治疗期间应加强血糖监测，随时调整胰岛素用量，避免血糖过低。

应积极地采取防治措施预防 TBI 后惊厥。苯二氮䓬类药、巴比妥类药、依托咪酯和丙泊酚等都可快速处理惊厥，需长期抗惊厥治疗时考虑苯妥英钠等。

目前认为 TBI 后药物的脑保护作用是十分有限的，我们更应该将治疗的重点放在维持足够的 CPP、合理使用过度通气、积极控制血糖、避免体温升高和惊厥等生理治疗上。

第二节　幕上肿瘤手术麻醉

幕上肿瘤主要是指小脑幕以上所包含的所有脑组织中所生长的肿瘤。其包含范围广泛，肿瘤性质繁杂，更因累及多个功能区而具有其独特的病理生理特性。其不同的病种和病变位置，临床症状多样，麻醉的特点与要求也有所不同。

一、幕上肿瘤的特点概述

1. 幕上肿瘤的定位及其特性

幕上肿瘤以胶质瘤最多、脑膜瘤次之，再次为神经纤维瘤、脑血管畸形、脑转移瘤等。幕上肿瘤包括位于额叶、颞叶、顶叶、枕叶、中央区、丘脑、脑室内和鞍区的广泛部位的肿瘤。其位置不同，临床表现各异。额叶肿瘤发生率居幕上肿瘤的首位，临床表现有精神症状、无先兆的癫痫大发作、运动性失语、强握反射和摸索运动、尿失禁等颞叶肿瘤临床上表现为视野改变、有先兆（如幻嗅、幻视，恐惧）、精神运动型癫痫发作、命名性失语等。顶叶肿瘤主要表现为对侧半身的感觉障碍，失用症、失读症、局限性癫痫发作。枕叶肿瘤常可累及顶叶和颞叶后部，主要表现为视觉障碍（视野缺损、弱视）、幻视及失认症。中央区肿瘤指中央前回、中央后回区的肿瘤，临床表现运动障碍，病变对侧上、下肢不同程度的瘫痪、温、痛、触觉障碍，局灶性癫痫。丘脑部肿瘤临床表现颅压增高、精神障碍、"三偏"症（偏瘫、偏身感觉减退、同向性偏盲）。脑室内肿瘤可无症状，影响脑脊液循环可产生 ICP 增高。

2. 幕上肿瘤的病理生理

幕上肿瘤能引起颅腔内动力学的改变。在最初病变较小、生长缓慢的时候，颅腔内容积的增加可以通过脑脊液（CSF）的回流和临近的脑内静脉收缩所代偿，从而阻止 ICP 的增加。当病变继续扩张，代偿机制耗竭，肿瘤大小的增加将导致 ICP 的急剧升高，脑组织中线结构移位。ICP 的增加可进而导致脑缺血和脑疝。

幕上肿瘤临床表现主要包括局灶性症状和 ICP 升高症状两大类。麻醉医师要掌握麻醉及药物对 ICP、脑灌注压，脑代谢的影响，避免发生继发性脑损伤的因素（表 8-2）。同时，关注可能出现的一些特殊问题，如颅内出血、癫痫，空气栓塞等。麻醉中还要综合考虑同时伴随的其他疾病，如心、肺、肝、肾疾病，副肿瘤综合征伴转移癌，放化疗等对手术和麻醉可能造成的影响。

表 8-2　引起继发性脑损伤的因素

颅内因素	全身因素
ICP 增加	高碳酸血症/低氧血症
癫痫	低血压/高血压
脑血管痉挛	低血糖/高血糖
脑疝：大脑镰疝，小脑幕切迹疝，枕骨大孔疝，手术切口疝	心排血量过低
中线移位：脑血管的撕裂伤	低渗透压
	寒战/发热

3. 麻醉对ICP、脑灌注压、脑代谢的影响

麻醉（药物与非药物因素）易导致颅内外生理状态的改变（如颅内顺应性、颅内疾病、颅内血容量），而麻醉操作、麻醉药物和通气方式等都对ICP、CPP、脑代谢产生影响，并直接关系到疾病的转归。

（1）麻醉操作：气管内插管、气管内吸引均可致ICP急剧升高。

（2）静脉麻醉药：多数静脉麻醉药能降低$CMRO_2$、CBF及ICP，维持脑血管对CO_2的反应。巴比妥类药、丙泊酚、依托咪酯呈剂量依赖性降低$CMRO_2$，可引起EEG的爆发性抑制。静脉麻醉药降低ICP的程度依次为丙泊酚＞硫喷妥钠＞依托咪酯＞咪达唑仑。颅内高压患者应用丙泊酚或硫喷妥钠后，对体循环的影响较大，但可使脑灌注压下降，致CBF/$CMRO_2$比例下降，影响脑氧供需平衡，应用依托咪酯则无此顾忌，咪达唑仑对脑血流的影响相对较小。氯胺酮对脑血管具有直接扩张作用，迅速增加CBF，升高ICP，禁单独用于幕上肿瘤手术的麻醉。利多卡因抑制咽喉反射，降低$CMRO_2$，防止ICP升高。

（3）吸入麻醉药：吸入麻醉药都可增加CBF、降低$CMRO_2$。常用吸入麻醉药均引起脑血管扩张、CBF增加，从而继发ICP升高，其ICP升高的程度依次为氟烷＞恩氟烷＞氧化亚氮＞地氟烷＞异氟烷＞七氟烷。脑血流-代谢耦联功能正常时，当吸入浓度＜1～1.5MAC时，与清醒时比较脑血流降低，但CBF自动调节功能保存完整；当吸入浓度＞1～1.5MAC时，CBF呈剂量依赖性降低，CBF自我调节功能减弱或丧失，但仍保留脑血管对CO_2的反应性。吸入麻醉药对ICP的影响取决于两个因素：①基础ICP水平，在基础ICP较低时吸入麻醉药不致引起ICP升高或升高较少。②$PaCO_2$水平，过度通气造成低碳酸血症时，吸入麻醉药ICP升高作用不显著；而在正常$PaCO_2$水平下，等浓度吸入麻醉药可使ICP明显升高。

（4）阿片类药：阿片类药可引起CBF、$CMRO_2$下降。不影响脑血流-代谢耦联、CBF的自动调节功能，不影响脑血管对$PaCO_2$的反应性。

（5）肌肉松弛药：肌肉松弛药虽不能直接进入血脑屏障，但通过作用于外周肌肉、神经节或组胺释放而间接引起ICP改变。筒箭毒碱、阿曲库铵和米库氯铵有较弱的组胺释放作用，均可引起ICP升高。罗库溴铵、维库溴铵都不引起明显的CBF、$CMRO_2$和ICP增加，故适合于长时间神经外科手术。去极化肌肉松弛药琥珀酰胆碱一过性的肌颤可增加ICP，但困难气道或脑外伤快速序贯诱导时，选用琥珀酰胆碱是有效的经典方法。罗库溴铵起效快，也可作为快速序贯诱导的选择用药。

4. 控制颅内高压、减轻脑水肿

脱水治疗是降低ICP，治疗脑水肿的主要方法。脱水治疗可减轻脑水肿，缩小脑体积，改善脑供血和供氧情况，防止和阻断ICP恶性循环的形成和发展，尤其是在脑疝前驱期或已发生脑疝时，正确应用脱水药物常是抢救成败的关键。常用脱水药物有渗透性脱水药和利尿药两大类，低温、激素等也用于围手术期脑水肿的防治。

（1）渗透性脱水药物：高渗性药物进入机体后一般不被机体代谢，又不易从毛细血管进入组织，可使血浆渗透压迅速提高。由于血脑屏障作用，药物在血液与脑组织内形成渗透压梯度，使脑组织的水分移向血浆，再经肾脏排出体外而产生脱水作用。另外，因血浆渗透压增高还能增加血容量，同时增加肾血流量，导致肾小球滤过率增加。因药物在肾小管中几乎不被重吸收，因而增加肾小管内渗透压，从而抑制水分及部分电解质的回收产生利尿作用，可减轻脑水肿，降低ICP。常用药物有20%的甘露醇、山梨醇、甘油、高渗葡萄糖等。20%甘露醇0.5～1.0g/kg，于30min内滴完，每4～6h可重复给药。

（2）利尿脱水药：此类药物通过抑制肾小管对氯和钠离子的再吸收产生利尿作用，导致血液浓缩，渗透压增高，从而间接地使脑组织脱水，ICP降低。此类药物利尿作用较强，但脱水作用不及甘露醇，降ICP作用较弱，且易引起电解质紊乱，一般与渗透性脱水药同时使用，可增加脱水作用并减少渗透性脱水药的用量。常用药物有呋喃苯胺酸等。

（3）过度通气：过度通气造成呼吸性碱中毒，使脑血管收缩、脑血容量减少而降低ICP。ICP平稳后，应在6～12h内缓慢停止过度换气，突然终止可引起血管扩张和ICP反跳性增高。过度通气的靶目标是使$PaCO_2$在30～35mmHg间波动。

（4）糖皮质激素：糖皮质激素亦有降低ICP的作用，对血管源性脑水肿疗效较好，但不应作为颅内高压治疗的常规用药。糖皮质激素降低ICP主要是通过减少血脑屏障的通透性、减少脑脊液生成、稳定溶酶体膜、

抗氧自由基及钙通道阻滞等作用来实现。

二、幕上肿瘤手术的麻醉

1. 麻醉前评估

幕上肿瘤患者的麻醉前评估与其他患者相类似，需要特别注意进行神经系统的评估。根据患者的全身一般情况、神经系统功能状态、手术方式制定麻醉计划。

（1）术前神经功能评估。

神经功能评估包括ICP的升高程度、颅内顺应性和自动调节能力的损害程度、在脑缺血和神经性损害发生之前ICP和CBF的稳态的自动调节能力，评估已经存在的永久性和可恢复的神经损害。术前详细了解患者病史、体格检查及相关的影像学检查，了解采用的手术体位、手术入路和手术计划，进行术前讨论。

病史：头痛、恶心、呕吐、视觉模糊等颅内压升高表现，癫痫发作及意识障碍、偏瘫、感觉障碍等神经功能缺失表现等，脱水利尿药、类固醇类药、抗癫痫类药用药史。

体格检查：包括意识水平、瞳孔、Glasgow昏迷评分、脑水肿、Cushing反应（高血压、心动过缓）等，脱水状态评估。

影像学检查：包括肿瘤的大小和部位，如肿瘤位于功能区还是非功能区，是否靠近大血管，与重要神经的毗邻关系；颅内占位效应，如中线是否移位，脑室受压，小脑幕切迹疝，脑干周围有脑脊液的浸润，脑水肿等。

（2）制定麻醉方案。麻醉方案制定应考虑以下要点：①维持血流动力学的稳定，维持CPP。②避免增加ICP的技术和药物。③建立足够的血管通路，用于监测和必要时输入血管活性药物等。④必要的监测，颅外监测（心血管系统的监测），颅内监测（局部和整体脑内环境的监测）。⑤创造清晰的手术视野，配合术中诱发电位等神经功能监测。⑥决定麻醉方式。根据肿瘤部位特点和手术要求，决定麻醉方法；语言功能区肿瘤必要时采用术中唤醒方法。

2. 麻醉前用药

垂体肾上腺轴或垂体甲状腺轴抑制的患者继续激素治疗，术前服用抗癫痫药、抗高血压药或其他心血管系统用药应持续至术前。麻醉前用药包括镇静药咪达唑仑、抗胆碱能药物，如阿托品或长托宁，H_2受体阻滞剂或质子泵抑制剂。

3. 开放血管通路

开放两条或两条以上外周血管通路，必要时进行中心静脉穿刺。中心静脉穿刺可选用股静脉或颈内静脉。注意体位对中心静脉回流的影响，保持静脉通路的通畅，避免脑静脉血液回流受阻继而升高ICP。

4. 麻醉诱导

麻醉诱导方案的选择以不增加ICP，保持血流动力学的稳定为前提（表8-3）。

表8-3　推荐的麻醉诱导方案

1. 充分镇静，开放动静脉通路

2. 心电图，脉搏氧饱和度，无创血压监测，直接动脉压、呼气末CO_2监测

3. 预先充氧，随后给予芬太尼1～2μg/kg(或阿芬太尼，苏芬太尼，瑞芬太尼)利多卡因1.0～1.5 mg/kg；丙泊酚1.25～2.5 mg/kg，或依托咪酯0.4～0.6 mg/kg；非去极化肌肉松弛药

4. 根据患者状态，适度追加β受体阻滞剂或降压药

5. 控制通气(PaCO$_2$维持于35 mmHg左右)

6. 气管内插管

7. 上头架前，0.5%罗哌卡因局部浸润麻醉，或追加镇痛药（单次静注芬太尼1～3μg/kg或苏芬太尼0.1～0.2μg/kg，瑞芬太尼0.25～0.5μg/kg）

8. 适当的头位，避免颈静脉受到压迫

上头架时疼痛刺激最强。充分镇痛、加深麻醉和局麻浸润可有效抑制血流动力学的波动。固定好气管导

管，以防意外脱管或因导管活动引起的气道损伤。保护双眼以防角膜损伤。轻度头高位以利于静脉回流。膝部屈曲以减轻对背部的牵拉。避免头颈侧过度的屈曲/牵拉（确保下颌与最近的骨性标志间距大于2横指）。过度牵拉头部易诱发四肢轻瘫、面部和口咽部严重水肿，导致术后拔管延迟。

5. 麻醉维持

麻醉维持的基本原则在于维持血流动力学稳定，维持CPP，避免升高ICP；通过降低$CMRO_2$、CBF来降低脑部张力；麻醉方案确保患者安全的同时，可进行神经功能监测表（8-4）。

表8-4 推荐的麻醉维持方案

无电生理功能监测	电生理功能监测
丙泊酚或七氟醚1.5%~2.5%，或异氟醚1%~2%	丙泊酚
镇痛药：芬太尼，或阿芬太尼，苏芬太尼，瑞芬太尼	镇痛药：瑞芬太尼0.2~0.3μg/(kg·min)
间断给予非去极化肌肉松弛药体位：头高位，颈静脉回流通畅维持足够的血容量	不给予肌肉松弛药

（1）吸入全身麻醉：适用于不伴有脑缺血，颅内顺应性下降或脑水肿患者；早期轻度过度通气；吸入麻醉药浓度<1.5MAC；避免与N_2O合用。在术中进行电生理功能监测时，吸入麻醉药的浓度应<0.5MAC时，对皮层体感诱发电位影响小。

（2）全凭静脉麻醉：全凭静脉麻醉可控性强，维护CBF-$CMRO_2$耦联，降低CBF、ICP，减轻脑水肿，适用于颅内顺应性下降、ICP升高、脑水肿以及术中进行电生理监测患者。常用药物选择以丙泊酚、瑞芬太尼、苏芬太尼为主。

6. 液体治疗和血液保护

液体治疗目标在于维持正常的血容量、血管张力、血糖，维持血细胞比容约30%，轻度高渗（术毕<320 mOsm/L）。避免输注含糖的溶液，可选择乳酸林格液（低渗）或6%羟乙基淀粉。预计大量出血的患者进行血液回收，对切除的肿瘤为良性的患者可以将回收的血液清洗回输给患者。根据出血量、速度及血红蛋白水平及凝血功能决定异体红细胞和异体血浆的输注，维持凝血功能和血细胞比容。

7. 麻醉苏醒

麻醉苏醒期维持颅内或颅外稳态，避免诱发脑出血和影响ICP、CBF的因素，如咳嗽，气管内吸引，呼吸机对抗，高血压等。苏醒期患者应表现安静，合作，能服从指令。根据回顾性研究证实，影响术后并发症的主要因素包括：肿瘤严重程度评分（肿瘤位置、大小、中线移位程度）、术中失血量及输液量、手术时间>7h和术后呼吸机机械通气。因此，呼吸恢复和术中维持情况对麻醉苏醒期尤为重要。

术前意识状态良好，心血管系统稳定，体温正常，氧合良好，手术范围不大，无重要脑组织的损伤，不涉及后组脑神经（Ⅸ~Ⅻ）的后颅窝手术，无大的动静脉畸形未切除（避免术后恶性水肿）的情况下，可以早期苏醒。

在持续使用超短效镇痛药（如瑞芬太尼）或吸入麻醉药时，停药前注意镇痛药的衔接。在术毕前追加长效镇痛药，芬太尼或苏芬太尼，或者曲马多，待患者呼吸及反射恢复后拔出气管导管。

神经外科手术的术后镇痛对于避免患者躁动、减轻痛苦有着重要的意义，可以选择多模式镇痛的方式。在头皮神经阻滞及局部切口浸润麻醉的基础上，以阿片类药物为主，根据患者一般状态和不同手术入路可采用不同的配方。应注意药物用量以避免影响患者的意识水平和神经功能评估。

第三节 颅内动脉瘤手术麻醉

在脑卒中的病例中，约15%~20%是脑出血性疾病。动脉瘤是造成自发性蛛网膜下腔出血（subarachnoid hemorrhage，SAH）的首要原因，约75%~85%的SAH是由于颅内动脉瘤破裂引起，其中20%存在多发性动脉瘤。

颅内动脉瘤好发于颅内大血管的分叉处，表现为血管壁的囊性扩张。据估算动脉瘤患病率为2000/10万人。国际研究的最新报道称，动脉瘤破裂的发生率很低，每年动脉瘤破裂所致的 SAH 发病率为 12/10 万人。SAH 的危险随着年龄的增加而升高，主要发病患者群集中在 30～60 岁，平均初发年龄 55 岁，女性居多，男女比例为 1 : 1.6。在北京天坛医院近年的麻醉记录中，30～60 岁的患者占到了 80%，最小 11 岁，最大 76 岁。

一、动脉瘤病理特点

与颅内动脉瘤相关的疾病包括常染色体显性遗传的多囊肾病、纤维肌性发育不良、马方综合征、Ⅳ型 Ehlers-Danlos 综合征（遗传性皮肤和关节可过度伸展的综合征）和脑动静脉畸形。估计在常染色体显性遗传的多囊肾病患者中，5%～40% 有颅内动脉瘤，10%～30% 有多发性动脉瘤。

颅内动脉瘤多发生在血管分叉处或 Wills 环周围。大约 90% 的颅内动脉瘤位于前循环，常见部位是大脑前动脉与前交通动脉分叉处，颈内动脉与后交通分叉处，大脑中动脉两分叉处或三分叉处。后循环动脉瘤的常见位置包括椎动脉与基底动脉分叉处，椎动脉与大脑后动脉分叉处及基底动脉顶部。

动脉瘤多数是囊状或浆果型的，少数是感染性动脉瘤、外伤性动脉瘤、夹层动脉瘤、梭形动脉瘤或肿瘤相关性动脉瘤。根据动脉瘤直径的大小可将动脉瘤分为小动脉瘤（< 0.5 cm）、中等动脉瘤（0.5～1.5 cm）、大动脉瘤（1.5～2.5 cm），巨大动脉瘤（> 2.5 cm）。

二、动脉瘤病理生理学特点

动脉瘤破裂时，动脉与蛛网膜下腔相交通，导致局部 ICP 与血压相等，引起突然剧烈的头痛和短暂的意识丧失。血液流入蛛网膜下腔导致脑膜炎、头痛及脑积水。神经受损表现为意识障碍及局灶神经系统定位体征。单纯的脑神经麻痹可能为原发性损伤所致的神经失用症。

动脉瘤首次破裂出血时会有约 1/3 的患者死亡或出现严重的残疾，在幸存者中仅有 1/3 的患者神经功能恢复正常。虽然有经验的外科医师手术死亡率低于 10%，但再出血及脑血管痉挛等非手术相关并发症仍会很严重。

SAH 会引起广泛交感兴奋，导致高血压，心功能异常，心电图 ST 段改变，心律失常及神经源性肺水肿。SAH 后患者常由于卧床休息及处于应激状态而引起血容量不足。常出现电解质紊乱如低钠血症、低钾血症及低钙血症，并需及时纠正。大约有 30% 的患者出现低钠血症，可能由脑盐耗综合征（CSWS）或抗利尿激素分泌异常综合征（SIADH）引起。

对于曾有过 SAH 和正处在 SAH 恢复期的脑动脉瘤患者麻醉处理稍有不同。SAH 患者可能会发生多种并发症，包括心功能不全、神经源性或心源性肺水肿、脑积水，以及动脉瘤再出血，其中动脉瘤再出血是最严重的并发症。动脉瘤破裂后最初两周内未行手术者再出血的发生率为 30%～50%，而死亡率大于 50%。

脑血管痉挛（cerebrovascular spasm，CVS）仍是 SAH 患者致残致死的主要原因。脑血管造影显示 60% 的患者出现血管痉挛，但仅有 50% 的患者有临床症状，表现为逐渐加重的意识障碍（为全脑血流灌注不足的表现），随后出现局灶神经定位体征。这与 SAH 的量、部位以及患者的临床分级有关。目前为止确切的病因仍未知晓，但可能与氧合血红蛋白及其代谢产物有关。经颅多普勒是床旁诊断 CVS 的有效辅助检查方法。CVS 时脑血流速度大于 120 cm/s，随 CVS 加重脑血流速降低。尼莫地平是治疗及预防 CVS 的有效药物。血管造影表明尼莫地平并未缓解血管痉挛，可能源于其脑保护作用。目前，治疗措施包括高血容量、高血压、高度血液稀释疗法（3H 疗法）。这种方法的目的是提高心排血量、改善血液流变性及增加脑灌注压（CPP）。大约有 70% 的患者可通过 3H 疗法逆转 CVS 所致的缺血性神经功能缺损。

三、动脉瘤的治疗

动脉瘤破裂后血液流入蛛网膜下腔，导致剧烈头痛、局部神经功能障碍、嗜睡和昏迷。出血后幸存的患者，应进行手术或者血管内介入治疗避免再出血。此外，对于意外发现脑动脉瘤的患者，应采取干预措施以减少 SAH 的风险，包括开颅动脉瘤夹闭术和血管内栓塞术。

1. 治疗原则

从未破裂的小动脉瘤（< 0.5 cm）发生破裂出血的概率很低（每年 0.05%～1%），可以通过定期影像学

检查监测变化。已破裂出血动脉瘤再次出血的概率是上述情况的10倍，应进行治疗。目前主要有两种治疗方法，开颅动脉瘤夹闭术及血管内弹簧圈栓塞术。动脉瘤颈夹闭术是过去50年直至目前治疗动脉瘤的"金标准"。

Glasgow昏迷评分和Hunt-Hess分级（表8-5）是评估患者的神经功能的常用指标。Hunt-Hess分级与患者预后相关度极高。术前分级为Ⅰ~Ⅱ级的患者经手术治疗，其预后明显好于分级较高的患者。动脉瘤手术的最佳时间取决于患者的临床状态及其他相关因素。临床状态良好的患者应早期手术（即SAH后48~96 h之内）。早期手术时手术致残率增加，而血管痉挛和再出血的发生率要明显降低。而对困难部位的大动脉瘤及临床状态较差的患者应延迟手术（即SAH后10~14 d 目前，血管内介入治疗在动脉瘤治疗中占据了很高比例，一些患者可能在脑血管造影术后立即进行血管内弹簧圈栓塞治疗，对于那些有全身并发症或Hunt-Hess分级较高的患者，这种创伤小的治疗方法更适合）。

表8-5 SAH的Hunt-Hess分级

评分	描述
0级	动脉瘤未破裂
1级	无症状，或轻度头痛，轻度颈项强直
2级	中等至重度头痛，颈项强直，除脑神经麻痹无其他神经功能损害
3级	嗜睡或谵妄，轻度定向障碍
4级	昏迷，中等至重度偏瘫
5级	深昏迷，去脑强直，濒死表现

2. 内科治疗

安静、卧床。降低ICP，调控血压，预防CVS，纠正低钠血症，改善全身状况，适当镇静、止吐，预防再出血。

3. 血管内介入治疗

神经介入医师通过动脉导管到达动脉瘤病变部位，填入弹簧圈栓塞动脉瘤。血管内治疗需要选择适合栓塞的动脉瘤，弹簧圈一旦植入就能稳定下来。随着医疗技术的进步，如在载瘤动脉邻近动脉瘤的部位植入支架，扩大了适合进行血管内治疗的动脉瘤的范围。

介入手术创伤小，但是它与开颅手术具有同样严重的并发症，包括再出血、卒中和血管破裂。尽管介入手术的刺激特别小，但仍需要全身麻醉。应该尽量避免喉镜置入时的高血压反应及术中患者的任何体动，避免影响弹簧圈在血管内的植入。应该避免过度通气，因为过度通气将减少CBF，使弹簧圈更难到达动脉瘤病变区域。手术中常规使用肝素，其目的是减少与动脉导管相关的血栓栓塞并发症的危险。应准备好鱼精蛋白，以备动脉瘤破裂或发生渗漏时使用。当神经介入治疗失败后应该迅速转移到手术室进行开颅手术。

4. 外科治疗

开颅手术治疗包括动脉瘤夹闭术、载瘤动脉夹闭及动脉瘤孤立术、动脉瘤包裹术等。

四、颅内动脉瘤的麻醉

颅内动脉瘤麻醉管理的目标是控制动脉瘤的跨壁压力差，同时保证足够的脑灌注及氧供并避免ICP的急剧变化。另外还应保证术野暴露充分，使脑松弛，因为在手术早期往往出现脑张力增加及水肿。动脉瘤跨壁压力差（TMP）等于瘤内压（动脉压）减去瘤外周压（ICP）。在保证足够脑灌注压的情况下而不使动脉瘤破裂。在动脉瘤夹闭前，血压不应超过术前值。SAH分级高的患者ICP往往增高。另外，脑血肿、脑积水及巨大动脉瘤也会使ICP增高。在硬膜剪开之前应缓慢降颅压，因为ICP迅速下降会使动脉瘤TMP急剧升高。

1. 术前准备

脑动脉瘤的内科治疗包括控制继续出血、防治CVS等。治疗方案要根据患者的临床状态而定。包括降低ICP，控制高血压，预防治疗癫痫，镇静、止吐，控制精神症状。SAH患者可出现水及电解质紊乱，心律失常，血容量不足等，术前应予纠正。除完成相关的脑部影像学检查，术前准备需要完善的检查包括，血常规，心电图，胸部 X 光片，凝血功能，血电解质，肝、肾功能，血糖等。完成交叉配血试验，对于手术难度大或巨大动脉瘤，应准备足够的血源，并备自体血回收装置。一些患者 ECG 会显示心肌缺血，高度怀疑心肌损害的患者可以行血清心肌酶和超声心动图检查，必要时请相关科室会诊。

2. 麻醉前用药

对于高度紧张的患者可适当应用镇静剂，但应结合患者具体情况而定，尤其对于有呼吸系统并发症的患者。术前抗胆碱药物的选择要根据患者心率等情况决定，除非患者心动过缓，一般不选择阿托品，因其可使心率过快，增加心脏负担。

3. 麻醉监测

常规监测包括心电图、直接动脉压、脉搏氧饱和度、呼气末二氧化碳分压、经食管核心体温监测、尿量等。对于临床分级差的患者，最好在麻醉诱导前进行直接动脉压监测，明显的心脏疾病需要监测中心静脉压。出血较多者，进行血细胞比容、电解质、血气分析的检查，指导输血、治疗。有些患者需要监测脑电图、体感或运动诱发电位，但至今无前瞻性临床试验表明神经功能监测的有效性。

4. 麻醉诱导

麻醉诱导应力求血流动力学平稳，由于置喉镜、插管、摆体位及上头架等操作的刺激非常强，易引起血压升高而使动脉瘤有破裂的危险。因此在这些操作之前应保证有足够的麻醉深度、良好的肌松，并且血压应控制在合适的范围。对于老年患者或体质较差者可以选择依托咪酯，为防止出现肌阵挛，可预先静注小剂量咪达唑仑或瑞芬太尼。丙泊酚具有诱导迅速平稳、降低 CBF、ICP 和 $CMRO_2$、不干扰脑血管自动调节和 CO_2 反应性等特点，是目前诱导用药的首选。选择起效较快的非去极化肌肉松弛药，如罗库溴铵可以迅速完成气管插管。另外在上头钉的部位行局部浸润麻醉是一种简单有效的减轻血流动力学波动的方法。若 ICP 明显升高或监测体感诱发电位时宜选用全凭静脉麻醉。

5. 麻醉维持

麻醉维持原则是保持正常脑灌注压，防治脑缺氧和水肿，降低跨壁压。保证足够的脑松弛，为术者提供良好的手术条件，同时兼顾电生理监测的需要。

全麻诱导后不同阶段的刺激强度差异可导致患者的血压波动，在摆体位、上头架、切皮、去骨片、缝皮这些操作时，应保持足够的麻醉深度。切皮前用长效局麻药行切口部位的局部浸润麻醉。术中如不需要电生理监测，静吸复合麻醉可以达到满意的麻醉效果。

减小脑容积可以使术野暴露更充分，使脑松弛，为夹闭动脉瘤提供便利。为了保持良好的脑松弛度，术前腰穿置管用于术中脑脊液引流是动脉瘤手术较常用的方法，术中应与术者保持良好沟通，观察引流量，及时打开或停止引流。为避免脑的移位及血流动力学改变，引流应缓慢，并需控制引流量。维持 $PaCO_2$ 在 30 ~ 35 mmHg 有利于防止脑肿胀。也可以通过静注甘露醇 0.5 ~ 1 g/kg 或合用呋塞米（10 ~ 20 mg，静注）使脑容积减小。甘露醇的作用高峰在静注后 20 ~ 30 min，判断其效果的标准是脑松弛度而非尿量。甘露醇增加脑血流量，降低脑组织含水量。早期 ICP 降低可能说明脑血管代偿性收缩以使脑血流恢复正常。

术中合理使用糖皮质激素及甘露醇，预防脑水肿，使用抗癫痫药物预防术后癫痫发作。

6. 麻醉恢复和苏醒

在无拔管禁忌的患者，术后早期苏醒有利于进行神经系统评估，便于进一步的诊断治疗。苏醒期常出现高血压。轻度高血压可以提高脑灌注，这对预防 CVS 有益。血压比术前基础值增高 20% ~ 30% 时颅内出血的发生率增加，对有高血压病史的患者，苏醒及拔管期间可以应用心血管活性药物控制血压和心率，避免血压过高引起心脑血管并发症。术中使用短效阿片类镇痛药维持麻醉者，应在停药后及时追加镇痛药，可以选择曲马多或小剂量芬太尼、苏芬太尼等，同时应注意药物对呼吸的抑制。预防性应用适宜的止吐药也可避免手术结束后患者出现恶心、呕吐，引起高血压。对术前 Hunt-Hess 分级为 3 ~ 4 级或在术中出现并发症的患者，术后不宜立即拔管，应保留气管导管回 ICU 并行机械通气。严重的患者术后需要加强心肺及全身支持治疗。

五、颅内动脉瘤麻醉的特殊问题

1. 诱发电位监测

大脑皮层体感诱发电位及运动诱发电位可用来监测大脑功能，通过诱发电位监测脑缺血可以指导外科操作及循环管理。进行神经生理监测时，首选全凭静脉麻醉，因为其对诱发电位描记的干扰较吸入麻醉小。运动诱发电位监测要求不使用肌肉松弛药，目前多联合应用丙泊酚和瑞芬太尼静脉麻醉，既能满足监测需要，也能很好抑制呼吸以维持机械通气。

2. 术中造影

为提高手术质量，确保动脉瘤夹闭的彻底，术中造影是最有效的方法。动脉置管术中造影需在手术开始前放置导管，使手术时间延长，对患者创伤较大。术中吲哚菁绿荧光血管造影使显微手术操作和荧光血管造影可以同时进行。该技术一经出现，即在神经外科领域得到迅速推广。能在术中判断动脉瘤是否完全夹闭，载瘤动脉及其分支血管是否通畅等，通常术者在造影后 1 min 以内即能做出判断。在荧光剂注射后会出现部分患者几秒钟的脉搏血氧饱和度降低。少数患者可能出现对吲哚菁绿的过敏反应，应予以注意。

3. 载瘤动脉临时阻断术

在处理巨大动脉瘤或复杂动脉瘤时，为减少出血，便于分离瘤体，常会使用包括对载瘤动脉近端夹闭在内的临时阻断技术，阻断前应保持血压在 120 ~ 130 mmHg 左右，以最大限度保证脑供血。

4. 预防脑血管痉挛

动脉瘤破裂 SAH 后，30% ~ 50% 的患者可出现 CVS，手术后发生率更高。预防措施包括维持正常的血压，避免血容量不足，围手术期静脉注射尼莫地平，动脉瘤夹闭后，局部使用罂粟碱或尼莫地平浸泡等。

5. 控制性降压

降低动脉瘤供血动脉的灌注压可以减小动脉瘤壁的压力并使手术时夹闭动脉瘤更易操作。另外，如果动脉瘤破裂会更易止血。但是目前，随着神经外科医师技术的提高，以往常用的控制性降压技术目前不再常规使用。低血压虽然有助于夹闭动脉瘤，但可能破坏脑灌注，尤其是在容量不足情况下，使 CVS 发生率增加导致预后不良。大多数神经外科医师通过暂时夹闭动脉瘤邻近的供血动脉的方法达到"局部降低血压"的效果。有些是 3 ~ 5 min 短期多次夹闭，但另外一些医师发现多次夹闭可能会损伤血管而采用 5 ~ 10 min 的时间段。血压应保持在正常范围或稍高于正常水平以增大其他部位的血流量，但应避免暂时夹闭后尚未处理的动脉瘤直接处于血压过高的状态。

6. 术中动脉瘤破裂

术中一旦发生动脉瘤破裂，必须迅速补充血容量，可采用短暂控制性降压，以减少出血。如短时间内大量出血，会使血压急剧下降，此时可适当减浅麻醉，快速补液，输血首先选择术野回收的红细胞，其次可以适当补充异体红细胞及新鲜血浆。如血压过低可以使用血管收缩药维持血压，出血汹涌时可以采用两个负压吸引器同时回收血液，注意肝素的滴速，避免回收血凝固，回收的红细胞可加压输注。已有的大量病例证实，术野自体血液回收是挽救大出血患者生命的有力措施，术前应做好充分准备。

7. 低温

低温麻醉会使麻醉药代谢降低，苏醒延迟，增加术后心肌缺血、伤口感染及寒战发生率。在研究中采用低温麻醉实施动脉瘤夹闭术并未发现有益。

第四节 颈动脉内膜剥脱术麻醉

近年来，脑血管疾病和脑卒中是仅次于心脏病和肿瘤的第三大死亡原因。有报道，30% ~ 60% 的缺血性脑血管病的发生归因于颈动脉狭窄。颈动脉内膜剥脱术（carotid endarterec-tomy，CEA）作为治疗颈动脉狭窄的金标准一直沿用至今。颈动脉狭窄通常是由于动脉硬化性疾病引起，患者在围手术期存在各种并发症，最重要的是源于心脑血管的并发症。因此，麻醉医师要了解相关知识，重点考虑对于患者理想的围手术期管理，包括患者的选择，麻醉技术、脑功能监测和脑保护。

一、CEA 手术适应证和禁忌证

1. 手术适应证

（1）短暂性脑缺血发作（TIA）：①多发 TIA，相关颈动脉狭窄；②单次 TIA，相关颈动脉狭窄 ≥ 70%；③颈动脉软性粥样硬化斑或有溃疡形成；④抗血小板治疗无效；⑤术者以往对此类患者手术的严重并发症（卒中和死亡）率 < 6%。

（2）轻、中度卒中：相关颈动脉狭窄。

（3）无症状颈动脉狭窄：①狭窄 ≥ 70%；②软性粥样硬化斑或有溃疡形成；③术者以往对此类患者手术的严重并发症率 < 3%。

2. 手术禁忌证

（1）重度卒中，伴意识改变和（或）严重功能障碍。

（2）脑梗死急性期。

（3）颈动脉闭塞，且闭塞远端颈内动脉不显影。

（4）持久性神经功能缺失。

（5）6 个月内有心肌梗死，或有难以控制的严重高血压、心力衰竭。

（6）全身情况差，不能耐受手术。

3. 手术时机

（1）择期手术：①短暂性脑缺血发作；②无症状性狭窄；③卒中后稳定期。

（2）延期手术：①轻、中度急性卒中；②症状波动的卒中。

（3）急诊（或尽早）手术：①颈动脉重度狭窄伴血流延迟；②颈动脉狭窄伴血栓形成；③ TIA 频繁发作；④颈部杂音突然消失。一旦发现异常 EEG 或任何神经功能改变的征兆，必须立即进行干预，以防发生永久性脑损伤。

二、术前评估及准备

1. 病史

（1）了解患者既往脑梗死面积、时间等，病变部位和程度、对侧颈动脉病变和 Willis 环是否完整。

（2）患者心肺功能、手术耐受性等。近期脑梗死发作、冠状动脉供血不足、慢性阻塞性肺疾病、双侧颈内动脉严重狭窄、对侧颈内动脉闭塞、颈动脉分叉位置高和 Willis 环不完整被认为是颈动脉手术的高危患者。

2. 术前检查

（1）心脏超声检查：动脉硬化病变具有全身性、进行性加重的特点。CEA 术患者常常患有冠状动脉硬化性心脏病，也是患者早期和晚期死亡的首要原因。

（2）肺功能检查。

（3）双侧颈动脉多普勒超声。

（4）CTA、DSA 和 Willis 环检查明确诊断和评估手术风险和疗效。

3. 增加手术风险的因素

（1）内科危险因素：如心绞痛、6 个月内心肌梗死、充血性心力衰竭、严重高血压（> 180/110 mmHg）、慢性阻塞性肺疾病、年龄 > 70 岁、严重糖尿病等。

（2）神经科危险因素：进行性神经功能缺损、术前 24 h 内新出现神经功能缺损、广泛性脑缺血、发生在术前 7 d 之内的完全性脑梗死、多发脑梗死病史、不能用抗凝剂控制的频繁 TIA（逐渐增强 TIA）。

（3）血管造影的危险因素：对侧颈内动脉闭塞、虹吸部狭窄、血栓在颈内动脉远端延伸 > 3 cm 或在颈总动脉近端延伸 > 5 cm、颈总动脉分叉在 C2 水平并伴短且厚的颈部、起源于溃疡部位的软血栓、颈部放疗病史。

4. 术前准备

（1）改善心脏功能：颈动脉狭窄的患者常伴有冠状动脉狭窄，术前检查若有严重心肌缺血，应做心血管造影，排除冠状动脉狭窄，并行介入治疗后再行 CEA，以防止术后出现心功能不全和心搏骤停，降低死亡率。心脏治疗药物服到手术当日，如无禁忌阿司匹林不停药。

（2）控制血压和血糖：有效的抗高血压治疗可以改善脑血流，恢复脑的自动调节机制，术前宜将血压控制在理想范围，但应避免快速激烈的降压治疗，否则可损伤脑的侧支循环，加重脑局部缺血。

三、麻醉方法

CEA 术麻醉管理原则在于保护心、脑等重要器官不遭受缺血性损害，维护全身及颅脑循环稳定，消除手术疼痛和缓解应激反应，保证患者术毕清醒以便进行神经学检查。CEA 术可以在全身麻醉、区域阻滞或局部浸润麻醉下进行。

1. 区域麻醉

颈动脉剥脱术的麻醉需要阻滞 C_{2-4} 的神经根。有报道应用颈部硬膜外阻滞及局部浸润麻醉，但最主要的麻醉方法是颈浅丛及颈深丛阻滞，可以单独或联合应用。此种麻醉方法的优点在于：可实时对清醒患者的神经功能进行连续评估，避免昂贵的脑监测，减少对分流术的需要，血压更稳定，减少血管收缩药物的应用，降低住院费用等。

颈深丛及浅丛阻滞是内膜剥脱术最常用的区域麻醉。沿胸锁乳突肌后缘皮下注射局麻药以阻滞颈丛从该处发出的支配颈部外侧皮肤的浅支。颈深丛阻滞是在椎旁对 C_{2-4} 的横突部位注入局麻药进行神经根阻滞。包括将局麻药注入椎间孔（横突）以阻滞颈部肌肉、筋膜和邻近的枕大神经。颈浅丛阻滞即沿胸锁乳突肌后缘行局部麻醉这种方法局麻药吸收慢，可以提供良好的肌松，但操作复杂，危险系数高。有大约一半的患者出现膈神经阻滞。若阻断星状神经节或喉返神经则可能分别出现 Horner 综合征或声带麻痹。若局麻药误入血管则可能导致癫痫发作，也有误入硬膜外或蛛网膜下腔的报道。

许多前瞻性随机试验已经证实颈浅丛及颈深丛麻醉均可阻滞 C_{2-4} 的皮区，但仍需术者在术区行局麻。对 7558 位至少行颈深丛阻滞的患者及 2533 位行颈浅丛阻滞的患者进行 Meta 分析，显示这两种方法的并发症均很少。两组严重并发症（如卒中、死亡、颈部血肿、心肺相关并发症等）的发生率（颈深丛与颈浅丛阻滞分别为 4.72% 和 4.18%，$P > 0.05$）基本相同。阻滞相关并发症仅在颈深丛组进行研究，包括误入血管及呼吸抑制，后者可能由膈神经或喉返神经阻滞引起。阻滞失败或患者紧张时可改为全身麻醉。

颈丛阻滞应尽量选择作用时间长且毒性小的局麻药物，如左旋布比卡因和罗哌卡因。区域阻滞麻醉的同时小剂量多次静脉给予芬太尼 10～25μg 和（或）咪达唑仑 0.5～2 mg 予以镇静，使患者感觉舒适并能合作。也可以选择丙泊酚 0.3～0.5 mg/kg 静脉间断给予，或 1～5 mg/(kg·h) 小剂量持续给药。术中严格控制镇静药用量以保证术中进行持续的神经功能监测。要监测患者的觉醒程度、言语以及对侧肢体力量。因术中可能出现紧急情况，应做好转为全身麻醉的一切准备。

2. 全身麻醉

全身麻醉是 CEA 术采用最多的麻醉方式，具有保持患者的舒适体位，减轻心理负担，易于控制通气，降低脑代谢，增加脑对缺氧的耐受性等优点。

全身麻醉诱导应该平稳，可应用艾司洛尔以控制喉镜和气管插管过程中的血压心率波动，丙泊酚、依托咪酯、咪达唑仑均可用于诱导，可给予阿片类药物提供镇痛。所有非去极化肌肉松弛药均可达到插管时所需的肌松，无使用琥珀胆碱禁忌。麻醉维持通常使用吸入麻醉药（异氟烷、地氟烷或七氟烷）复合静脉阿片类镇痛药维持。瑞芬太尼广泛用于 CEA 手术，其短时效便于控制麻醉深度，促进迅速苏醒，特别是在结合使用短效的吸入麻醉药如地氟烷和七氟烷时。全身麻醉需要在手术结束后尽早让患者清醒以进行神经功能评估。

3. 全身麻醉与区域麻醉（或局麻）的比较

CEA 术可以采用全身麻醉或局麻，这两种方法各有优缺点。一些研究报道，与全身麻醉相比，颈丛阻滞可明显降低严重心脏不良事件的发生率，且血流动力学更加稳定。患者同侧脑血流更好，耐受颈动脉阻断的时间更长，但其可能的缺点是在紧急情况下不易控制通气道，术中血压波动比较明显，血中儿茶酚胺水平较高，要求患者能够主动配合才能完成手术。全身麻醉能够更有利于气道管理、安静的手术野，当缺血发生时可提高血压提供最大脑灌注，便于采取术中脑保护措施。缺点是不能完全准确的判定脑灌注的状态，特别是在颈动脉夹闭时。最近有学者提出全身麻醉术中唤醒的麻醉方法以综合全身麻醉与局麻两种麻醉方法的优点，而避开其缺点（表8-6）。

表8-6 颈动脉内膜剥除术全身麻醉与区域麻醉（或局麻）优缺点分析

	区域麻醉（或局麻）	全身麻醉
优点	患者清醒，可直接行神经功能评估	术中患者舒适
	血流动力学稳定	大多数患者适用
	术后疼痛易控制	气道管理更方便
	术中一般不需采取搭桥术	可给予脑保护药物
缺点	不适合所有的患者	术中多需要采取搭桥术
	可能需要气道管理	血流动力学不稳定
		术后恶心、呕吐

CEA术中，若出现脑血流灌注不足，需要术中采取搭桥术，此时最好采用全身麻醉。据报道，全身麻醉时采取搭桥术大约有19%～83%，而局麻下仅为9%～19%。全身麻醉时采取搭桥术居多，与监测脑血流灌注不足的方法有关。与局麻下清醒进行神经功能评估相较，全身麻醉时的仪器监测特异性低。另外这也与全身麻醉药有关。全身麻醉时搭桥术的增多是否会使危险因素增加，目前尚未明了。局麻也有其优越性，对合并有一些内科疾病的患者列为首选。

直至目前，很多研究致力于比较全身麻醉与局麻对预后的影响，如术后新发卒中、心肌梗死的发生率、死亡率，但尚未发现有何不同。目前有研究进行颈部手术行全身麻醉与局麻的比较，从多家医院随机选取3526位行颈动脉内膜剥脱术的患者进行研究分析。两组术前并发症与危险因素相似。结果显示，与全身麻醉相比，局麻术中分流及血压控制少，但是术后出现卒中、心肌梗死或死亡的发生率两组相比无差异。最终选择应取决于患者的适应能力和愿望，外科和麻醉医师的经验和技术，以及脑灌注监测的状况。

四、术中管理

1. 手术相关的病理生理学改变

颈总动脉邻近组织的分离和牵拉或直接刺激颈动脉窦常引起减压反射，导致剧烈的血流动力学变化，甚至冠状动脉痉挛。颈动脉窦附近常规注射2%利多卡因1～2mL可有一定的预防作用。

（1）过度挤压、牵拉颈动脉还可引起粥样斑块脱落，导致脑梗死。

（2）阻断并纵形剪开颈动脉后，在颈动脉窦内分布的Ⅰ、Ⅱ型压力感受器通过舌咽神经迅速将低压信号上传至孤束核，触发中枢性缩血管效应，导致血压急剧升高。与此同时，颈动脉血氧分压迅速下降，并通过颈动脉体内的化学感受器经上述通路将低氧信号上传，从而加剧中枢性缩血管效应，导致心脏的前、后负荷增加。在此过程中，粥样硬化内膜的粗暴剥离、动脉弹性纤维层的暴露（目前认为也有神经分布）也可能促进上述感受器的兴奋，导致血压升高。

（3）颈动脉阻断期间必须经常对区域麻醉患者进行神经系统检查，或应用EEG对全身麻醉患者进行。

2. 脑功能的监测

在术中阻断一侧颈动脉后对脑血流及脑功能的监测是避免术后卒中及死亡率的较理想方法。虽然常规采取搭桥术时可以不监测脑灌注情况，但在搭桥术时很可能会使斑块脱落而造成脑梗死。大部分医院常应用选择性搭桥，并进行监测以发现脑灌注不足等情况。对于局麻行CEA术的患者，监测神经功能的变化是判断脑灌注是否充足的金标准。神经功能测试简单精确，但并不是对每位患者均适用。

全身麻醉患者应用仪器进行监测，包括脑电图、诱发电位、残端压及近红外线光谱分析等。脑电图及诱发电位均依靠检测神经活性的改变而判断脑血流量是否不足。这些监测手段比较可靠并可提供相对连续的信息，但需要专业人员进行判读，由于假阳性率较高使得许多患者接受了不必要的搭桥术。经颅多普勒可检测脑内大血管的血流速度。但是目前由于专业技术人员的限制，很难有明确的标准判定脑灌注不足。残端压测量的是颈总及颈外动脉阻塞后颈内动脉远端的压力，反映了 Willis 环的压力。虽然残端压的测量比较简单，但连续监测就很困难。另外，近红外线光谱分析可以检测脑内血氧饱和度。这种方法简单，可以进行连续监测，并且不需要专业人员培训，但这是项新技术，且目前尚未发现是否能够检测出脑灌注不足。

（1）颈内动脉残端压（carotid artery stump pressure，CSP）：代表对侧颈动脉和椎基底动脉系统的 Willis 血管环侧支循环对患者血压的代偿情况。通常情况下，颈内动脉残端压低于 50 mmHg 则意味着低灌注。

（2）EEG：可对皮层神经元的电活动进行持续监测，其波形的减慢和衰减常反映同侧大脑皮层的缺血。一般认为，当脑血流降至 0.15 mL/（g·min）以下时，大脑将发生缺血损伤，EEG 也将发生改变，此时应适当提升血压；如 EEG 仍无改善，则应考虑放置转流管。但越来越多的证据表明，EEG 监测有许多局限性，如无法监测皮层下损伤、假阳性率较高、对有脑梗死史的患者敏感性差、全身麻醉药物可影响 EEG 等。

（3）TCD：是目前应用最为广泛的无创脑血流监测方法，通过颞窗探头可以连续观察到大脑中动脉的血流速度变化。阻断颈动脉后应用 TCD 技术可连续对 Willis 环的各个组成动脉进行血流监测，可弥补测颈内动脉残端压的一些不足。

（4）诱发电位：是基于感觉皮层对外周感觉神经受刺激后产生的电冲动反应。感觉皮层基本上由大脑中动脉供血，在颈动脉夹闭时有受损的危险。诱发电位振幅下降超过 50% 或潜伏期延长 > 10%，则提示有脑缺血发生，需放置转流管。但麻醉药物、低温以及低血压可以显著影响诱发电位监测结果。

（5）局部脑血流量测定：通过经静脉或同侧颈动脉内注射放射性元素氙，并在大脑中动脉供血的同侧大脑皮质区域放置探测器分析放射性衰变而获得。通常在夹闭前、夹闭时或夹闭后即刻进行测量，与脑电图的联合应用，可以获得脑缺血的脑血流量和脑电图变化并得到不同麻醉药物的临界局部脑血流量。

3. 脑保护措施

良好的脑保护措施、预防脑缺血损伤是手术成功的关键之一。

（1）手术方面：在维持理想血压的前提下先试验性阻断颈动脉，测量其阻断远端血压，如血压高于 50 mmHg，即开始重建血管，如血压低于 50 mmHg，则考虑在临时旁路下行血管重建。置放临时旁路分流管能够保证术中足够的脑灌注，使患侧脑组织血供不受明显影响，但可增加血栓形成的危险。

手术中应注意充分灌洗剥脱的血管，并采取颈内与颈外动脉开放反冲，以防止残存的碎屑在血流开放后脱落引起脑栓塞。

开放前静脉注射 20% 甘露醇 200 ~ 250 mL。开放后即刻头部抬高 10° ~ 20°，减轻脑组织水肿。

血管吻合完毕后，按顺序依次开放颈总动脉、颈外动脉及其分支，最后开放颈内动脉，可以避免栓子进入颈内动脉引起缺血性脑卒中。

（2）生理方面。

①低温：头部温度降至 34℃，可明显增加缺血期的安全性，但要注意恢复期很多患者出现寒战，从而增加心肌氧耗并促使心肌缺血的发生，并不推荐常规使用。

②二氧化碳：颈动脉阻断期间诱导性高碳酸血症可扩张脑血管，改善脑缺血区域的血供，但研究表明它具有脑窃血效应，可引起对侧半球血管扩张，加重同侧脑缺血，因此目前仍主张维持 $PETCO_2$ 在正常范围。

③血糖：术中监测血糖，控制血糖在正常范围。

④高血压：在缺血期间，自动调节功能被破坏，脑血流对灌注压的依赖变得更加明显，应保持正常或稍高的血压水平。

⑤血液稀释：脑缺血期间理想的血细胞比容约为 30%，对 CEA 患者应该避免血细胞比容过高。

（3）围手术期处理：手术前 2 d、术中和术后用尼莫地平 0.2 mg/（kg·d），以 1 mg/h 速度静脉泵入以扩张脑血管，增加脑血供。

麻醉选择有脑保护作用的静脉麻醉药丙泊酚。丙泊酚控制性降压幅度达 30% ~ 40% 时，$SjvO_2$ 不仅未降低，反而升高，显示了丙泊酚在脑低灌注状态时的明显的脑保护作用。

术中静脉注射地塞米松 10 mg，稳定细胞膜。

血管分离完毕静脉内注入肝素 0.5 ~ 1 mg/kg，全身肝素化。

五、术后并发症及处理

1. 脑卒中和死亡的相关危险因素

年龄 > 75 岁、对侧颈动脉闭塞、颅内动脉狭窄、高血压（舒张压 > 90 mmHg）、有心绞痛史、糖尿病、CT 和 MRI 有相应的脑梗死灶、术前抗血小板药物用量不足等。

（1）手术因素：内膜剥脱术后急性血栓形成造成颈动脉闭塞，内膜剥脱时脱落的栓子造成脑栓塞，术中阻断颈动脉时间过久造成脑梗死。

（2）防治：术前合理评估高危患者，尽量减少术中脑缺血时间。

（3）维持围手术期血压平稳。

2. 过度灌注综合征

（1）过度灌注综合征多发生于术后 1～5 d，这是由于术前颈动脉高度狭窄，狭窄远端的大脑半球存在慢性灌注不全，大脑血管扩张以弥补血流灌注不足的影响。当严重狭窄解除后，正常或过高的血流灌注进入扩张的失去收缩调节能力的大脑半球，脑血管持续扩张，引起血浆或血液外渗，导致脑水肿或脑出血。

（2）处理：术后严格控制高血压，最好不用脑血管扩张药，慎用抗凝及抗血小板药物，严密监测神经功能的变化，应常规给予甘露醇以减轻脑水肿。

3. 高血压

CEA 术后高血压可能与手术引起颈动脉压力感受器敏感性异常有关。积极将血压控制术前水平，收缩压理想值为 110～150 mmHg，慢性严重高血压者可耐受较高血压。短效药物往往安全有效。

4. 低血压

CEA 术后低血压可能机制在于粥样斑块去除后，完整的颈动脉窦对升高的血压产生的反应。此类患者对液体疗法、血管加压药的反应较好，可以通过在颈动脉窦内注入局麻药而抑制。要排除心源性休克，加大补液量，严重者给予升压药。术后需要持续小心地监测血压、心率和氧供。

5. 血管再狭窄

血管再狭窄是常见远期并发症之一，是动脉内膜切除后的一种损伤反应，涉及平滑肌细胞、血小板、凝血因子、炎细胞和血浆蛋白之间复杂的相互作用。术后给予小剂量阿司匹林抗凝，同时治疗全身动脉粥样硬化及高血压、糖尿病等并发症有利于再狭窄的预防。

第五节　垂体瘤手术麻醉

垂体腺瘤是常见的颅内肿瘤之一，约占颅内肿瘤的 8%～15%，发病率仅次于胶质瘤和脑膜瘤，占颅内肿瘤的第三位。男女比例约为 1 : 2，成年人多发，青春期前发病者罕见。垂体腺瘤按照分泌激素类型可分为高功能腺瘤和无功能腺瘤，高功能腺瘤又包括生长素腺瘤、泌乳素腺瘤、皮质激素腺瘤、生殖腺瘤、甲状腺素腺瘤。有相当部分的垂体腺瘤分泌两种或两种以上的激素，有报道 68% 的生长素腺瘤同时分泌生长激素和泌乳素，仅 32% 只分泌生长激素；而 97% 的泌乳素型垂体腺瘤只单纯分泌泌乳素，不复合分泌其他激素。通常认为垂体腺瘤是良性颅内占位性病变，易复发，但垂体瘤也有恶性，如垂体后叶细胞瘤，非常少见。

一、垂体腺瘤的发病机制

垂体腺瘤的发病机制有两种假说：下丘脑假说和垂体假说。前者认为垂体腺瘤是控制垂体前叶功能的下丘脑功能紊乱或正常生理调节机制缺失所致，后者则认为是垂体自身细胞发生改变的结果。

目前认为，垂体腺瘤发展可以分为两个阶段：首先垂体细胞发生突变，然后在内外因素作用下突变的细胞异常增殖，发展成垂体腺瘤。可以用单克隆细胞异常增殖来解释，目前还未找到垂体腺瘤真正的发病机制。

二、垂体腺瘤的临床表现

在垂体腺瘤早期，往往因为肿瘤较小，临床上没有任何颅内占位症状，仅出现内分泌改变症状，常被患者忽视。随着瘤体的增大，内分泌改变症状凸显，主要表现：①垂体本身受压症群，造成其他垂体促激素的减少和相应周围靶腺体的萎缩，表现为生殖功能低下，和（或）继发性甲状腺功能低下、和（或）继发性肾上腺皮质功能低下等。②垂体周围组织受压症群，主要压迫视交叉，此类患者可能存在颅内高压。表现为视力减退、视野缺损和眼底改变等，还可因肿瘤生长到鞍外，压迫颈内动脉、Willis 动脉环等组织产生血管神经性头痛。③垂体前叶功能亢进症候群，以高泌乳素血症、肢端肥大症和皮质醇增多症多见。

在垂体腺瘤的大小诊断标准中，Hardy（1969）提出直径 10 mm 以下者为微腺瘤，10 mm 以上者为大腺瘤。Grote（1982）提出肿瘤直径超过 40 mm 者为巨大腺瘤。相当比例的垂体腺瘤都表现为一种或几种激素异常分泌增多（见表 8-7）。

表 8-7 垂体瘤分型及临床表现

垂体腺瘤分型	分泌激素	临床表现
垂体腺瘤分型	GH 和 PRL	巨人症，肢端肥大症
	PRL	男：阳痿，性腺功能下降
		女：溢乳－闭经－不孕
皮质激素腺瘤	ACTH	Cushing 综合征
	aMSH	Nelson 综合征
生殖腺瘤	FSH/LH	性腺功能减退
甲状腺素腺瘤	TSH	（中枢性）甲状腺功能亢进

三、常见类型垂体腺瘤的麻醉管理

垂体腺瘤患者的临床症状表现多样，尽管内分泌紊乱所致的独一无二的表现很容易被发现，如库欣病和肢端肥大症，但理想的麻醉管理需要充分理解每一位患者的内分泌及复杂的病理生理。所有患者都需要慎重的术前评估，有很多种可行的麻醉方案供选择，但麻醉药物的最终选择应该是个体化的。

1. 泌乳素型垂体腺瘤

此型腺瘤是最常见的垂体腺瘤，占所有垂体腺瘤的 50% 以上。高泌乳素血症是最常见的下丘脑－垂体紊乱表现。泌乳素型垂体腺瘤的 65% 为小泌乳素瘤，发生于女性，其余 35% 腺瘤男女均可发生。除鞍区神经占位压迫症状外，男性表现为性功能减退，女性表现为"溢乳－闭经－不孕"三联症。

高泌乳素功能腺瘤，相关激素合成或分泌不足，导致不同程度的代谢失常及有关脏器功能障碍，应激水平相对低下，对手术和麻醉的耐受性差，术前应补充糖皮质激素，以提高机体对药物的反应性。麻醉诱导、麻醉维持可适当减低镇静、镇痛药物剂量，术中亦可追加糖皮质类激素。此型腺瘤的麻醉苏醒期也较其他类型为长。

2. 生长素型垂体腺瘤

此型腺瘤起病隐匿，逐渐出现手足增大、鼻唇增大增厚、皮肤粗厚、皮质骨增厚、下颌骨增长等特有面容，从症状出现到最终确诊，平均 6 年，初次就诊原因通常为腕管综合征或出现视野缺损。随着病程的延长，此型患者均伴有不同程度的血压增高、心律失常，出现左心室肥厚、瓣膜关闭不全等心脏器质性改变的患者，手术后激素水平可逐步恢复正常，但心脏器质性改变已不可逆转。

麻醉前访视应充分评估气道，准备困难气道的应对措施。由于舌体肥厚、会厌宽垂，还有下颚骨过度增长，导致咬合不正、颅骨变形，即使应用最大号喉镜片也不能充分推开舌体，全部置入喉镜片也感提升会厌吃力，声门常常暴露困难。国外一项回顾研究显示，746 例经蝶入路垂体腺瘤患者有 28 例遇到困难气道问题，占 3.8%，发生率并不比普通外科困难气道发生率高，但在垂体腺瘤患者当中，生长素型患者困难气道的发生率是其他类型垂体腺瘤患者的 3 倍。生长素型垂体腺瘤患者困难气道的发生与性别、肿瘤大小无关。

应激反应主要由交感－肾上腺髓质系统和下丘脑－垂体－肾上腺皮质系统参与，可见垂体是应激反应的重要环节。此型腺瘤患者麻醉诱导、麻醉维持阶段的镇静镇痛要求较高，可能与高生长激素血症、高代谢有关，也可能与骨质增厚导致外科有创操作困难、耗时长久有关。

垂体依赖性血糖升高，系因垂体占位病变造成中枢性内分泌激素分泌异常，可出现糖尿病的临床表现，也有人认为垂体瘤性高血糖是由抗激素因子存在引起的。糖代谢的紊乱是影响神经功能恢复的重要风险因素，高血糖可以加重乳酸酸中毒，造成脑继发损害。术中动态监测血糖水平，必要时给予胰岛素进行干预，有利于术中脑保护及术后脑功能的恢复，对缺血性脑损伤有明显的保护作用。

3. 皮质激素腺瘤

典型的皮质激素腺瘤患者表现为库欣综合征，是由于腺垂体的促皮质激素腺瘤引起的皮质醇增多症的一种表现形式，男女比例约为 1：5，女性主要集中在孕产期年龄阶段，大于 7 岁的儿童若合并有库欣综合征，则多患有垂体瘤，反之，小于 7 岁的儿童若合并有库欣综合征，则多提示肾上腺肿瘤。1912 年 Haevey Cushing 首次报道并定义之，并且揭示了库欣综合征患者中，接近 80% 的患者是由于垂体 ACTH 分泌增多引起的，其余 20% 是由于异位存在 ACTH 分泌功能的肿瘤，如燕麦细胞癌、支气管肿瘤、胰岛细胞瘤、嗜铬细胞瘤。

与生长素腺瘤基本一致，此型应激反应更剧烈，增加麻醉深度，并辅以尼莫地平、艾司洛尔等维护循环稳定，将应激反应控制在一定程度内，保证内环境稳定，减少内分泌并发症，避免过强过久的应激反应造成机体损伤，深麻醉恐是不二选择。

术中应动态监测血糖水平，将血糖控制在 12 mmol/L 以内，加深麻醉以削弱外科操作引起的强烈应激反应，可降低交感神经－下丘脑－肾上腺轴的反应性，使糖异生减少，抑制无氧酵解增多导致的乳酸生成；逆转应激状态下机体胰岛素受体敏感性的下降，减弱血糖升高的趋势，稳定糖代谢，有利于术后脑功能恢复。

第六节　神经外科术中唤醒麻醉

近年来，随着神经影像学、神经导航及术中神经电生理监测技术在临床的应用和发展，神经外科手术已经从传统的解剖学模式向现代解剖－功能模式转化，从而大大提高了手术质量并显著改善了手术效果。在术中唤醒状态下，应用电刺激技术进行脑功能监测，是目前在尽可能切除脑功能区病灶的同时保护脑功能的有效方法。通过术中直接电刺激判断大脑功能区，对全身麻醉术中唤醒技术的要求很高，这种麻醉方法既需要患者开、关颅过程中镇痛充分、能够耐受手术从而在麻醉与清醒过程中平稳过渡，又需要患者术中大脑皮质电刺激时维持清醒状态，配合神经功能测试；而且在手术中有效控制气道，不发生呼吸抑制，同时保证患者的舒适性而不误吸、无肢体乱动。目前的麻醉方法主要有静脉全身麻醉或清醒镇静术，复合手术切口局部麻醉或区域神经阻滞麻醉。

一、术中唤醒麻醉适应证和禁忌证

1. 术中唤醒麻醉适应证

术中唤醒麻醉适应证包括脑功能区占位，功能区顽固性癫痫，脑深部核团和传导束定位，难治性中枢性疼痛的手术治疗。

2. 术中唤醒麻醉禁忌证

术中唤醒麻醉禁忌证包括术前严重颅内高压，已有脑疝者；术前有意识、认知障碍者；术前沟通交流障碍，有严重失语，包括命名性、运动性以及传导性失语，造成术前医患之间的沟通障碍，也难以完成术中的神经功能监测；合并严重呼吸系统疾病和长期大量吸烟者；枕下后颅窝入路手术需要俯卧位者；病理性肥胖，BMI > 35 kg/m²，合并有肥胖性低通气综合征及阻塞性睡眠呼吸暂停综合征；不能耐受长时间固定体位的，如合并脊柱炎、关节炎患者；对手术极度焦虑恐惧，手术期间不合作者；无经验的外科医师和麻醉医师。

二、唤醒麻醉方法与实施

1. 麻醉前访视与医患沟通

麻醉前一天麻醉医师进行麻醉前访视，设法解除患者的紧张焦虑情绪，恰当阐明手术目的、麻醉方式、手术体位，以及麻醉或手术中可能出现的不适等情况，针对存在的顾虑和疑问进行说明，以取得患者信任，争取麻醉中的充分合作。对过度紧张而不能自控的患者应视为唤醒麻醉的禁忌证。

2. 麻醉前准备

麻醉前对气道的评估极为重要。对于合并困难气道、上呼吸道感染、未经控制的肺病患者应视为唤醒麻醉的禁忌证。癫痫、颅内肿瘤、运动障碍病及中枢性疼痛患者，术前常已接受一系列药物治疗，麻醉前除了全面检查药物治疗的效果外，还应重点考虑某些药物与麻醉药物之间存在的相互作用。

麻醉前用药目的为解除患者的焦虑，充分镇静和产生遗忘，抑制呼吸道腺体分泌，预防术后恶心呕吐，预防术中癫痫发作等。常用药物包括苯二氮䓬类药、抗呕吐药、抗癫痫药、抗胆碱药等。

3. 手术体位摆放

唤醒麻醉手术最适宜体位为侧卧位，便于呼吸管理和术中监测。体位摆放既要充分考虑患者的舒适性和安全性，又要照顾术者手术操作的方便与舒适。头部应高于心脏平面，降低双侧颈静脉压和ICP。避免过度扭转颈部防止发生静脉回流和通气障碍，同时避免颈部关节及神经损伤。头架固定后，防止颈部肌肉过度牵拉损伤臂丛神经，同时缓解头架的压力。手术体位摆好后铺放手术单，应保证患者眼前视野开阔，减轻患者焦虑心情。

4. 头部神经阻滞与切口局部浸润麻醉

（1）头部神经支配与分布：头部伤害性知觉传入纤维主要源于三叉神经，也有发自面神经、舌咽神经和迷走神经，颈神经也参与其中。与唤醒麻醉技术有关的头部的感觉神经包括枕大神经、枕小神经、耳颞神经、眶上神经、滑车上神经和额支。

（2）头皮神经阻滞和局部浸润麻醉的药物选择：常用的局部麻醉药有利多卡因、布比卡因、左旋布比卡因以及罗哌卡因。唤醒麻醉中常用局麻药浓度、剂量与用法（见表8-8）。

表8-8 常用局麻药浓度、剂量与用法

局麻药	用法	浓度（%）	起效时间（min）	作用时效（min）	一次最大剂量（mg）	产生中枢神经系统症状的阈剂量（mg/kg）
利多卡因	头皮局部浸润	0.25~0.5	1.0	90~120	400	7.0
	头皮神经阻滞	1.0~1.5	10~20	120~240	400	7.0
	硬膜表面贴敷麻醉	2.0~4.0	10~20	60	400	7.0
布比卡因	头皮局部浸润	0.25~0.5		120~240	150	2.0
	头皮神经阻滞	0.25~0.5	15~30	360~720	200	2.0
罗哌卡因	头皮局部浸润	0.25~0.5.	1~3	240~400	300	3.5
	头皮神经阻滞	0.5~1.0	2~4	240~400	300	3.5

5. 术中人工气道建立与呼吸管理

（1）人工气道建立：唤醒麻醉过程中依据手术步骤和麻醉深度可采用口咽和鼻咽通气道、带套囊的口咽通气道（cuffed oropharyngeal airway, COPA）和鼻咽通气道、喉罩通气道和气管内插管作为人工气道。

喉罩通气道适用于唤醒麻醉中建立人工通气道。食管引流型喉罩通气道通过引流管插入胃管吸引胃内的气体和胃液，可有效预防反流误吸。唤醒麻醉插入喉罩前，应进行口腔和会厌部位充分的表面麻醉（2%~4%利多卡因），丙泊酚（1~2mg/kg）诱导，抑制咽喉反射。一般不用肌肉松弛药以避免潜在危险。

（2）唤醒麻醉期间呼吸管理：唤醒期间出现通气不足必然导致缺氧与二氧化碳蓄积，前者可增加吸入氧浓度来弥补，后者则必须加强通气管理维持足够的通气量。通气量应维持 $P_{ET}CO_2$ 35~45mmHg 较为适宜。当麻醉中患者通气不足时，需通过人工通气道进行手法或机械通气。

双水平气道正压通气（bi-level positive airway pressure, BiPAP）本质为压力支持通气（PSV）与自主呼气状态下持续气道内正压通气（CPAP）的结合形式。PSV 的特点是自主吸气时，采用设定的吸气正压辅助自主呼吸，以克服气道阻力，并协助呼吸肌在减轻负荷下做功。这种无创通气模式，可用于无气管内插管、无喉罩通气道的术中唤醒麻醉呼吸管理。

6. 清醒镇静麻醉

清醒镇静麻醉方法是早期神经外科唤醒麻醉时常用的麻醉技术之一，在切口局部浸润麻醉和（或）头部神经阻滞的基础上应用镇静/镇痛药物不仅可以减轻患者的恐惧、焦虑及术中疼痛，还能消除对伤害性刺激的记忆，从而提高患者的舒适和接受程度。常用药物有咪达唑仑、丙泊酚、芬太尼、苏芬太尼。α_2受体激动药右美托咪啶（dexmedetomi-dine，DEX）具有剂量依赖性镇静、抗焦虑和止痛作用，且无呼吸抑制，还有止涎作用，可单独应用于唤醒麻醉，也可与阿片类或苯二氮䓬类药物合用。应用右美托咪啶可增加拔管期间患者的适应性，且容易唤醒，对血流动力学不稳定的患者，在快速注射右美托咪啶时应警惕引起心动过缓和低血压等。

采用清醒镇静麻醉方法在开颅和关颅阶段应充分镇痛，且达到足够的镇静深度，Ramsay分级应在4级以上。术中麻醉唤醒期间Ramsay分级应在2~3级。在术中唤醒阶段使用镇静药的同时，经常与患者交流使之适应周围环境、给予充分的镇痛以及改善周围环境都可以起到减轻焦虑的作用。

7. 全凭静脉唤醒麻醉

以丙泊酚和瑞芬太尼TCI输注的全凭静脉麻醉是目前唤醒麻醉的主要应用方法之一。在应用TCI静脉麻醉时，要获得满意的麻醉效果，必须熟悉所选择药物的血药浓度—效应的关系，以便在临床上设置靶浓度（表8-9）。

表8-9 常用药物血浆浓度与临床效应之间的关系

药物	诱导麻醉	切皮	自主呼吸	清醒	镇痛或镇静
丙泊酚 ($\mu g/mL$)	4~6	2~6	—	0.8~1.8	1~3
瑞芬太尼 (ng/mL)	4~8	4~6	<1~3	—	1~2
苏芬太尼 (ng/mL)	1~3	1~3	<CO_2	—	0.02~0.2

丙泊酚血药浓度为1.0~1.5$\mu g/mL$时，患者有良好的镇静效果。全凭静脉麻醉维持期丙泊酚血药浓度达到3.5~5$\mu g/mL$时，BIS可降到50左右。

瑞芬太尼输注速度与药效直接相关，由于其独特的药代动力学特点，适用于静脉持续输注。由于代谢过于迅速，停药后镇痛作用很快消失，可能造成麻醉唤醒期的患者躁动。应用瑞芬太尼也应采用头部神经阻滞和（或）切口局部麻醉，在瑞芬太尼停药前10min应用小剂量的芬太尼（1~2$\mu g/kg$）或曲马多（50~100 mg）。

三、术中唤醒麻醉并发症及其防治

1. 麻醉唤醒期躁动

术前良好的交流和解释工作对于消除患者焦虑和恐惧至关重要。消除不良刺激，包括唤醒期镇痛完善、避免尿潴留等。由于疼痛引起的躁动给予芬太尼0.05 mg或曲马多100 mg效果较好。术中维持平稳，避免术中知晓，避免呼吸抑制、缺氧和二氧化碳潴留等。避免使用拮抗剂。不恰当的制动也是术后躁动的原因，适当安抚患者，放松强制制动有效。

2. 呼吸抑制

术前对唤醒麻醉患者呼吸功能障碍或合并睡眠呼吸暂停综合征患者呼吸代偿能力进行重点评估。麻醉药物抑制了缺氧和高二氧化碳的呼吸驱动。在低氧血症和二氧化碳蓄积发生时辅助和控制呼吸的实施。

3. 高血压与心动过速

唤醒过程保持麻醉唤醒期适宜的镇静水平，避免患者焦虑紧张；保持适宜的镇痛水平，避免麻醉唤醒期疼痛刺激；保持呼吸道通畅，避免镇痛药和全麻药抑制呼吸，必要时采用有效的辅助呼吸。对于麻醉唤醒过程中发生的高血压与心动过速，在加强监测和针对原因处理的同时，给予药物有效地控制血流动力学改变。

4. 癫痫的控制

术中应保持患者安静、避免刺激、保证呼吸道畅通、维持生命功能等。在术中皮层功能区定位脑皮层暴露情况下发生癫痫，可立即局部冲洗冰盐水终止癫痫发作。使用丙泊酚静脉注射亦可，但药物作用时间较短。

5. 颅内压增高

对于颅内占位及病灶周围明显水肿，颅内顺应性降低患者，应积极治疗脑水肿。麻醉中保持呼吸道通畅、通气充分、避免二氧化碳蓄积。麻醉前行腰部蛛网膜下腔穿刺，术中打开颅骨骨瓣后放脑脊液。针对脑水肿主要采用高渗性利尿药和肾上腺皮质激素等。头高位（15~30℃）利于颅内静脉回流，降低ICP。

6. 低温与寒战

对低温的预防比对并发症的处理更为重要，应根据体温监测及时采取保温和其他相应措施。维持正常体温可使用热温毯、维持适宜的室温、静脉输入液体和术野冲洗液体适当加温。曲马多（50 mg）在终止寒战和降低氧耗中非常有效。

总之，唤醒麻醉技术是保证神经外科手术过程中进行功能监测、准确定位病灶和功能区的必要方法。如何选择适宜的麻醉方法对提高麻醉效果、减少或预防并发症具有极其重要的作用。唤醒麻醉方法与术中管理尚需不断改进，最终保证手术最大限度切除病灶的同时尽可能保护患者脑功能的完整。

第九章

心血管外科手术麻醉

随着心脏外科手术技术的改进、人工材料和体外循环相关设备与技术的不断进步,手术的成功率得到了很大的提高,尤其是疑难危重心脏病的手术死亡率已普遍降低至 5% 以下,这其中心脏手术麻醉技术的进步,包括监测技术和用药技术的改进,尤其是麻醉医师综合素质的不断提高,是重要的环节之一。心脏手术麻醉是随着麻醉学的发展和心脏外科手术的要求而不断发展的。在几十年的发展过程中,心脏手术麻醉发生了重大的变迁。

第一节 缩窄性心包炎手术麻醉

缩窄性心包炎是由于心包慢性炎症性病变所致的心包纤维化、增厚并逐渐挛缩、钙化,压迫心脏和大血管根部,使心脏舒张和充盈受限,血液回流受阻,心功能逐渐减退,心排血量降低而引起的心脏和全身一系列病理生理改变,从而导致全身血液循环障碍的疾病。其自然预后不良,最终因循环衰竭而死亡。治疗的唯一有效方法是确诊后尽早手术。

一、病情特点与评估

心包包裹心脏和出入心脏的大血管根部,分为外层的纤维心包和内层的浆膜心包。纤维心包为底大口小的锥形囊,囊口在心脏右上方与出入心脏的血管外膜相移行,囊底对向膈中心腱并与之相连。纤维心包坚韧、缺乏伸展性,心包积液时腔内压力增高,可压迫心脏。浆膜心包分为脏、壁二层,壁层与纤维心包紧贴,脏层紧贴心肌,即心外膜。脏、壁层心包在出入心脏的大血管根部稍上方相互移行。慢性炎症时,脏、壁层粘连,限制心脏舒缩。心包腔为纤维心包和壁层心包与脏层心包围成的狭窄、密闭腔隙,内含少量浆液,起润滑作用。

缩窄性心包炎的病因尚不完全清楚,目前已知有结核性、化脓性、非特异性及肿瘤化疗、肿瘤和外伤等所致的缩窄性心包炎等。过去慢性缩窄性心包炎多由结核杆菌所致,结核病的控制使慢性缩窄性心包炎病例显著减少,大多数患者病因不明,即使心包病理和细菌学检查也难以明确病因。心包脏层和壁层由于炎性病变导致炎性渗出和增厚,彼此粘连闭塞心包腔。心包增厚一般在 0.3~1.0 cm,严重者可达 2 cm。在心脏表面形成一层厚薄不均的硬壳,紧紧包裹心脏,限制心脏舒缩。在腔静脉入口和房室沟处易形成狭窄环,造成严重梗阻。由于心脏活动受限,心肌逐渐萎缩变性,甚至纤维化。心脏和腔静脉入口受增厚甚至钙化心包压迫是生理紊乱的主要原因。心脏舒张受限,充盈不足,心排血量下降,心率代偿性增快。右心室充盈受限,静脉压升高,导致体循环静脉扩张、颈静脉怒张、肝淤血肿大、腹腔和胸腔积液、下肢浮肿。左心室舒张受限使肺循环压力增高和肺淤血,影响呼吸功能。

约 50% 患者发病缓慢,无明确的急性心包炎病史。急性化脓性心包炎发病后 1 年至数年才出现典型症状,结核性心包炎 6 个月后可出现症状。主要表现为重度右心功能不全,呼吸困难、腹胀和下肢浮肿,呈慢性进行性加重,患者易疲劳,心前区不适,活动后心悸,咳嗽、食欲不振、黄疸、消瘦等,肺部淤血严重者可出现口唇、末梢发绀,端坐呼吸。重症患者可有腹水、消瘦、血浆蛋白降低、贫血等,甚至出现恶病质。

听诊心音遥远、无杂音，触诊心前区无搏动，脉搏细速，出现奇脉（吸气相脉搏减弱或消失），血压偏低，脉压减小，中心静脉压升高。叩诊胸部浊音，可有胸水，呼吸音粗，可闻及湿啰音。

血象改变不明显，可有贫血。红细胞沉降率正常或稍快。肝功能轻度损害，白蛋白降低。部分患者可出现结核抗体试验阳性。心电图改变包括QRS波低电压、T波平坦或倒置，提示心肌缺血；可有房性心律失常，P波异常。X线检查心影大小无异常，心脏边缘不规则、各弧段消失、左右侧心缘变直，主动脉弓缩小，心脏搏动减弱，主动脉搏动减弱，上腔静脉扩张致右上纵隔增宽，左心房增大，心包钙化，肺瘀血。胸部平片可见一侧或两侧胸膜增厚、粘连、钙化或胸腔积液。CT和磁共振检查可了解心包增厚、钙化的程度和部位，有助于鉴别诊断。超声心动图可显示心包增厚、粘连或积液，室壁运动受限，下腔静脉和肝静脉增宽等。其他检查包括冠状动脉CT、心导管检查、心肌组织成像等有助于排除血管疾病导致的心肌缺血和明确心肌受损程度等。

二、术前准备

缩窄性心包炎起病缓慢，全身情况差。心脏收缩和舒张功能严重受累，临床表现为射血分数正常，但心脏指数降低，循环时间延长，动静脉血氧分压差增大。代偿性表现为血浆容量、血细胞比容和总循环容量增加。多数伴有胸膜炎、胸腔积液，肺功能受影响，亦可累及肝脏功能。术前应根据患者的病情积极维护各脏器功能，调整内环境稳定，提高患者对麻醉和手术的耐受性，减少术中和术后并发症的发生。

针对原发感染应积极采取抗感染措施，除明确诊为非结核性心包炎之外，至少应进行系统的抗结核治疗2W。对大量胸水、腹水患者，为维护其呼吸功能，术前可适当抽排胸水、腹水，抽排量以患者能耐受且不剧烈影响血流动力学为原则，但绝不能因为药物治疗和反复胸腹腔穿刺能缓解症状而延误和丧失手术时机。麻醉前用药以不引起呼吸、循环抑制为前提。可在患者进入手术室后在严密监测下适度使用，常用药物有吗啡、东莨菪碱、咪达唑仑和右美托咪定等，术前常规禁食禁饮。腹内压高的腹水患者，为防止误吸，可预防性给予氢离子拮抗剂，如奥美拉唑、雷尼替丁等。低流量氧疗有助于改善患者的组织代谢状况。提供高蛋白饮食、补充血浆蛋白和补充维生素B、C。肝功能明显下降患者还应补充维生素K以改善患者的凝血功能，防止手术过程中因凝血功能低下导致异常出血。常规利尿、补钾，调整水、电解质平衡。术前一般不用洋地黄制剂，心功能差、心率大于100次/min者仅在手术当日清晨给予小剂量洋地黄类药物，如毛花苷C 0.2～0.4 mg，可适当控制心率，改善心功能。准备呼吸、循环辅助治疗设施，对病程长、心肌萎缩、估计术后容易发生心脏急性扩大、心力衰竭者，除药物准备外，应备好机械通气装置和心室辅助装置如主动脉球囊反搏（IABP）等。应备妥体外循环以防术中大出血，手术前，患者的一侧腹股沟区应做消毒准备，必要时可实施股动脉、股静脉体外循环转流，以保证氧合与补充血容量。准备体外贴敷式除颤电极并连接除颤仪，防止心包剥脱完成前发生心室纤颤时无法进行胸内除颤的窘迫状态。

三、麻醉方法

无论采用何种麻醉方法，麻醉管理的目的在于避免心动过缓和心肌抑制。选择气管内插管静吸复合麻醉时，应行全面监测，包括心电图、脉搏血氧饱和度、无创动脉压、有创动脉压、呼气末二氧化碳分压、中心静脉压和体温等，估计术后可能发生低心排血量综合征的患者，建议放置肺动脉导管进行监测。缩窄性心包炎患者由于循环代偿功能已十分脆弱，必须在严密监测心电图、脉搏氧饱和度和有创动脉压下缓慢施行麻醉诱导。由于患者的循环时间延长，药物起效慢，应酌情减慢麻醉诱导注药速度，不能误以为患者耐受性好而造成药物相对过量，以致血压下降甚至循环衰竭。备好多巴胺、去氧肾上腺素和肾上腺素等急救药物，根据监测情况随时修正麻醉用药方案，避免血压下降和心动过缓。

常用麻醉诱导药物有咪达唑仑、依托咪酯、氯胺酮、苏芬太尼等。尽管氯胺酮可能增加心肌氧耗，但可以防止诱导时出现血压下降和心动过缓，而心率增快是缩窄性心包炎患者增加心排血量的唯一有效代偿因素。肌松药应选用循环影响轻微且不减慢心率的药物，如泮库溴铵、罗库溴铵等，并适当减小剂量、缓慢滴定给药。麻醉维持以采用对循环影响轻微的芬太尼、苏芬太尼和瑞芬太尼为主的静吸复合或静脉复合麻醉。对心功能较好的患者可在手术强刺激环节（如切皮、劈开胸骨或撑开肋骨）时，吸入异氟烷、七氟烷或地氟烷加深麻醉。采用对肝肾功能影响小的阿曲库铵和顺式阿曲库铵等维持肌松。

麻醉管理要点在于：①维持血流动力学稳定，严格管理输血输液速度和液体入量，以防缩窄解除后心室过度充盈膨胀，引发急性右心衰竭或全心衰竭。遵循在心包完全剥离前等量输液或输血，心包剥离后限量输液的原则。②随着心包的剥离，开始小量使用多巴胺等强心药物，并随时调整剂量，直至心包完全剥离。避免心包剥脱、心肌受压解除、腔静脉回心血量骤增引起的急性心力衰竭。③密切监测心电图，出现严重心律失常时，应及时与手术医师沟通，必要时暂停手术并积极处理。由于开胸后无法直视心脏表现，经食管超声心动图（TEE）在评估缩窄性心包炎患者血流动力学方面有非常重要的价值。④避免机械通气潮气量过大，以防回心血量进一步减少导致心排血量降低。⑤全面监测内环境，包括血气分析、血常规、电解质和尿量等根据血气分析等监测结果及时调整内环境稳定，维持水、电解质和酸碱平衡。⑥手术结束后应保留气管插管送ICU机械通气，全面监测，维持正常血气水平，控制输液、输血量，持续强心、利尿，维护心功能，防治术后低心排血量综合征的发生，防止水、电解质和酸碱紊乱，并根据患者的情况合理制订镇静、镇痛方案，避免血流动力学波动。

第二节 先天性心脏病手术麻醉

一、病情特点

国内先天性心脏病（以下简称先心病）的发病率约为6.3‰～14‰，但真实的发生率可能高于这一水平，许多出生后即死亡的患儿可能与致死性的先心病有关，而有些先心病，如主动脉双叶瓣畸形和动脉导管未闭早期无症状，因此真实的发病率尚不明确。早产儿先心病的发病率高于足月产儿（尤其是室间隔缺损与动脉导管未闭），患糖尿病的母亲，其新生儿先心病的发病率高于无糖尿病母亲的产儿。23%～56%染色体异常的患儿伴有先心病。发病原因可能与胚胎期发育异常、环境或遗传因素等有关。在过去的数年中，随着疾病的诊断、体外循环技术、监测和围手术期管理技术的不断进步，越来越多的幼小、危重的先心病患儿得到了成功的手术治疗。医学和外科手术技术的发展为85%～95%的先心病患儿活至成年提供了机会，成年先心病患者的数量已与儿童的数量相当。

先心病种类繁多，临床常见的有10余种。一般根据先心病血流动力学特点进行分类，如是否存在分流、肺血流是增加还是减少、瓣膜周围是否有异常导致血流梗阻或减少等。因此，先心病分类方法也有多种，麻醉医师应采用有利于麻醉管理的分类方法。发绀型和非发绀型先心病是最常用的分类方法，发绀型先心病通常存在右向左分流或以右向左分流为主的双向分流或动静脉血混合；非发绀型先心病通常又分为无分流型和左向右分流型（表9-1）。

表9-1 根据发绀情况的先心病分类

发绀型先心病	非发绀型先心病
肺动脉瓣狭窄或闭锁伴	无分流型
房缺或室缺	主动脉缩窄
法洛四联症	主动脉瓣狭窄
右室双出口	异常血管环
大动脉转位	有分流型
单心室	房间隔缺损
完全型肺静脉异位引流	室间隔缺损
三尖瓣闭锁	心内膜垫缺损
艾伯斯坦畸形	动脉导管未闭
	大动脉共干
	主动脉肺动脉间隔缺损

根据心脏血流动力学特点和缺氧原因，先心病可分为：①左或右心室压力超负荷；②心室或心房容量超负荷；③肺血流梗阻性低氧血症；④共同心腔性低氧血症；⑤体、肺循环隔离性低氧血症。

根据分流血流对肺循环的改变可分为3种。①肺血流增多型：肺血流增多导致肺循环容量或压力超负荷。②肺血流减少型：异常分流或肺血流梗阻使肺血流减少导致全身血液氧合不足。③正常肺血流型：无分流的梗阻性病变常导致心肌做功增加、心室肥厚、顺应性降低和氧耗增加。根据解剖病变和临床症状分类：单纯交通型（心房、心室、动脉和静脉间直接交通）、心脏瓣膜畸形型、血管异常型、心脏位置异常型、心律失常型等。

心脏麻醉医师不但要掌握手术前患者的病理生理特点，还要掌握手术后患者的病理生理改变。

（一）室间隔缺损

胚胎从第8周开始形成室间隔组织，出生后约20%~60%新生儿的室间隔自行闭合，其余40%在婴儿期闭合，多数在5岁以内闭合。超过5岁自行闭合者很少，即遗留室间隔缺损畸形。室间隔缺损是最常见的先天性心脏畸形。左心室压力[（80~130/5~10）mmHg]远超右心室[（15~30/2~5）mmHg]，产生左向右分流。左向右分流量取决于缺损大小和肺循环阻力。缺损部位不同对血流动力学影响的差异很小。只有很小的缺损心脏收缩后期可暂时关闭，而大、中型缺损的分流无影响。

左向右分流的血流动力学改变包括：①肺血多致左心室容量超负荷；②肺血流量大大增加；③体循环流量不足。左心室扩大、肥厚，心肌拉长，在生理代偿期内收缩增强，但心腔内超容和室壁顺应性降低使左心室舒张压升高，充盈受限，肺静脉、肺微血管等后续血流受堵，导致肺瘀血和肺间质水肿、肺泡水肿，肺顺应性降低，通气和换气功能障碍，左心衰竭和呼吸衰竭同时出现。左心室泵向主动脉的血流因分流减少，导致代偿机制的出现，血中儿茶酚胺浓度升高，交感神经兴奋，体循环血管收缩，外周阻力增高以维持血压。肾血流量减少使肾素血管紧张素系统兴奋导致水钠潴留、血容量增加，肺循环和体循环静脉床瘀血，引起肺水肿、肝肿大和皮下水肿等。肺动脉阻力增加最终导致肺动脉高压。年龄、海拔高度、血细胞比容、体力活动和肺血管结构均可影响肺动脉压力。长期左向右大量分流使肺血管被破坏，Heath和Edwards将其病理变化分为六级，肺血管结构的改变最终使肺动脉高压从可逆的动力性高压向不可逆的阻力性高压演变，肺动脉压可达到或超过主动脉压，使缺损处发生右向左分流，称为艾森门格综合征（Eisenmanger complex）；其后发现除室间隔缺损外，其他左向右分流的先心病亦可继发此病理生理，因此Wood将这类患者统称为艾森门格综合征。

（二）房间隔缺损

房间隔缺损为心房水平的左向右分流，可使肺循环流量三、四倍于体循环，右心房、右心室和肺动脉扩张。左右心房的压力差不能解释临床所见的巨大分流量，体位（重力）与分流方向也无关，房间隔缺损大量右向左分流的机制为：左室壁厚，心腔狭长，二尖瓣口面积小（成人约4~6 cm²）；右室壁薄，顺应性高，易扩张，心腔短阔，三尖瓣口面积较大（11~13 cm²），方便容纳血液，心室舒张时右心房较易充盈右心室。房间隔缺损时左右房压力趋于相等，约4~5 mmHg，右心室远较左心室容易充盈，由此造成大量左向右分流。心室收缩时存在左向右分流是由于右心房连接的腔静脉系统容纳血量远远大于左心房连接的肺静脉系统，在心室收缩晚期缺损部位已有左向右分流，但在心房收缩早期由于右心房收缩较左心房稍早，可有少量右向左分流，但随着大量左向右分流，少许分流入左心房的血流又被赶回右心房。由于右肺静脉开口接近缺损部位，因此分流部分大多由右肺静脉而来。

房间隔缺损时左心室的射血分数仍能保持正常，但左心室充盈不足，年长后左心室功能减退，因房间隔存在缺损，左心室功能减退导致的左房压升高可由缺损的分流得到缓解，所以临床表现为右心衰竭，手术修补后可能表现出左心室功能不全的症状。房间隔缺损患者20岁以前多无明显的肺动脉高压，除非居于海拔很高地区的患者。

（三）动脉导管未闭

动脉导管是胎儿肺动脉和主动脉间的正常通道，出生后即自行关闭。如关闭机制有先天缺陷，即构成临床上的动脉导管未闭。在某些先心病中，未闭的动脉导管是患儿生存的必需血源，自然关闭或手术堵闭可致死亡。出生后血氧升高和前列腺素降低是导管关闭的最主要因素，其螺形和环形平滑肌开始收缩，使导管管壁增厚、缩短，不规则的内膜增厚和垫墩发挥堵闭管腔的作用。出生后15 h内大多已功能关闭，管壁细胞无菌性坏死，代之以纤维组织增生而成动脉韧带。

出生后3个月仍未关闭一般才被认为是临床上的动脉导管未闭。因主动脉的收缩压和舒张压总是高于肺动脉，所以始终是左向右分流。主动脉分流的动脉血和来自右心室的静脉血在肺动脉混合，入肺循环再回到左心房、左心室，大大增加了左心室每搏量；除非有肺动脉高压，否则右心的前后负荷不变，而左心容量增加致心肌肥厚。主动脉收缩压不变甚至升高，而舒张压因主动脉瓣关闭后继续向肺动脉分流而降低，脉压增宽，产生周围血管体征。左心容量增加致左心室扩大，舒张压上升，使左心房及后续血管床瘀滞引起肺水肿。导管的长度、粗细与分流量有关，流程长者阻力增大，还可有扭曲使分流减少，还可因体位不同而与纵隔脏器位置关系变更压迫导管，称为"间歇性"导管，杂音时有时无。肺循环阻力是影响分流大小的至关重要因素，阻力主要产生于肺动脉至小分支段，如二尖瓣狭窄或左心衰竭时肺静脉回流受阻，亦可使肺动脉压上升，分流减少。如肺循环阻力超过体循环，将产生右向左分流，肺动脉血流向降主动脉，产生下身青紫而上身不紫的差异性青紫。

动脉导管未闭引起肺动脉高压的原因包括：①分流量大使肺动脉压力增高（动力性）；②主动脉压力传导至肺动脉；③年长后产生梗阻性肺动脉高压；④肺静脉压增高（微血管后肺动脉高压）。

（四）肺动脉狭窄

根据狭窄部位可分为瓣膜部、漏斗部、肺动脉干和肺动脉分支狭窄，有单纯性狭窄或合并其他心血管畸形，约占先心病总数的25%～30%。肺动脉狭窄使右心室射血受阻，其收缩压增高程度与狭窄的严重程度成正比。严重肺动脉狭窄随着年龄增长，右心室进行性向心性肥厚，顺应性下降，舒张压增高，同时伴有三尖瓣反流，右心房、右心室扩大，最终导致右心衰竭。未经治疗的患者可出现肝静脉瘀血所致的肝硬化。中、重度肺动脉狭窄在胎儿期右心室心排血量可维持正常。重度狭窄患者的回心血经卵圆孔或房间隔缺损进入左心房、左心室，致使右心室、三尖瓣发育不良。出生后由于心房水平大量右向左分流，呈现严重低氧血症，不及时处理将危及生命。周围肺动脉狭窄约占先心病总数的2%～3%。狭窄可单发，仅累及肺动脉总干或其分支，或多发性狭窄同时累及肺动脉总干及若干较小的肺动脉分支。周围性肺动脉狭窄常合并其他先心病，如肺动脉瓣狭窄、法洛四联症、主动脉瓣上狭窄和室间隔缺损等。单纯周围性肺动脉狭窄病因未明，目前认为可能与胎内风疹病毒感染有关。根据狭窄范围和程度，可致不同程度的右心室肥厚，随着年龄增长，肺动脉狭窄可加重。周围肺动脉狭窄的治疗首选经皮球囊血管成形术。严重的分支狭窄，尤其是多发性外周分支狭窄，手术治疗难度很大，疗效也不满意。

（五）法洛四联症

法洛四联症是最常见的发绀型先心病，其发生率为0.2‰左右，占先心病12%～14%。1888年Fallot描述了该病的四个病理特点，即：肺动脉狭窄、主动脉骑跨、室间隔缺损和右心室肥厚，故称为法洛四联症。其中肺动脉狭窄和室间隔缺损是最主要的病变。肺动脉狭窄致肺血量严重不足，由体循环向肺循环丛生侧支血管，侧支血管可分为三类。第一为支气管动脉与肺动脉在肺内深部连接，其次为主动脉分支在肺门与肺动脉相连，第三为锁骨下动脉在进肺门前与肺动脉相连。法洛四联症的非限制性室间隔缺损使左右心室收缩压相等，通过室间隔缺损的血流方向和流量由肺动脉狭窄程度所决定。可呈现双向分流和右向左分流，右向左分流者肺血量明显减少，主动脉血流主要来自右心室，故有明显发绀。尽管有明显的肺动脉狭窄，但肺动脉压力正常或偏低，心排血量可正常或增高。非限制性室间隔缺损的存在使右心室压力不会超过体循环压力。法洛四联症中室间隔缺损的位置、肺动脉狭窄部位和主动脉骑跨程度对血流动力学改变不起决定性作用，右心室肥厚是右心室收缩压增高的代偿性改变。发绀程度还与血红蛋白增高程度和是否伴有动脉导管未闭以及体肺侧支血管多少等因素有关。法洛四联症右心血流的分流和左心回心血量减少都不增加容量负荷，因此心力衰竭很少见。心脏不大甚至偏小，慢性低氧血症可代偿性地产生肺部侧支循环和红细胞增多症，致使血液黏滞度增高容易发生血栓。侧支循环丰富的患者，肺血减少不明显，术前患者发绀较轻，但根治术后侧支循环的病理生理相当于未结扎的动脉导管，引起术后肺血增加，应引起注意。

（六）右心室双出口

典型的右心室双出口基本病变为：①主、肺动脉全部出自形态右心室（无动脉出自形态左心室）；②室间隔缺损为形态左心室唯一出口；③主动脉瓣和肺动脉瓣下均有肌性圆锥，均与房室瓣无纤维连接；④主动脉瓣和肺动脉瓣位于同一高度。右心室双出口常见三种类型：①艾森门格型（Eisenmemger），右心室双出口合并主动脉下室间隔缺损，无肺动脉狭窄；②四联症型，右心室双出口合并肺动脉狭窄；③陶氏型（Taussig-Bing），右心室双出口合并肺动脉下室间隔缺损。室间隔缺损是右心室双出口的病理要素之一，其位置可分别位于主动脉下、肺动脉下、两动脉下或远离动脉。由于室间隔缺损的位置与两大动脉种种不同的关系，主动脉瓣和肺动脉瓣下有无梗阻性病变，右心室双出口的病理生理、血流动力学和临床表现有极大差异。右心室内血流为层流者，临床上可完全无发绀。一般患者有轻重度不等的发绀，肺血或稀少或增多，甚至出现肺动脉高压，因此临床表现类似于单纯室间隔缺损、重度法洛四联症或完全型大动脉转位。

（七）三尖瓣畸形

1. 三尖瓣闭锁

三尖瓣闭锁必然存在心房间交通，体静脉、冠状静脉回心血经卵圆孔或房间隔缺损进入左心房，与肺静脉血混合进入左心室。太小的房间隔缺损使右心房和外周静脉压力增高，临床有体循环瘀血和右心衰竭的表现。左心室接受的动静脉混合血使外周动脉血氧饱和度降低，临床出现发绀。发绀的严重程度与肺循环血流量有关，而肺血流量又取决于室间隔缺损大小和肺动脉狭窄程度。合并大的室间隔缺损又无肺动脉狭窄时肺血流量增多，发绀可不明显。若合并肺动脉狭窄、闭锁或限制性室间隔缺损时肺血流量减少，发绀症状严重。三尖瓣闭锁合并肺动脉闭锁和室间隔完整的情况十分罕见，此时到达肺部的唯一通道为未闭的动脉导管或体、肺侧支循环。

2. 三尖瓣下移（Ebstein畸形）

三尖瓣下移是指三尖瓣隔瓣或后瓣偶尔连同前瓣下移附着于近心尖的右心室壁上，约占先天性心脏病的0.5%～1.0%。1866年德国学者Ebstein在尸检中首先发现本病并详细描述了其病理解剖，故又被称为"Ebstein畸形"。本病无性别差异，偶有家族史报道，母亲妊娠早期服用锂制剂者其后代易患本病。三尖瓣下移的病理生理改变轻重不一，轻者瓣膜功能基本正常；重者三尖瓣口狭小，右心室腔狭小，射入肺动脉血流量少，瓣叶变形、腱索缩短或乳头肌发育不良致使三尖瓣关闭不全，导致三尖瓣反流。右心房压力逐渐增高、扩大，血流分流至左心房，引起临床发绀症状。房化右心室与功能右心室同时收缩，而与右心房活动不一致，当心房收缩时，血流由右心房流向房化右心室，心室收缩时，这部分血流又返回右心房，因此右房压持续增高，而右心室容量较小，三尖瓣严重反流，致其收缩期无前向血流射入肺动脉，这种现象称为"功能性肺动脉闭锁"，此时肺循环血流完全依赖动脉导管分流或侧支循环。三尖瓣下移患儿发绀症状可在婴儿期缓解，但年长后不可避免的再次出现，可能因三尖瓣和有心室心肌功能逐渐减退，三尖瓣反流使瓣口逐步扩大，反流加重，并形成恶性循环，导致右房压增高，右向左分流加重。

（八）主动脉缩窄

主动脉缩窄是指主动脉上的局限性狭窄，其内有隔膜阻挡血流。缩窄可发生于主动脉任何部位，多数在主动脉峡部和左锁骨下动脉分叉处，约占主动脉缩窄的98%，男性多于女性。因下半身缺血致侧支循环丰富，包括锁骨下动脉所属的上肋间动脉、肩胛动脉、乳内动脉支，以及降主动脉所属的肋间动脉、腹壁下动脉、椎前动脉等。因肋间动脉显著扩张可导致肋骨下缘受侵蚀。主动脉缩窄以上的血量增多，血压上升，缩窄以下血量减少，血压降低，逐渐导致左心劳损、肥厚、负荷加重，终致心力衰竭。脑血管长期承受高压，可发展为动脉硬化，严重者可发生脑出血。下半身缺血缺氧，可引发肾性高血压及肾功能障碍等。

（九）主动脉狭窄

主动脉狭窄可分为主动脉瓣狭窄、主动脉瓣下狭窄和主动脉瓣上狭窄三型。其引起的基本血流动力学改变为左心室流出道梗阻，导致左心室与主动脉收缩压存在较大的压力阶差。主动脉瓣狭窄较多见，瓣口狭小，有单瓣叶、双瓣叶、三瓣叶或四瓣叶畸形，瓣叶相互融合、增厚和钙化。主动脉瓣下狭窄的瓣叶基本正常，而瓣环下方呈纤维膜性或肌性狭窄。主动脉瓣上狭窄的位置在主动脉瓣叶和冠状动脉开口的上方，较少见。三类狭窄都引起主动脉排血阻力增加，左心室负荷增大，左心室肥厚、劳损、舒张末压升高、充盈减少，同时冠状动脉供血不足出现心肌缺血症状。随着左心室的变化可致左心房、右心室压增高，心肌肥厚、劳损，终致左、右心室衰竭。

（十）大动脉转位

大动脉转位是胚胎发育过程中出现的主动脉与肺动脉异位，居发绀型先心病第二位，可分矫治型和完全型两种。矫治型大动脉转位，主、肺动脉位置颠倒，同时两个心室的位置也错位，肺动脉连接于解剖左心室，但仍接受静脉回血；主动脉连接于解剖右心室，却接受肺静脉氧合血。因此，虽有解剖变异，但血流动力学和氧合得到矫正，仍维持正常。完全型大动脉转位是两个大动脉完全转位，主动脉与解剖右心室连接，将静脉回心血排至全身；肺动脉与解剖左心室连接，将氧合血排入肺动脉，再经肺静脉回到左心。如果在肺循环与体循环之间没有通道，则患儿不能存活；只有存在通道（如卵圆孔、房间隔缺损、室间隔缺损、动脉导管未闭等）的情况下，患儿才得以生存，但自然寿命取决于通道的大小与位置，其中45%死于出生后一个月内。

（十一）完全型肺静脉异位引流

肺静脉血不回到左心房，而流入右心房或体静脉，一般都存在房间隔通道。解剖类型较多，1957年Darling将其分为四型：①心上型，临床较多见，约占50%，肺静脉汇合成肺静脉干，在心脏上方进入体静脉系统，再回入右心房；②心内型，约占30%，肺静脉汇合后，血流进入冠状静脉窦后再进入右心房，也有直接进入右心房者，但较少见；③心下型，约占12%，肺静脉汇合后，向下穿过膈肌连接于下腔静脉、门静脉和肝静脉；④混合型，较少见，约占8%，其病理生理变化取决于房间隔缺损的大小和异位连接有无梗阻；⑤因动脉血氧饱和度低，大量血流从左向右分流使右心和肺循环负荷增加，容易导致右心衰竭和肺动脉高压，使病情急剧恶化。

二、术前评估与准备

对先心病病理生理和临床症状的充分了解对制定麻醉方案至关重要，应详细询问病史，体检是术前评估的重要组成部分，因为患儿无法表述其症状，而其父母常常不能理解某些发现的重要性。

（一）术前评估

1. 病史与体检

患儿的发病年龄往往与疾病的严重程度有关。肺血流减少或混合不充分的患儿可能持续存在发绀，或因情绪激动、哭闹和活动量增加而间断出现发绀。年长的小儿应了解其有无喜"蹲踞"的习惯，并观察其与发绀之间的关系。应充分了解发绀的频率，以判断疾病的严重程度，因为发绀性缺氧发作也可能在麻醉和手术过程中发生，以便及时采取措施降低右向左分流。临床发绀的出现依赖于血中还原血红蛋白的绝对浓度而非氧饱和度，但新生儿由于含有大量高度饱和的胎儿血红蛋白，在临床出现发绀前其氧分压已严重降低。发绀型先心病往往潮气量增高，尽管早期并未出现杵状指，但其呼吸耐量降低，对缺氧的呼吸反应也减弱。婴儿喂养困难、成长缓慢往往提示有充血性心力衰竭，呼吸道易感染，出现肺炎。先心病患儿常常合并其他先天性疾病，因而容易在围手术期出现温度调节困难、营养不良、脱水与低血糖、气道困难、凝血异常和中枢神经系统疾病。

实验室检查应特别关注血细胞比容、白细胞计数、凝血指标、电解质和血糖等。缺氧使血红蛋白持续升高，定期检查血红蛋白有助于简单地判断患儿低氧血症的水平。高血红蛋白使血液黏滞度升高，容易导致血栓形成，如果患儿进食困难处于相对脱水状态将加速血栓形成。已有大量资料证明发绀型先心病患者存在凝血功能障碍，原因可能为血小板功能不全和低纤维蛋白血症。白细胞计数和分类的变化有助于判断患者的全身感染情况，发热、上呼吸道感染和白细胞增高患者不应施行择期手术麻醉，不仅因为体外循环将进一步降低免疫功能，而且术中所有的人工材料被细菌种植后将出现感染性心内膜炎等灾难性的情况。应排除家族性凝血异常，实施体外循环前应保证凝血功能正常。了解患儿血钾、镁、钙和血糖状态，及时纠正。左心室发育不全综合征患儿容易出现低血糖，新生儿心肌对血糖的依赖大于成人心肌，因而低血糖更易加重心力衰竭。其他检查包括心电图、超声心动图、心导管检查和胸部X线检查等。

2. 麻醉前告知

先心病的诊治风险因是否为完全矫治或姑息性手术以及医疗单位的水平而异。随着先心病手术死亡率的降低，术后严重的并发症的问题却显得尤为突出，麻醉医师应充分向家长告知麻醉手术的风险。神经系统后遗症仍然是先心病和其修复术最常见的并发症，25%患者术后早期存在脑功能障碍，体外循环后癫痫的发生率为20%。尽管文献报道癫痫一般为自限性，没有长期不良后果，但研究显示癫痫是神经系统发育的重要预后指标，术后癫痫与认知功能降低、语言和运动功能存在密切关系。许多先心病患儿术前并发脑发育不全，心血管功能不全也与脑发育不良、脑梗死、脑血管栓塞和脑脓肿形成有关，先心病的早期修复有助于限制这一脑损伤机制。术中脑损伤发生的主要机制为低氧性缺血再灌注损伤或栓塞损伤，血流动力学不稳定和脑能量需求增加致脑氧供需失调是术后脑损伤的主要原因。

（二）麻醉前准备

在充分了解患儿病情的情况下，麻醉医师应与儿科医师和心外科医师仔细讨论患者的麻醉前准备。如果在不纠正解剖病变患儿生理功能即无法改善的情况下，应决定实施限期手术。

1. 术前用药

目前有关术前用药的意见尚不统一。术前用药的作用主要包括：减少分泌物、阻断迷走神经反射、减少烦躁焦虑和降低麻醉诱导期的心血管不良反应。随着对呼吸道刺激小的吸入麻醉药的问世，以及众多关于抗胆碱能药物引起术后认知功能不全的报道，目前成人术前已很少使用抗胆碱能药物，尽管小儿麻醉中的使用还比较普遍，但研究显示不用抗胆碱能药物并没有增加不良后果。研究发现，呼吸道副作用与小儿的年龄、体重有关，小于3个月的小儿，尤其是新生儿，其迷走神经张力高，诱导药物、喉镜刺激、手术刺激等均可通过迷走反射引发心动过缓。许多麻醉医师采用术前肌注或在麻醉诱导时静注阿托品等药物，阿托品常用剂量 40μg/kg 和 20μg/kg 没有显著疗效差异，口服、静注、肌注不影响血药浓度。

长托宁为M受体拮抗剂，选择性地作用于M1、M3受体，对M2受体无明显作用，既能减少呼吸道分泌物和防止刺激迷走神经引起的并发症，又能有效避免心动过速、尿潴留、肠麻痹等不良反应。小儿长托宁的推荐剂量为 0.1 mg（体重 < 3 kg），0.2 mg（7~9 kg），0.3 mg（12~16 kg），0.4 mg（20~27 kg），0.5 mg（体重 ≥ 32 kg）。

小于8个月的婴儿很少需要镇静药，大于1岁的小儿麻醉前是否使用镇静药尚存分歧。必须充分权衡术前用药可能给患者带来的益处和不良反应，着重关注心血管反应和呼吸道通畅情况。目前最常用的镇静药为咪达唑仑，口服咪达唑仑已成为小儿麻醉前最常用药物。1998年后面市的咪达唑仑口服溶液（Versed糖浆）为小儿麻醉提供了术前镇静的有效方法。Versed糖浆pH为2.8~3.6，以水溶性和亲脂性闭合环为主，口感好，小儿容易接受，口服后接触口腔黏膜的亲脂成分吸收好、更稳定。常用口服剂量为 0.25 mg/kg，起效时间 10~15 分钟，20~30 min 达峰值，OAA/S评分满意，不影响术后苏醒。咪达唑仑（0.25~0.5 mg/kg）联合氯胺酮（4~6 mg/kg）口服效果更好，无明显的循环、呼吸副作用。此方法也适用于接受诊断性检查的患儿。应用氯胺酮的小儿必须同时加用阿托品或长托宁，以避免分泌物引起呼吸道并发症的风险。选择术前用药总体原则应着眼于患者的需求和对镇静药物的反应。小儿用药后，应常规监测脉搏血氧，以提高安全性。

2. 术前禁食

术前禁食的原则在近年发生了较大变化。长时间禁食的婴幼儿可能发生低血糖和容量不足，也容易因饥饿和口渴导致情绪烦躁。关于是否需要长时间禁食的研究发现小儿清流质的胃排空时间为 2 h 左右，固体食物排空较慢，尤其是动物脂肪含量较高的膳食。据此，美国麻醉医师协会修改了相应的禁食时间指南，指南（表9-2）建议手术当日固体食物（包括牛奶）的禁食时间为 6~8 h，清流质为 2~3 h。此法大大减轻了择期手术小儿的口渴和饥饿感，降低了低血容量和血液浓缩的风险，同时不增加误吸的危险。急诊手术的禁食时间难以硬性规定，无法制定有效的指南来权衡推迟手术和误吸的风险。麻醉医师应针对不同的患者制定个体化的应对方案。

表9-2 降低肺部吸入危险的推荐禁食时间

摄入食物	最短禁食时间 (h)	摄入食物	最短禁食时间 (h)
清流质	2	乳品（非母乳）	6
母乳	4	清淡食物	6
婴儿粥	6	高脂肪食物	8

该推荐方案适用于各年龄组择期手术患者，但不适用于产妇该指南并不能完全保证胃排空，应特别关注

禁食与长期用药的问题。一般来说，手术日清晨吞服药物时所饮的少量水并无误吸的危险。长期用药的目的不是为了维持术中血药浓度稳定，而是着重于其术后作用，因为术后需相当长时间才能恢复正常口服用药。

3. 患儿的准备

开放静脉和补液。长时间禁食、禁水有引起脱水的危险，发绀患儿红细胞增多（特别是血细胞比容大于60%者），液体不足将增加脑、肾等重要脏器栓塞的风险。而充血性心力衰竭患儿应适当限制液体，以防心室功能进一步恶化。对所有先心病患儿应特别注意排出静脉通道中的气泡，以防止右向左分流时气泡进入体循环动脉系统引起重要器官的栓塞，应采用精密输液器或输液泵以精确控制液体输注。术中是否输注含糖溶液目前尚有争论，如患者存在缺氧，高血糖可能加剧神经系统损伤。年龄不足 1 岁或体重小于 10 kg 的患儿可输注一定量含糖溶液（5% 葡萄糖液 5 mL/kg），其他以平衡液为主，并随时监测血糖浓度。可以在父母的陪同下在病房或麻醉接待准备室中为患儿开放静脉通道，口服咪达唑仑后，也可在手术中吸入七氟烷后开放静脉通道。

4. 相关麻醉用品的准备

（1）器械和辅助设备：小儿专用麻醉机、儿童简易呼吸囊和儿童加压面罩；小儿间接喉镜或新生儿直接喉镜；小儿牙垫；听诊器；尽可能选用内径大的适合当前小儿的气管导管，上下号各一备用；小号插管钳；22G 和 24G 动静脉穿刺针用于动脉置管，深静脉置管常用 20～16G 管道；多功能监护仪，包括无创血压、有创压力（2 或 3 个通道）、温度（至少 2 个模块）、氧饱和度、心电图、呼气末二氧化碳和麻醉气体监测等，计量尿容器；小儿食管超声探头；多功能血气生化分析仪（血气、电解质、血糖、血细胞比容、乳酸等）、ACT 监测仪、除颤仪；气体和液体加温装置及相应耗材；精密输液装置和注射泵等。

（2）药物：使用合适大小的注射器将常规和抢救用药按较低的浓度抽好备用，以便紧急情况下快速精确给药。持续用药的浓度应满足既能精确给药，同时避免液体过量。

三、麻醉方法

（一）术中监测

1. 无创监测

无创监测主要包括心电图、无创血压、经皮脉搏氧饱和度、呼气末二氧化碳、麻醉气体浓度和温度等，TEE 为半有创监测，有专用小儿食管探头时可以采用。心电图主要用于监测心律失常和心肌缺血，婴幼儿应准备专用电极妥善固定并防止皮肤受损。心脏手术中的无创血压只在有创动脉压建立之前使用。经皮脉搏氧饱和度在小儿心血管手术中极为重要，可大大提高麻醉的安全性，特别对于发绀患儿。手术中影响脉搏氧饱和度的因素众多，如高频电刀、手术灯光、袖带血压计、血管收缩痉挛、注射染色剂、局部低温和低灌注等。目前第五代脉搏氧饱和度监测技术已可安全地用于低温和低灌注状态，考虑到小儿的肢端容易受低温和低灌注影响，建议采用一次性氧饱和度探头，有用于指、趾、手掌、脚掌、耳垂的探头，并有额贴探头，可监测脉搏脑氧饱和度。小儿的氧储备较差，一旦出现氧饱和下降，说明已经出现明显缺氧，应特别注意。呼气末二氧化碳监测已成为临床麻醉中的常规监测项目，除了解二氧化碳分压水平、确认气管内导管和麻醉回路完整性外，也可获得病理生理方面的信息，如法洛四联症流出道痉挛肺血减少导致缺氧发作的患儿，呼气末二氧化碳可明显降低。

2. 有创动脉压监测

术中由于血压波动、体外循环期间非搏动血流和反复采样血液分析等的需要，直接动脉压监测极为重要。适用于所有体外循环心脏手术和小儿非心脏手术，特别是新生儿。小儿测压管道的抗凝为每毫升生理盐水含肝素 1 U。虽然股动脉、尺动脉、肱动脉、颞动脉和足背动脉均可采用，但临床上最常使用桡动脉。术前应常规检查手部两侧的血液循环，通过触诊对桡动脉搏动情况做出评价，行改良 Allen 试验对手部并行循环做出评价。

3. 中心静脉压监测

可用于中心静脉压测定、快速给药、输血输液、放置肺动脉导管或起搏导管及术后静脉营养等。常用穿刺置管途径有颈内静脉、锁骨下静脉、股静脉、颈外静脉和肘前静脉等。

4. 肺动脉压监测

中心静脉压仅反映右心充盈和血容量状况，不能反映左心状态。Swan-Ganz导管可用于术中和术后测定右室肺动脉压差及混合静脉血氧饱和度，为诊断和治疗提供指标。尤其适用于充血性心力衰竭、左心功能低下、肺动脉高压、主动脉瓣和二尖瓣病变患者。目前临床已有用于小儿的特种肺动脉导管。

5. 左房压监测

放置肺动脉导管困难的小儿可在术中由外科医师在左心房置管测定左房压。有些医疗中心采用将位于右心房的中心静脉导管经房间隔缺损置入左心房临时监测左房压，此时，5岁以内的小儿中心静脉导管应置入10~14 cm。左房测压时要慎防气体进入测压系统。

6. 中枢神经系统监测

体外循环心脏手术后的中枢神经系统并发症多发、复杂，成为目前研究领域的热点。常用监测手段包括脑电图、双频谱分析（BIS）、经颅多普勒脑血流图（TCD）、颅内压监测及脑氧饱和度监测等，但目前在敏感性、可靠性、定位和定量等方面均存在不足。

7. TEE

目前9T经食管超声探头可安全地用于体重大于4 kg的患儿，适用于术中明确诊断、评价手术疗效和心室功能，也可指导外科医师排出心内气泡。

（二）麻醉诱导与维持

1. 麻醉药的选择

全面理解先天性心脏病病理生理和血流动力学特点，是麻醉管理和麻醉用药的基础。药物选择须综合考虑疾病严重程度、心血管功能状况、年龄、有无静脉通道、入室状况和有无气道梗阻等。

（1）吸入麻醉药：除经呼吸道吸入外，也可在体外循环机上安装挥发罐维持体外循环期间的全身麻醉，可选用N_2O、恩氟烷、异氟烷、七氟烷或地氟烷等。吸入药诱导较迅速，可避免患儿因穿刺等操作而引起哭闹和缺氧；麻醉苏醒较快，利于早期拔除气管导管；但对循环功能抑制较明显，血清氟离子浓度较高，对肾、肝功能可能产生不利影响。N_2O可用于麻醉诱导和维持，但从转流开始即应停止使用，以防发生张力性气胸或气栓等并发症。

（2）静脉麻醉药：常用药物有氯胺酮、咪达唑仑、依托咪酯和丙泊酚。氯胺酮的交感兴奋作用使心率增快，心肌收缩力增强，故对心功能差的病儿较容易维持心率和血压，氯胺酮是唯一有确切镇痛作用的静脉麻醉药，对呼吸系统抑制小，除麻醉诱导外，也可用于心导管检查等，但有分泌物增多的副作用，应常规使用阿托品、东莨菪碱或长托宁等。丙泊酚作用迅速可靠，但抑制心肌和扩张外周血管，用于重症心脏患儿易引起血压下降。依托咪酯心血管抑制作用小，麻醉诱导安全可靠，且乳剂对血管的刺激明显减小，与吸入药或镇痛药合用，可安全地用于重危先心病患儿的麻醉诱导。

（3）麻醉性镇痛药：吗啡和笑气合用对充血性心力衰竭和发绀型先心病患儿可产生满意的镇痛作用，且不抑制心肌收缩和交感神经系统。小量吗啡（0.1 mg/kg）可使患儿从手术室平稳地转移到监护室，避免手术结束时麻醉突然减浅，且对术后通气无明显影响。芬太尼及其衍生物麻醉能提供稳定的血流动力学状态，有效抑制神经体液应激反应，且无心肌抑制作用。目前已基本放弃早年大剂量芬太尼麻醉方法，改用中、小剂量芬太尼麻醉（3~5 μg/kg），能有效减轻术后呼吸抑制，缩短呼吸支持时间、监护室滞留时间和住院时间。苏芬太尼镇痛作用约为芬太尼的7~10倍，且镇静作用强，引起胸、腹壁肌肉僵硬的副作用较小，诱导期使用更安全。随着快通道心脏麻醉的普遍提出和应用，瑞芬太尼在心脏手术中的应用越来越多，尽管其呼吸抑制作用较强，但停药后3~5 min自主呼吸即可恢复，便于精确控制患儿的麻醉状态。由于芬太尼等存在引起胸腹壁僵硬的副作用，建议患儿诱导时在充分镇静后先用肌松药，以避免无法有效通气的状况发生。麻醉性镇痛药不能避免术中知晓的发生，应同时做好充分镇静。

（4）肌肉松弛剂：肌松药的选择通常以血流动力学效应、起效时间、作用持续时间、不良反应及患儿疾病和治疗用药等为依据。诱导常采用起效较快的罗库溴铵和美维松，由于去极化肌松药琥珀酰胆碱的副作用较多，目前临床上使用较少，但在估计插管困难的患者可以作为备用药物。根据手术时间长短选择维持肌松用药。应注意苄异喹啉类肌松药阿曲库铵等的组胺释放作用对心血管系统的影响，顺式阿曲库铵的组胺释放作用大大减小，安全度有所提高。对疾病已经影响肝肾功能的患者，可选用不经肝肾代谢的阿曲库铵和顺式阿曲库铵，避免药物蓄积。麻醉维持期间的肌松药可以间隔一定时间根据肌松监测结果单次推注，或使用微量注射泵持续输注。

2. 麻醉诱导

诱导方式需根据患儿的年龄、病情和合作程度做出选择，有吸入、静脉和肌肉等给药方式。①肌肉注射诱导，适用于婴幼儿或不合作患儿，及病情重、发绀显著或心功能不全而尚未开放静脉通路的患儿。常用氯胺酮 4~6 mg/kg 肌注，可使患儿安静入睡，同时升高血压，增加心排血量，利于维持循环稳定；还有提高周围血管阻力以维持肺血流量和氧饱和度的作用，可安全用于右向左分流的患儿。②静脉诱导，适用于能合作的儿童，对左向右或右向左分流患儿均适用。根据病情可选用下列诱导药物组合：丙泊酚 1~1.5 mg/kg，氯胺酮 1~2 mg/kg，依托咪酯 0.3 mg/kg，咪达唑仑 0.05~0.1 mg/kg。患儿入睡后先用肌松药，再结合芬太尼 3~6 μg/kg 或苏芬太尼 0.5~1 μg/kg 静脉注射，然后可施行气管内插管。③吸入麻醉诱导，适用于心功能较好、左向右分流的患儿，但不适用于右向左分流的发绀病儿，因肺血少可致麻药从肺泡弥散入血的速度减慢，且容易引起动脉血压降低。目前常用药物为七氟烷，其特点为诱导迅速、气味好、循环抑制小、无组织毒性。

诱导过程中应注意保持患儿气道通畅并关注心率的变化。先心病患儿气道梗阻的耐受性很差，特别是婴幼儿和发绀型心脏病患儿。气道梗阻将导致低氧血症和高碳酸血症，肺循环阻力增加，逆转心内左向右分流或增加右向左分流。心动过缓或结性心律可导致心排血量降低，灌注不足、酸中毒进一步抑制心肌收缩力，升高肺血管阻力，降低体血管阻力。

3. 麻醉维持

先心病患儿麻醉维持主要依据术前状态、对全麻诱导后的反应、手术时间长短、术中操作和术后对呼吸管理方式的需求等因素综合考虑制定。一般麻醉维持方法为麻醉性镇痛药加吸入麻醉药、肌松药或其他静脉麻醉药。结合体外循环下手术流程，分体外循环前、体外循环中和体外循环后三个阶段处理。

（1）体外循环前：麻醉要求保证血流动力学平稳，使其顺利过渡到并行体外循环阶段。应加深麻醉抑制手术刺激，如切皮、锯胸骨等，追加芬太尼、苏芬太尼和肌松药，调整吸入药浓度。及时调整心内操作引起的血流动力学变化，尤其是游离升主动脉和上、下腔静脉时，容易发生血压波动和心律失常。对手术区的直接观察有助于了解心肌收缩和两肺的膨胀。根据对血压、中心静脉压等的监测确定输液量，一般不需输血，若有明显失血应及时补充胶体或输血，或主动脉插管后通过体外循环机补充容量，维持血流动力学稳定。

（2）体外循环中：转流开始前应加深麻醉，包括镇静镇痛药和肌松药，防止体外循环装置使分布容积增大导致血药浓度降低引起术中知晓和自主呼吸恢复。全身肝素化后即停止外周液体输入。上、下腔静脉阻断后，基本无肺血流即可停止机械通气，或在主动脉阻断后停止通气。是否继续吹氧使两肺保持膨胀，从而降低术后肺部并发症有不同观点。体外循环期间膨肺主要用于帮助外科医师检查室间隔修补后有无残余分流，二尖瓣修补后检查瓣膜关闭是否完全及开放主动脉前协助排出左心气体。上、下腔静脉开放后，吸尽气道内分泌物可恢复机械通气，根据血压、肺血流量（呼气末二氧化碳水平）随时调整呼吸参数，循环灌注指标主要包括平均动脉压、中心静脉压、尿量、体温、pH 和氧饱和度。主动脉开放后，根据心脏复跳情况选用血管活性药物，常用药物多巴胺、多巴酚丁胺、肾上腺素微量泵持续泵注，其他药物如钙剂、阿托品、异丙肾上腺素、碳酸氢钠、硝酸甘油、肾上腺皮质激素、利多卡因、米力农、前列腺素 E1 等，应根据不同情况选用，以维持心脏复跳后、并行循环期间血流动力学稳定。及时处理顽固性心律失常，如室颤时及时除颤等，如有 Ⅲ°房室传导阻滞，在改善灌注和异丙肾上腺素等药物处理无效时，应建议外科医师尽早安装临时起搏器。在循环、呼吸、体温、内环境、麻醉深度、术野出血情况都达到满意状态后脱离体外循环，对手术效果不明显者，要做好继续体外循环的准备。

（3）体外循环后：除了维持适当的麻醉深度，应注意以下几点。①维持良好的心肌收缩力和灌注压；②补充血容量；③维持电解质酸碱平衡，特别是避免低钙血症和低钾血症；④维持满意的尿量；⑤保持体温。根据患儿病情维持麻醉深度，病情轻者，麻醉不宜过深，以便术后早期拔管。由于监护室无吸入麻醉装置，应逐渐将吸入麻醉过渡到静脉麻醉，以防送至监护室后麻醉过浅，导致血流动力学波动。根据 ACT 监测合理使用鱼精蛋白，并注意鱼精蛋白可能引起的过敏反应，一旦发生可用钙剂和正性肌力药物纠正；一旦出现严重的肺血管收缩、痉挛，必要时可重新体外循环转流辅助。重症先心病患者病情多变，转送 ICU 前应备好小儿简易呼吸机和监护仪，途中继续观察各项指标变化，并备好急救药物。

（三）围体外循环期常见并发症及处理

1. 低心排血量

先心病术后低心排血量的原因有：①心率或节律变化；②出血、利尿、补液不足或心包压塞等导致前负荷降低；③肺动脉高压或外周血管收缩等引起后负荷增加；④酸中毒、电解质失衡、继发于缺血缺氧的心肌受损、心室切开或心肌保护不力等导致心肌收缩力下降；⑤心内修补不满意，残余心内分流或瓣膜损伤等。

（1）心率：新生儿室舒张顺应性降低与其非收缩性心肌和收缩性心肌比值有关，每搏量一般固定在 1.5 mL/kg，因此其心排血量依赖心率。起搏或静滴变时性药物可改善心率，如多巴胺、多巴酚丁胺和异丙肾上腺素等。术后存在房室完全性或间歇性传导阻滞的病例，心室或房室顺序起搏可调整心率、增加心排血量。

（2）前负荷：容量补充的种类、数量取决于血红蛋白水平、血细胞比容、白蛋白水平和容量丢失的多少。正常循环容量的范围为：婴儿 95 mL/kg，年长儿 75 mL/kg。静脉推注方式的补液量为 5～10 mL/kg，补液速度不宜过快。左房压达 14～16 mmHg 时，补液将不再增加心排血量。左房压大于 20 mmHg 将导致肺水肿。由于婴儿静脉容量很大，右房压不能正确反映容量需求，不能作为容量治疗的唯一指标。

（3）后负荷：体循环阻力或肺血管阻力增高将显著降低每搏量和室壁收缩程度与速度，最终导致心排血量和心室功能的降低。体外循环后患者血管阻力增高很常见。病理因素如低氧、酸中毒、低温、疼痛等均增加体、肺血管阻力，消除这些血管收缩因素对降低后负荷很重要。相反，增加的后负荷可能是心肌收缩力下降时为了维持血压的代偿性反应。残余的右心室或左心室流出道梗阻也会增加后负荷。临床常用降低后负荷的血管扩张药有米力农、硝酸甘油和硝普钠。磷酸二酯酶抑制剂米力农是一种体、肺血管床直接血管扩张剂，同时有强心作用，尤其适用于低排高阻的患者，常用剂量 0.3～0.7 μg/(kg·min)。硝普钠作为直接平滑肌松弛剂能有效降低血管阻力，但须避光使用，并监测氰化物水平，以防氰化物中毒，剂量为 0.5～3.0 μg/(kg·min)。硝酸甘油是一种直接平滑肌松弛剂和潜在的冠脉血管扩张剂，使用剂量 1.0～5.0 μg/(kg·min)，需用非聚氯乙烯注射器和泵管，否则该药会黏附于注射器内壁而失活。使用血管扩张剂时需随时补充容量，维持足够的前负荷，并密切监测血压。

（4）心肌收缩力：术前因存在心脏缺损造成压力或容量超负荷可致心肌收缩力长期受损。术中药物、麻醉、心肌缺血、大范围心室切开或心肌切除也可抑制心肌收缩力。术后低氧、酸中毒和药物也影响收缩力。体外循环后常规应用改良超滤可改善术后早期左心收缩功能、舒张顺应性、提高血压和减少正性肌力药物的使用。大剂量正性肌力药物的应用可使乳酸持续增高，不利于末梢循环和氧供的改善。

2. 呼吸功能障碍

体外循环后的呼吸功能障碍很常见，并受多种因素的影响，可致术后病程延长。术前存在的心脏畸形已造成肺功能长期改变，肺血流过多引起呼吸道阻力增加、肺顺应性降低。呼吸衰竭的原因有：内皮功能障碍、左心衰竭、液体超负荷致肺水肿，大量残余心内左向右分流，术中左心减压不足等。造成肺功能明显损害的原因可能是体外循环相关的全身炎性反应。血液和体外循环回路接触及其他因素（出血、末梢气管缺血、体温变化等）可触发细胞因子和补体激活，肺有着丰富的血管床，极易受炎性反应的影响，围手术期超滤可减轻这些副作用。大剂量皮质激素如甲泼尼龙可改善术后肺泡-动脉血氧差。气管支气管分泌物积聚和肺不张也是肺功能受累的常见因素。利尿剂和正性肌力药物有助于改善肺水肿所致的心肺功能。术后持续呼吸支持有助于降低氧耗，并逐渐恢复心肺功能。

3. 肺动脉高压

肺血管阻力升高的患儿心脏术后常立即出现肺动脉高压，尽管纠正了心脏缺损，但肺血管阻力有时可进行性升高，特别在缺氧、二氧化碳蓄积、酸中毒、疼痛刺激、使用肾上腺素等收缩肺血管药物、清理气管内分泌物等情况下出现肺动脉高压危象。尽管有很多方法可控制肺血管阻力，但目前临床上仍缺乏一种可控性强、肺血管选择性良好、给药方便、毒性反应小且停药后不反弹的治疗方法。当同时存在肺动脉高压和左心功能紊乱时，应慎用降低肺血管阻力的措施，因为肺血管阻力降低后，肺血流量增加，将大大增加功能紊乱的左心室前负荷，可能导致急性肺水肿。常用控制肺血管阻力的方法如下。

（1）适度麻醉：维持麻醉深度，降低氧耗，增加肺血管反应性。

（2）机械通气：尽管增加吸入氧浓度可降低肺血管阻力，但氧浓度超过60%时可能引起肺损伤，应避免长时间吸入高浓度氧。由于功能残气量正常时肺血管阻力最小，因此肺适度膨胀非常重要。气管内吸引刺激可能通过神经反射导致肺血管阻力急剧升高，对合并肺动脉高压的患儿，应设计不同的气管内吸引间隔时间，并设法减少吸引的危险。确定合适的PEEP，达到既改善氧供又不增加肺血管阻力的目的。

（3）pH值：血液pH值对肺血管阻力有很强的影响，碱化血液（pH7.50～7.60）常用于肺血管阻力升高患儿的治疗。尽管过度通气和输注碱性液体碱化血液均可降低肺血管阻力，但过度通气可升高平均气道压、增加全肺阻力、减少静脉回流和心室充盈，并可引起气压伤，低碳酸血症还可降低脑血流。因此，碱化血液不能仅靠过度通气，在血钠允许时应输注部分碱性液体。

（4）静脉用药：临床上许多扩血管药物均曾用于肺动脉高压的治疗。如α受体阻滞剂、钙离子拮抗剂、硝基扩血管药物、血管紧张素转换酶抑制剂和磷酸二酯酶抑制剂等。但所有药物均缺乏选择性肺血管扩张作用，同时引起体循环血管扩张，出现全身低血压。

①前列腺素：是一种强力肺血管扩张药物。另外，前列腺素的抗炎特性可能促进中性粒细胞相关的炎性介质形成，由前炎性介质转变成更具抗炎特性的介质。抗炎作用在治疗肺动脉高压中可能很重要，因为前炎性介质升高和巨噬细胞激活表明炎性过程在发病机制中起重要作用，静脉持续使用依前列醇可改善持续性肺动脉高压患儿的存活率、活动量和血流动力学。近年来，静脉依前列醇广泛用于免疫性疾病、新生儿持续性肺动脉高压、先天性心脏病和其他合并肺动脉高压的疾病。吸入前列腺素类药物如伊洛前列环素开始用于选择性扩张通气良好区域的肺血管。与静脉用药相比，雾化吸入前列腺素或其衍生物可显著降低肺动脉压和肺血管阻力，同时增加心排血量，避免全身不良反应和通气/血流比失调，吸入前列腺素主要表现出肺血管扩张作用，对体循环血管的影响较小。研究显示静脉小剂量磷酸二酯酶抑制剂结合吸入前列环素可强化并延长前列腺素雾化吸入作用，且不影响全身血压和肺通气/血流比。

②吸入一氧化氮：一氧化氮是一种气态内皮依赖性血管舒张因子。吸入低浓度一氧化氮可松弛处于收缩状态的肺血管平滑肌。透过肺泡上皮和血管壁到达毛细血管的一氧化氮与血红蛋白结合后迅速灭活，从而表现出选择性肺血管扩张作用。许多研究证实了吸入低浓度一氧化氮可用于小儿先心病围手术期、治疗新生儿持续性肺动脉高压和成人肺动脉高压或呼吸窘迫综合征。与静脉扩血管药相比，吸入一氧化氮的优点在于无全身低血压并能改善肺内通气/血流比。吸入低浓度一氧化氮术前可用于肺动脉高压性质的鉴别（动力性或阻力性），有助于合并肺动脉高压患儿手术适应证的选择，术中和术后可用于肺动脉高压危象的预防和治疗。

临床治疗的最佳一氧化氮吸入浓度目前仍不清楚。合并肺动脉高压的严重肺实变患儿，吸入较高浓度一氧化氮（80PPm），通过调节通气/血流比可产生最大的肺血管扩张效应。吸入外源性一氧化氮有潜在的细胞损伤作用，应注意二氧化氮和高铁血红蛋白的产生。在设计合理的一氧化氮输送装置和严格监测下，吸入低于40PPm一氧化氮尚未有急性毒性反应的报道，与其他扩血管药物一样，停用一氧化氮后肺动脉压会反弹。

③西地那非：美国药品食品管理局（FDA）已批准西地那非可用于肺动脉高压的治疗。Ghofrani等前瞻性地研究了伊洛前列环素吸入治疗失败的重症肺动脉高压患者口服西地那非的作用，结果显示，西地那非与伊洛前列环素的联合治疗可逆转患者的病情恶化。目前，国内多家医院已在术前和术后口服西地那非联合其他扩血管药物治疗重症肺动脉高压患者，取得了良好的效果。

（5）理想的血细胞比容：升高血细胞比容可增加携氧能力和氧输送，但增高的血液黏度使肺血流阻力也升高。肺动脉高压患儿合理的血细胞比容目前尚不清楚。Lister等根据经验和理论计算得出，血细胞比容由33%升至05%时，肺血管阻力升高36%。血细胞比容与肺血管阻力间的关系是否适用于所有临床情况尚不清楚。

四、体外循环对患儿的影响与麻醉后管理

（一）体外循环对患儿的影响

体外循环是治疗先心病不可缺少的手段，但也可能带来不同程度的危害。①小儿体液占全身体重的比例较成人大，细胞外液相对多，即使将体外循环机预充液总量减小至1 000 mL，也相当于婴儿血容量的4倍，

且预充液内含有各种电解质、药物、晶体液和胶体液，都可对患儿体液和血液成分产生干扰。因此，体外循环后很容易发生体液过多、血浆渗透压下降、脏器含水量增加、血红蛋白下降、血液酸碱度改变等后果，也可引起体外循环炎症反应及血细胞和血浆成分改变。这一系列变化都足以导致重要脏器功能的影响。②体外循环时间在30 min以内，脑循环障碍发生率为7.4%，2 h以上者为51.9%。提示体外循环时间愈短，脑损害愈小。③体外循环灌注流量不足，容易发生脑损伤；新生儿和婴幼儿在深低温下，脑压力/流量自主调节功能消失；脑血流与平均动脉压呈正相关；动脉血二氧化碳分压和pH可直接影响脑血管紧张度和脑组织氧供。④体外循环后容易出现肺损伤，其原因众多，如转流期间肺被长时间隔离于循环系统之外而不能正常代谢，血液与体外循环管道表面接触产生炎症反应，缺血再灌注损伤及微栓形成等。其中炎性反应涉及补体、凝血、激肽、纤溶等多个系统，使肺血管通透性发生改变、通气／血流比失调、肺顺应性下降、呼吸频率增加，以及肺不张、肺水肿和浸润，即所谓体外循环后灌注肺。为减轻或避免肺损伤，应从预防着手，提高心肺机的材料结构质量，注意维持体液及胶体渗压平衡，尽量缩短体外循环时间，掌握合理的体外循环灌注技术，手术矫正畸形尽量满意等。⑤体外循环后肾损伤目前已明显减少，但如果患儿术前并存肾功能不全，或在接受长时间体外循环灌注、灌注流量不足及术后并发低心排等情况时，肾脏严重损害就很难避免。据统计儿童心脏手术后约4%～7%发生肾功能衰竭且需要肾透析治疗，死亡率高达58%～72%。故应从预防入手，术前积极治疗心源性以外的肾病，体外循环采用优质人工肺，适量血液稀释保持尿量1～2 mL/（kg·h）以上，防治酸中毒、碱化尿液和减少溶血；及时利尿，不用肾毒性药物等。此外，手术纠正畸形尽量满意以避免术后低心排，是肾保护非常重要的原则。⑥心脏损伤的影响因素较多，包括麻醉药对心肌的抑制、心肌经受体外循环炎症反应、非生理性体外循环灌注、血液成分改变，以及心脏血流阻断和开放引起的再灌注损伤等。必须重视心肌保护措施。

（二）麻醉后管理

体外循环手术后管理是重要的环节，麻醉医师应参与处理，包括：①体温管理，术后低温可导致机体酸中毒，增加感染机会，并直接影响心功能和凝血功能，增加再次手术的风险；体温过高可致脏器代谢增高、氧耗增加，心脏负担加重，故必须重视维持体温稳定。②呼吸道管理，患儿送ICU后应核对气管插管深度，检查是否移位；需机械通气者需有保湿装置，以保护呼吸道黏膜；吸痰要严格按操作常规定时吸痰，每次吸痰前、中、后都要充分吸氧，每次吸痰时间不超过10～15 s。吸痰必须严格无菌消毒，选用柔软、直径不超过气管导管直径1/2的吸痰管，吸痰前先钳闭吸管，并尽快深插入气管，然后松钳并旋转吸痰管由里向外轻轻抽出，切忌进退反复移动，以防损伤气管黏膜。如果痰黏稠，吸痰前先在气管内滴入少量生理盐水；如果发生支气管痉挛，可在盐水中加入适量支气管扩张药。小儿术后保留气管插管容易并发症喉头水肿，拔管后可能发生窒息。故应尽量缩短留管时间，并适当应用镇静药避免患儿头部过度活动，避免呛咳和吞咽动作，定时使用地塞米松，定时松开气囊减压。③体外膜式氧合（ECMO），适用于术后心、肺功能衰竭的抢救，1975年首例新生儿术后应用ECMO抢救成功。ECMO连接方法有三种：静脉－动脉、静脉－静脉、体外CO_2交换。自1990年以来新生儿、婴儿术后应用ECMO抢救的成活率由21%提高至83%。

第三节 心脏瓣膜病手术麻醉

任何原因所致的心脏瓣膜疾病均不能自愈，其病变可从轻微的、无任何症状的瓣膜畸形到严重的循环功能衰竭直至死亡。药物治疗在于预防感染、改善症状，控制相关的心律失常，并预防血栓形成和栓塞类疾病；适时的手术治疗才能阻止病变的进一步恶化并恢复正常的心脏和循环功能。随着外科手术技术的改进、人工瓣膜材料和体外循环相关设备及技术的不断进步，大大提高了手术的成功率，尤其是疑难危重心脏瓣膜疾病的手术死亡率已普遍降低至5%以下。心脏瓣膜病发病原因较多，包括风湿性、非风湿性、先天性、老年退行性和缺血性瓣膜病等，其中以风湿性心脏瓣膜病最为常见。由于心脏瓣膜病病程长，心功能普遍受累，受损瓣膜类别、性质和严重程度显著不同，故对血流动力学影响很不一致。

一、病情、病理特点与评估

（一）二尖瓣狭窄

多数为风湿性心脏病引起，部分为先天性二尖瓣狭窄。正常二尖瓣瓣口面积 4～6 cm^2，轻度狭窄为 1.5～2.5 cm^2，中度狭窄为 1.1～1.5 cm^2，重度狭窄为 1.0 以下。一般瓣口面积小于 1.5 cm^2 才有症状，小于 1.0 cm^2 则静息状态也出现症状。二尖瓣狭窄导致左心室舒张期充盈受阻，左心室慢性容量负荷不足，左心室相对变小。严重狭窄时，每搏量和左心室舒张末容积均减少。瓣口狭窄左心房排血受阻，左房压增高，左心房扩张，随之肺静脉压也上升，肺水渗漏增力口，早期可由淋巴回流增加代偿，后期两肺基底部组织间肺水增加，肺顺应性降低，呼吸功增加，出现呼吸困难。病情进展逐渐发生肺动脉高压，肺小血管内膜增生、中层增厚、血管硬化和狭窄、肺血管阻力增加、肺血流量减少，右心室后负荷增加引起右心功能不全并出现功能性三尖瓣反流。二尖瓣狭窄患者左心房扩张，常伴有心房纤颤，部分有血栓形成。心动过速时，由于舒张期充盈时间缩短较收缩期更为显著，心排血量降低，此时心脏电复律常不能恢复窦性节律，且有可能导致左心房血栓脱落，发生致命的栓塞。

（二）二尖瓣关闭不全

风湿性二尖瓣关闭不全最常见，其他病因有细菌性心内膜炎、乳头肌梗死和二尖瓣脱垂。症状性质与程度主要与左心室功能和反流程度有关。反流量取决于心室、心房间的压差和二尖瓣反流孔大小。反流分数 ≤0.3 为轻度，0.3～0.6 为中度，>0.6 为重度。二尖瓣关闭不全时左心室收缩期血液除向主动脉射出外，部分血液反流回左心房，重者可达 100 mL，因此左心房容量和压力增高。最初左心泵功能增强，容量增大。左心房扩大后，75% 发生心房纤颤。一旦左心室功能下降，可致每搏量减少、反流增加、肺瘀血、肺动脉高压、右心室超负荷和心力衰竭。二尖瓣关闭不全分急性和慢性两类，急性二尖瓣关闭不全常见病因有心内膜炎所致腱索断裂、心肌缺血所致乳头肌功能不全和急性心肌梗死乳头肌断裂等。由于左心房大小与顺应性正常，一旦发生急性二尖瓣关闭不全形成反流，即使反流量不大也将使左房压和肺毛细血管压骤升，加之急性反流多发生在急性心肌梗死后，心功能不全、充血性心力衰竭和肺水肿难以避免。慢性二尖瓣关闭不全时左心室扩张或代偿性心肌肥厚，心排血量有一定程度的代偿。一旦出现症状，提示心肌收缩力已有一定损害。由于扩大的左心房有很大的顺应性缓冲，但患者存在肺充血症状时，常反映反流容量极大（大于 60%），心肌收缩力显著受损。中、重度二尖瓣反流患者因为反流分数的显著增加不能耐受外周血管阻力显著增加。当反流分数超过 60% 时，出现心力衰竭症状，左房压、肺动脉压升高，肺充血。二尖瓣反流合并狭窄患者，左心房功能受损加快，右心衰竭出现较早，而合并心房纤颤者，对心排血量的影响小于单纯二尖瓣狭窄患者。

（三）主动脉瓣狭窄

风湿热是年轻人主动脉狭窄的常见病因，瓣叶的炎性改变、纤维化和钙化最终限制瓣叶的活动与开放，常见狭窄与反流同时存在，并合并二尖瓣或三尖瓣病变。老年钙化性主动脉狭窄多发生在 65 岁以上正常主动脉瓣的老年人。退行性变化最终如何导致主动脉瓣狭窄的机制仍不清楚。糖尿病和高脂血症可促进该病的发生。严重钙化时，不仅瓣叶和交界处粘连，瓣环、主动脉壁和二尖瓣前瓣也发生钙化，狭窄程度较严重。绝大多数先天性二叶主动脉瓣畸形发展成为钙化性主动脉瓣狭窄，只有少数发展成为主动脉瓣关闭不全。

虽然主动脉瓣狭窄的病因不同，但其病理改变都是主动脉瓣瓣口面积降低，导致左心室后负荷增加和跨瓣压差增加，并随之出现一系列病理生理改变，其过程可分为代偿期和失代偿期。正常成人主动脉瓣口面积 3～4 cm^2，当瓣口面积降至正常的 25%～30% 时，才出现明显的血流动力学改变并有临床症状。目前认为主动脉瓣口面积 >1.5 cm^2 为轻度狭窄，瓣口面积 0.75～1.5 cm^2 为中度狭窄，瓣口面积 ≤0.75 cm^2 时为重度狭窄。但瓣口面积并非与症状的严重程度相关。另一种评价主动脉狭窄程度的方法是根据心导管检查测量的跨瓣压差来判断，当跨瓣压差峰值 ≥50 mmHg 时为重度狭窄，25～50 mmHg 为中度狭窄，<25 mmHg 为轻度狭窄。主动脉瓣狭窄致左心室流出道梗阻，后负荷增加，心脏代偿性反应为左心室向心性肥厚。随着狭窄程度的加重，最终导致心脏功能失代偿。具体表现为收缩期室壁张力显著升高，左心室收缩功能降低，临床出现左心衰竭表现；过度肥厚心肌和左心室收缩压增加导致心肌氧耗大大增加，室内压升高超过冠状动脉灌注压，左心室心肌出现慢性心内膜下灌注不足或缺血，影响心肌收缩功能；心室肥厚使舒张期顺应性减退，导

致舒张期充盈压升高和肺静脉压升高，导致肺水肿和左心衰竭。

（四）主动脉瓣关闭不全

主动脉瓣关闭不全约占心脏瓣膜病的25%，病因包括先天性和获得性两种。风湿病仍是我国主动脉瓣关闭不全最常见病因，约占单纯主动脉瓣关闭不全的50%。其他病因包括原发性主动脉瓣心内膜炎、主动脉环扩张症、马方综合征、特发性主动脉扩张或升主动脉瘤、升主动脉夹层、高血压性主动脉扩张、退行性主动脉扩张和梅毒等。先天性二叶主动脉瓣畸形部分病例可以发生主动脉瓣关闭不全、主动脉瓣狭窄或两者并存。慢性主动脉瓣关闭不全时，舒张期血液由主动脉反流至左心室，致左心室容量负荷增加、舒张末室壁张力增加、左心室代偿性肥厚、扩大。临床表现为主动脉收缩压升高，舒张压降低，脉压增宽。不同于慢性二尖瓣关闭不全的单纯前负荷增加，慢性主动脉瓣关闭不全的心肌肥厚既有前负荷增加，又有后负荷增加，因此心肌肥厚较重。长期左心室肥厚和扩大逐渐导致心肌间质纤维化，心肌相对性缺血等损害，最终导致左心室功能减退，左心室功能失代偿。表现为左心室舒张末压升高，收缩末容量指数增加，射血分数和短轴缩短率降低，心排血量降低，患者逐渐出现左心衰竭表现。重度主动脉瓣关闭不全由于舒张压显著降低，冠脉灌注压下降，而室壁张力增加，心肌肥厚使毛细血管相对供血不足，出现心绞痛症状。左心室功能失代偿后，左心房和肺静脉压升高，最终导致肺动脉高压，右心衰竭。主动脉瓣关闭不全引起的反流量大小与反流面积、心脏舒张时间和体循环血管阻力有关。有效反流口面积（EROA）$\geq 0.3\ cm^2$或反流量$> 60\ mL$时为重度反流。舒张期越长，反流量越大，心率增快，反流量减少。体循环阻力高，反流量增加，反之，反流量减少。急性主动脉关闭不全时，左心室舒张期压力迅速升高，接近或超过主动脉舒张压，导致左房压和肺静脉压迅速升高，可导致急性肺水肿。尽管此时反流量相应降低，但每搏量降低，动脉压降低，可出现休克。

（五）三尖瓣狭窄

三尖瓣狭窄多为风湿热后遗症，且多数与二尖瓣或主动脉瓣病变并存，由瓣叶边沿融合，腱索融合或缩短而造成，其他尚有先天性三尖瓣闭锁或下移（Ebstein畸形）。因瓣口狭窄致右心房瘀血、扩大和右房压增高。由于体静脉系的容量大、阻力低、缓冲大，因此右房压在一段时间内无明显上升，直至病情加重后，静脉压明显上升，颈静脉怒张，肝肿大，可出现肝硬化、腹水和浮肿等体循环瘀血症状。由于右心室舒张期充盈量减少，肺血流量、左心房、左心室充盈量均下降，可致心排血量下降，体循环血量不足。由于右心室搏出量减少，即使并存严重二尖瓣狭窄，也不致发生肺水肿。

（六）三尖瓣关闭不全

三尖瓣关闭不全多数属于功能性，继发于左心病变和肺动脉高压引起的右心室肥大和三尖瓣环扩大，由于乳头肌、腱索与瓣叶之间的距离拉大而造成关闭不全，因风湿热引起者较少见。其瓣膜增厚缩短，交界处粘连，常合并狭窄。因收缩期血液反流至右心房，使右房压增高和扩大。右心室在舒张期还需接收来自右心房反流的血液，因此舒张期容量超负荷、心室扩大。当右心室失代偿时可发生体循环瘀血和右心衰竭。

（七）肺动脉瓣病变

肺动脉瓣狭窄绝大多数属先天性或继发于其他疾病，常与其他瓣膜病变并存，且多属功能性改变，而肺动脉瓣本身的器质性病变很少。因风湿热引起者很少见，在风湿性二尖瓣病变、肺源性心脏病、先心病室间隔缺损和动脉导管未闭、马方综合征、特发性主/肺动脉扩张和肺动脉高压或结缔组织病时，由于肺动脉瓣环扩大和肺动脉主干扩张，可引起功能性或相对性肺动脉瓣关闭不全。因瓣环扩大，右心容量负荷增加，最初出现代偿性扩张，当失代偿时可发生全身静脉瘀血和右心衰竭。

（八）联合心脏瓣膜病变

侵犯两个或多个瓣膜的疾病，称为联合瓣膜病或多瓣膜病，常见病因为风湿热或感染性心内膜炎。如风湿性二尖瓣狭窄时，肺动脉高压致肺动脉明显扩张时，可出现相对肺动脉瓣关闭不全。也可因右心室扩张而出现相对三尖瓣关闭不全。此时肺动脉瓣或三尖瓣本身并无器质性病变，只是功能和血流动力学发生变化。又如主动脉瓣关闭不全时，由于射血增多可出现主动脉瓣相对性狭窄。大量血液反流可影响二尖瓣的自然开放而出现相对二尖瓣狭窄。也可因大量反流导致左心室舒张期容量超负荷，左心室扩张，二尖瓣环扩大，而出现二尖瓣相对关闭不全。联合瓣膜病发生心功能不全的症状多属综合性，往往存在前一个瓣膜病变症状部分掩盖或减轻后一个瓣膜病变临床症状的特点。如二尖瓣狭窄合并主动脉瓣关闭不全较常见，约占10%。二尖瓣狭窄时左心室充盈不足和心排血量降低，当合并严重主动脉瓣关闭不全时，因每搏量低而反流减少。二尖瓣狭窄时也可因主动脉瓣反流而使左心室肥厚有所减轻，说明二尖瓣狭窄掩盖了主动脉瓣关闭不全的症状，但容易因此低估主动脉瓣病变的程度。二尖瓣狭窄合并主动脉瓣狭窄时，由于左心室充盈压下降，左心室与主动脉间压差缩小，延缓了左心室肥厚的发展速度，减少了心绞痛发生率，说明二尖瓣狭窄掩盖了主动脉瓣狭窄的临床症状，如手术仅纠正二尖瓣狭窄而不处理主动脉瓣狭窄，血流动力学障碍可加重，术后可因左心负担骤增而出现急性肺水肿和心力衰竭。

（九）心脏瓣膜病变合并冠心病

风湿性心脏瓣膜病、老年性主动脉瓣和二尖瓣退行性病变，有相当一部分人同时合并有冠心病。冠心病并发心肌梗死发生乳头肌功能不全或腱索、乳头肌断裂也可引起二尖瓣关闭不全，以上这些患者需同期行瓣膜成形或置换与冠状动脉搭桥术。心脏瓣膜病与冠心病合并存在时，其病理生理存在复杂的相互影响关系。瓣膜病可影响心室功能，明显的冠心病引起区域性或全心室壁异常运动，不仅心肌收缩力降低，而且区域性心肌梗死可引起心室几何结构改变，造成心肌功能或瓣膜功能不全。临床可见主动脉瓣病变合并冠心病、二尖瓣病变合并冠心病和主动脉瓣与二尖瓣双瓣病变合并冠心病。这类患者由于心脏功能差、手术和体外循环时间长，血流动力学管理难度较大。

（十）心脏瓣膜病合并心房纤颤

心房纤颤 70% 发生于器质性心脏病，二尖瓣病变中的发生率可达 50%～79%。心房纤颤对血流动力学影响巨大，正常人心房主要为血流通道，心房收缩仅占心排血量的 5%～10%，而慢性风湿性心脏病患者由于心室功能降低，心房收缩所占心排血量的比例逐渐上升至 40%～50%。此时维持窦性节律对保证心排血量极为重要。术中应注意维持满意的血压，以保证窦房结供血；手术操作尽量避免牵拉和压迫窦房结组织，特别在处理上腔静脉插管或阻断时尤需谨慎；缩短阻断心脏循环的时间；充分做好心肌保护，以使心肌均匀降温，可保护窦房结组织。为维护血流动力学稳定，术中可临床采取电复律措施，如同期施行心房纤颤治疗手术，将对术中和术后血流动力学控制及维护心脏功能带来益处。

二、手术前准备

（一）患者的准备

了解患者的病史、诊断和治疗及效果。重点了解有无心衰、胸痛发作、发作频度、严重程度及治疗措施；有无意识障碍及神经系统症状，活动受限状况。反复心衰常提示心肌功能受损，可能影响到多器官脏器功能，神经系统症状常提示脑供血不足、脑缺血或脑栓塞。晚期心源性恶病质患者应考虑到其对麻醉药的耐受性降低。掌握当前的治疗情况，特别应注意当前用药与麻醉药的相互关系。全面了解患者的用药情况，包括洋地黄制剂、利尿剂、强心药、扩血管药、抗心律失常药和抗生素等。需用至手术当天的药物应做好交接准备或改为术中使用的药物。了解其他合并疾病和重要的过去史、过敏史、手术麻醉史及家族史，特别是伴有糖尿病、高血压、哮喘和特定药物过敏者。结合病史、心电图、超声心动图、胸部 X 线、心导管、心脏造影等检查结果综合判断心功能。对于心胸比例 > 0.8，EF < 0.4，Fs < 0.3 及有冠状动脉供血不足的患者，术中注意维护心肌的氧供需平衡，防止心肌抑制和心律失常。瓣膜手术患者常伴有肺动脉高压、肺静脉压升高，肺血管外肺水增加，小支气管和肺间质水肿，肺弥散能力和顺应性降低，术前须行肺功能检查和血气分析，便于术中、术后机械通气参数的选择和调节。肝肾功能不全的患者，术中用药应减少对肝肾功能的影响。肝功能不全导致凝血功能减退者，术中出血较多，应充分备血和凝血物质如血小板；肾功能不全的患者除了药物和血流动力学处理外，可考虑备用超滤。术前访视患者以获取病历记录以外的病情资料，并作与麻醉相关的各项检查。包括气管插管有无困难、各穿刺部位有无异常、心肺听诊、Allen 试验、屏气试验等。对麻醉和手术中的问题给予必要的解释，获得患者的信任与合作，消除或减轻患者的紧张程度。

（二）术前用药

1. 心血管治疗药物

术前正在使用的钙通道阻滞剂可持续用至手术当天早晨。β 受体阻滞剂突然停药可导致反跳现象，表现为紧张、心动过速、心悸、高血压、心肌梗死、室性心律失常和猝死，因此 β 受体阻滞剂必须用至术晨，但可用短效药替代长效药。术前使用洋地黄制剂作为强心药的患者，鉴于地高辛等药物在围手术期使用中因液体治疗、低血钾症和过度通气等致毒性作用增强，因此手术当天可停用洋地黄制剂，改用其他的强心药。而术前使用洋地黄制剂用于控制房颤和房扑心室率的患者，洋地黄制剂可用至术晨，麻醉后根据心率可用小剂量维持以控制心率小于100次/min。用于治疗心肌缺血的血管扩张药如硝酸甘油可改用贴膜或小剂量静脉使用，但在手术前必须撕掉贴膜，必要时改静脉用药。围手术期用于治疗室性心律失常的抗心律失常药物可持续应用。有报道在非心脏手术患者中，由于胺碘酮可导致顽固性的低血压和心动过缓，而且对儿茶酚胺无反应，从而使心脏手术患者无法脱离体外循环，因此，建议择期手术前两周停用胺碘酮，考虑到顽固性心律失常治疗的需要，也有安全用至术前的报道。

2. 麻醉前用药

患者术前用药的目的在于缓解焦虑、产生术中遗忘作用、镇痛以及减少分泌物和不良反射。就成人患者来讲，对术前疼痛性操作的镇痛、镇静和遗忘作用非常重要。心脏手术患者常用术前用药为吗啡 0.1 mg/kg，东莨菪碱 0.06 mg/kg，根据情况加用地西泮或咪唑安定。东莨菪碱主要用于预防术中知晓，但在年龄大于70岁的老年患者中易致焦虑，剂量应减至 0.03 mg/kg。极度危重的患者，如严重主动脉瓣或二尖瓣狭窄，明智的做法是不给术前用药，而在患者进入手术室后给予小剂量的咪唑安定或芬太尼。瓣膜疾病和心室功能不全的患者可能伴有肺部病变，术前用药后应常规吸氧。

（三）入室前准备

心脏瓣膜手术患者可能需要紧急复苏或急诊体外循环，因此患者进入手术室之前必须准备好相应的麻醉药品和复苏设备。

1. 择期瓣膜手术

（1）麻醉机及气管插管设备：检查麻醉机是否处于正常工作状态，有确实可用的吸引器，气管插管物品包括咽喉镜、合适的气管内导管、插管用管芯、口咽通气道或鼻咽通气道、牙垫、胶布、听诊器、局部表麻药物、注射器等。

（2）监护仪：包括常规监护项目心电图、脉搏氧饱和度、无创血压、呼气末二氧化碳设备的准备，以及重症监测项目直接动脉压、中心静脉压、肺动脉导管、心排血量测定、体温测定等仪器的准备。其他设备包括除颤仪、ACT测定仪、血气分析仪和HCT测定仪以及血小板及凝血功能测定仪的准备。

（3）药物：包括麻醉药、心血管活性药、肝素和其他药品。心血管药品的准备必须有静脉推注和持续滴注的不同浓度，以便对患者进行快速处理并能短时间内维持适当的血药浓度。

（4）静脉输液：体外循环心脏手术中除非患者有糖尿病或低血糖，一般选择无糖液体，无糖液体将使体外循环期间的高血糖状态降至最低程度，以利于缺血期间的脑保护。至少需准备两路液体。体外循环前输注的液体不必加温，而且这一阶段应使患者的体温逐渐降低，体外循环后输注的液体应加温。

2. 急诊瓣膜手术

（1）气管插管设备：应快速完成常规气管插管所需设备，尤其是吸引器、咽喉镜和气管内导管。

（2）药物：除常规药品外，可能需要准备作用更强的强心药等药物，做到能及时延续患者已经开始的各项治疗，并作出适当的调整。

（3）静脉通道：必须准备两路静脉通道，患者入手术室之前必须已经开放一路静脉以便快速诱导。必须保证开放足够大口径的静脉通道，以利快速输血输液。

（4）术前监测：对重症患者来说可能没有时间放置重症监测导管，如直接动脉压和肺动脉导管。如果患者血流动力学尚稳定，必须安全快速地建立无创监测项目如心电图、无创血压、呼气末二氧化碳和脉搏氧饱和度。最优先的项目是建立好的静脉通道，其他重症监测项目可在体外循环开始后建立。如患者之前已经建立了动脉压和中心静脉通道，应迅速和手术中的传感器相连。

三、麻醉管理

鉴于各种瓣膜疾病的不同病理特点和对血流动力的不同影响，采取不同的诱导方法以维持患者最佳的血流动力学状态。麻醉诱导和维持期间的处理包括了血流动力学状态的维护和麻醉技术的实施。

（一）主要麻醉技术

1. 阿片类药物为主的方法

使用麻醉类药物如芬太尼、苏芬太尼诱导的优点在于诱导过程平稳，心肌抑制最小、心率降低，呼吸抑制降低了气道反应，为术后提供了镇痛，使心肌对儿茶酚胺不敏感，无肝肾毒性，不污染环境。但缺点是不降低心肌氧耗，容易触发高动力状态，导致心动过速和高血压，胸壁僵硬使通气困难，气道压增高，术后机械通气的时间延长，与吸入麻醉药相比术中知晓的发生率较高。此方法主要用于心功能较差的瓣膜手术患者（EF < 40%）。

2. 吸入麻醉药为主的方法

吸入麻醉药为主的诱导产生剂量依赖性心肌和脑氧耗抑制，能完善抑制外科手术刺激，无术中知晓，能加强神经肌肉阻滞剂的作用，术后可快速拔管，个别药物的副作用如血管扩张有助于二尖瓣关闭不全等患者的处理。但吸入麻醉药的心肌抑制作用容易导致低血压，不如预期的那样能降低手术刺激的血流动力学反应，有肝肾毒性，术后需额外提供镇痛并污染环境。此方法主要用于心功能较好，尤其是出现高动力状态的瓣膜手术患者。

3. 静吸复合麻醉

静吸复合麻醉有助于发挥彼此的优点，减轻各自的副作用。

（二）二尖瓣狭窄

围手术期处理二尖瓣狭窄患者必须适当增加左心室的前负荷，但又不至于因过量输液引起肺水肿。降低心率，延长舒张期时间，增加左心室充盈。二尖瓣狭窄患者心房收缩约占左心室每搏量的30%，房颤患者心房的收缩功能将丧失。维护心脏的收缩功能常需使用强心药，维持正常的体循环阻力，因为后负荷降低对增加二尖瓣狭窄前向血流的帮助不大。二尖瓣狭窄患者肺循环阻力常升高，低氧容易导致严重的肺血管收缩，避免任何麻醉处理导致肺动脉压升高，特别是不适当地使用氧化亚氮、没有及时发现酸中毒、高碳酸血症和低氧血症。避免术前用药过量导致前负荷降低、低氧血症和高碳酸血症，使用东莨菪碱而不是阿托品以避免心动过速。用于控制心率的地高辛必须用至术晨，并积极治疗心动过速，无论是窦性心动过速或房颤。对术前无房颤患者，维持窦性心律极为重要，一旦出现房颤，应尽快电复律。二尖瓣狭窄常采用芬太尼为主的麻醉技术，二尖瓣狭窄患者需常规放置肺动脉导管以指导术中的处理，但应特别注意对于肺动脉高压患者，导管可能导致肺动脉撕裂。而且此时肺动脉舒张压不能准确估计左房压，肺动脉楔压也因狭窄的二尖瓣而过高估计左室充盈压。因此不必将导管反复置于楔压的位置。

（三）二尖瓣关闭不全

增加和维持二尖瓣关闭不全患者左心室的前负荷有助于保持每搏量，但并不是普遍提倡增加前负荷，因为左心房和左心室的扩张扩大了二尖瓣瓣环，增加了返流量。因此，对某个特定患者来说最佳的前负荷水平应以患者对液体治疗的临床反应为基础。应保持二尖瓣关闭不全患者有正常或较快的心率以减少反流，伴有房颤的患者较多见，心房收缩对前负荷的影响不如狭窄患者那么重要。使用强心药维持偏心性肥厚的心肌收缩力有助于二尖瓣瓣环的收缩，降低返流量。体循环阻力的降低有利于二尖瓣关闭不全患者保持正常的心排血量，应避免使用α受体兴奋剂，降低左心室的充盈压能显著改善心脏的射血分数，但对于因缺血性乳头肌功能不全所致的急性二尖瓣关闭不全，使用硝酸甘油是更合理的选择。应避免各种因素导致肺动脉高压，加重右心衰竭。麻醉处理中应避免术前用药过量导致肺循环阻力升高，肺动脉导管对指导液体治疗和评估返流量有很大的帮助。常采用芬太尼为主的麻醉技术，减小麻醉药对心肌的抑制。诱导过程中保持一定的过度通气可选择性的扩张肺血管而不影响体循环的压力。

（四）主动脉瓣狭窄

主动脉瓣狭窄患者围手术期处理的要点在于增加左心室的前负荷，降低心率，维持窦性节律，保持心肌收缩力不变，增加后负荷，维持肺循环阻力不变。主动脉瓣狭窄患者以小量术前用药为主，既镇静不致引起心动过速又避免过度降低前后负荷。常用吗啡 0.05～0.1 mg/kg，东莨菪碱 0.2～0.3 mg，肌内注射；或咪唑安定 1～3 mg 肌注，可根据患者的个体情况如年龄和生理状况作相应调整。主动脉瓣狭窄患者采用芬太尼、苏芬太尼为主的麻醉诱导方法，剂量分别为 5～10 μg/kg 和 0.5～1.0 μg/kg。诱导和维持麻醉时应备好α受体兴奋剂如去氧肾上腺素，积极治疗诱导过程中的收缩压和舒张压的降低。如果患者出现心肌缺血的表现，使用硝酸甘油应非常小心，因为它对前负荷和动脉压的影响可能加重心肌缺血。积极治疗室上性和室性心律失常，在放置肺动脉导管时如果出现频发室早，应将导管顶端退至中心静脉处，待瓣膜手术完成后再置入。芬太尼和苏芬太尼的维持用量为 5～10μg/（kg·h）和 0.5～μg/（kg·h）。

特发性肥厚性主动脉瓣下狭窄与主动脉瓣固定性的狭窄不一样，表现为动力性狭窄。心肌对病变的反应与瓣膜狭窄一样，但主动脉瓣下区域肥厚的心肌最终导致左心室流出道的完全梗阻。对这些患者有益的处理包括使用β受体阻滞剂或吸入麻醉药，增加前后负荷与降低心率也有助于改善左心室的充盈和维持肥厚心肌的冠状动脉灌注压。

经皮主动脉瓣植入术：作为一种治疗高危主动脉瓣狭窄患者的应急技术，近年来逐步得到开展。尽管主动脉瓣置换术是治疗重度主动脉瓣狭窄的确切手段，然而开胸、体外循环、心脏停搏包括全身麻醉都将增加患者的风险，而且这些患者往往高龄并伴有多种并发症。因此有超过三分之一的重度主动脉瓣狭窄患者由于风险极大而无法选择手术治疗。内科治疗和球囊瓣膜成形术对这类重度主动脉瓣狭窄患者不视为有效的治疗手段，经导管主动脉瓣植入术是目前这类高危患者手术之外的一种治疗选择。

尽管在设计和植入技术上有区别，可扩张式球囊和自膨式支架型瓣膜植入系统已大量应用于临床，其他新技术也发展迅速，并有望近期进入临床测试。经导管主动脉瓣植入术最常用的途径为经股动脉逆向植入，其他途径还包括经髂动脉、升主动脉或锁骨下动脉逆向植入及经心尖部植入。在透视引导下，首先用球囊主动脉瓣成形器扩张严重狭窄的主动脉瓣，导入引导鞘后，定位人工瓣并释放。瓣膜扩张和植入人工瓣期间，通过快速心室起搏使心排血量降至最低以防止植入装置滑移。高分辨率影像技术、对比血管造影和TEE对经导管主动脉瓣植入术的成功至关重要。

至2011年6月文献报道中，大多数经导管主动脉瓣植入术在有完整设备和药物的导管室进行，包括麻醉设备、监护仪、气道困难处理设备和用于处理血流动力学不稳定患者的各类药物，TEE图像在瓣膜植入过程和早期诊断并发症中起重要作用。在是否采用全身麻醉的争议中主要考虑是否术中使用TEE。TEE可协助导丝和输送系统前行、评估球囊主动脉瓣成形效果和人工瓣的位置以及植入后瓣膜的状况。当瓣膜钙化轻，透视显像困难时TEE的作用更显著。同时TEE也能及时提供前负荷、心室功能、胸主动脉解剖和手术相关的并发症等信息，如心包填塞和医源性二尖瓣反流等。但也有报道认为TEE可能干扰透视显像，需要在植入瓣膜时退出探头。由于手术时间短，很多有经验的手术医师不用TEE，由于术毕常规行经胸超声心动图检查（TTE），有学者认为备用TEE即可。全身麻醉可使患者完全制动，血管并发症发生率较低，但文献报道在输血的比例上全身麻醉和局麻没有区别。施行全身麻醉者需要强心支持的比例较高，这可能和全麻药的扩血管作用有关。但在施行局麻手术时，麻醉医师的共识是必须为随时实施全身麻醉做好准备。

（五）主动脉瓣关闭不全

主动脉瓣关闭不全围手术期处理主要在于增加左心室前负荷，维持前向血流，增加心率，降低舒张期反流，舒张压提高和左室舒张末压的降低有助于改善心内膜下的血流，维持心率在90次/min，以便提高心排血量又不至于引起缺血，维持窦性节律不如狭窄患者那么重要，患者常伴有房颤。维持患者的心肌收缩力，可用纯β受体兴奋剂如异丙肾上腺素，既可扩张外周血管又能增加心肌的收缩力和心率。降低体血管阻力有利于提高前向血流，增加心排血量，维持肺循环阻力。少量术前用药既能维持心肌收缩力和心率，又不至于因为焦虑而增加外周血管阻力。麻醉诱导常采用异氟烷、泮库溴胺与补充容量相结合，左心室功能严重下降的晚期患者，可用少量芬太尼和泮库溴铵诱导。由于主动脉瓣关闭不全患者的脉压有时高达80～100 mmHg，关注平均动脉压和舒张压的变化可能比关注收缩压更重要。

（六）三尖瓣狭窄和关闭不全

三尖瓣狭窄血流动力学处理的要点在于适当增加右心室的前负荷，维持窦性节律至关重要，积极处理室上性快速心律失常，避免心动过缓。维持右心的心肌收缩力，体循环阻力的变化对三尖瓣狭窄患者的血流动力学影响较小，除非患者有二尖瓣病变，尤其是二尖瓣关闭不全。但血管扩张血压过低可能限制跨三尖瓣的血流。由于前向血流的主要阻力在三尖瓣，因此降低肺动脉压的帮助不大，维持在正常范围内即可。三尖瓣狭窄患者术前的液体限制、强心利尿能改善肝功能，降低手术的风险。如果合并有二尖瓣病变，麻醉处理的原则应以处理二尖瓣损害为主，而单纯三尖瓣狭窄患者常采用高前负荷、高后负荷及维持术前心肌收缩力的芬太尼为主的麻醉技术。三尖瓣狭窄患者由于置入肺动脉导管较困难，常采用中心静脉压导管，可在外科医师的配合下放置左心房导管以强化监测。

三尖瓣关闭不全血流动力学处置的要点在于增加前负荷，维护右心室的每搏量，保持正常至较快的心率防止外周组织瘀血，大多数三尖瓣关闭不全患者伴有房颤，保持窦性节律几乎不可能。由于右心室的结构更适应于容量而非压力负荷，可能需使用强心药保持右心室的收缩力，常采用芬太尼为主的麻醉技术，以减少对心肌的抑制。必须采取措施降低肺动脉压，改善右心室的功能，过度通气，避免气道压过高，如需使用强心药，可选择多巴酚丁胺、异丙肾上腺素、氨力农或米力农。

（七）肺动脉瓣狭窄

肺动脉瓣狭窄血流动力学处置的要点为增加右心室的前负荷，维持中心静脉压，患者依赖心房收缩提供右室充盈压，严重病变患者常伴有三尖瓣关闭不全，保持较快的心率有助于稳定血流动力学。严重肺动脉瓣狭窄患者右心室肥厚常需强心药维持心肌的收缩力，避免使用心肌抑制的药物，可采用芬太尼为主的麻醉方法。维持后负荷保证肥厚右心室的灌注压，尽管右心室主要的射血阻力来自狭窄的肺动脉瓣，但肺动脉压升高将导致右心室功能不全，因此保持肺循环阻力处于较低的水平。

（八）联合瓣膜病变

对所有混合型瓣膜病变来说，麻醉处理的重点应放在最严重和对血流动力学影响最大的病变瓣膜上。

1. 主动脉瓣狭窄合并二尖瓣狭窄

合并有主动脉瓣和二尖瓣狭窄的患者最佳的血流动力学处置包括增加前负荷，维持正常至较低的心率，维护心肌的收缩力。由于冠状动脉灌注压有降低的危险，必须增加体血管的阻力以防舒张压下降。避免使用增加肺循环阻力的药物和状况出现，纯氧通气并使动脉血二氧化碳维持的正常低限。

2. 主动脉瓣狭窄合并二尖瓣关闭不全

尽管主动脉瓣狭窄和二尖瓣关闭不全的血流动力学处置有矛盾之处，而主动脉瓣狭窄更容易在术中出现危及生命的状况，因此应优先处理主动脉瓣狭窄所致的血流动力学变化。适当增加前负荷，维持正常的后负荷，保证冠状动脉灌注压，必要时可使用α受体兴奋剂。心率控制在正常范围内，避免心动过速，避免使用心肌抑制的药物，降低肺动脉压。

3. 主动脉狭窄合并主动脉关闭不全

由于这些患者的左心室承受了压力和容量双重负荷，对围手术期的各种影响承受力更低。心肌的氧耗急剧增加，常有心绞痛的症状。适当增加前负荷对狭窄和关闭不全病变都有利，但心率和后负荷的要求相互矛盾，一般来说，应以处理主动脉瓣狭窄的血流动力学变化为主。尽管升高体循环阻力使心排血量有所降低，但有助于维持正常的冠状动脉灌注压。术中保持正常的心率、心肌收缩力和肺血管阻力将有助于稳定患者。

4. 主动脉关闭不全合并二尖瓣关闭不全

临床上比较多见的混合型病变。主动脉关闭不全和二尖瓣关闭不全在血流动力学上的要求是一致的，最主要的原则是提供足够的前向血流和外周循环。酸中毒使周围血管收缩，增加了左心室射血的阻力，将使临床状况迅速恶化。因此，在维持适当的灌注压的情况下，保持较低的体循环阻力，达到临床状态的平衡，使患者平稳过渡到体外循环。

5. 二尖瓣狭窄合并二尖瓣关闭不全

在处理这类患者时，血流动力学的处理应明确患者以哪种病变为主。总的原则是保持正常的后负荷、心率和心肌收缩力，避免使用引起反应性肺血管收缩的药物，适当增加前负荷，有利于稳定血流动力学状况。

四、术后急性循环衰竭并发症

（一）心搏骤停

瓣膜手术中心搏骤停包括麻醉诱导期、开胸至建立体外循环前和术毕至关胸前三个阶段。发生的原因除与麻醉、手术处理不当等因素有关外，常常是在患者心功能或全身情况较差的基础上，在一定诱因的作用下发生的。容易发生心搏骤停的患者包括：巨大左室、巨大心脏、严重主动脉关闭不全、严重主动脉狭窄、严重肺动脉高压、急性人造瓣膜功能障碍或血栓形成、频发室性期前收缩或左束支传导阻滞、有明显的心肌缺血等。

麻醉诱导期心搏骤停的常见诱因包括：麻醉诱导前患者入手术室后过度紧张、气管插管不顺利造成患者缺氧和心律失常，插管引起迷走神经反射，诱导期低血压，麻醉药量过大造成心肌抑制等。最常见的诱因为低血压导致冠状动脉供血不足，加重主动脉关闭不全或狭窄患者原有的心肌缺血，很容易发生心搏骤停。一旦出现心搏骤停，应立即插管建立气道，行纯氧通气，估计插管困难的应立刻行气管切开。同时进行胸外心脏按压，如果此时尚未建立静脉通道，应尽快建立，必要时行深静脉穿刺或静脉切开，给予一定量的肾上腺素（1 mg）和利多卡因（100 mg），观察按压后心电图的反应决定是否追加用药，间隔时间为 3~5 min，肾上腺素的最大剂量可达 0.07~0.2 mg/kg。给予一定量的缩血管药提升血压，保证重要器官的血供，待室颤波变粗后进行胸外除颤。心跳恢复后，继续维持通气，持续使用一定剂量的强心药，如多巴胺和肾上腺素。使用碳酸氢钠纠正酸中毒，同时进行血气和生化分析，纠正代谢和电解质紊乱，特别注意低钾血症和低镁血症的纠正。维持一定剂量的利多卡因和胺碘酮，但应注意剂量不易过大，避免造成心肌抑制，适当补充容量。如果胸外复苏 20~30 min 后仍无心脏复跳或复苏征象，但有胸外按压的有效征象：按压时股动脉可扪及搏动，瞳孔保持缩小状态，甲床、耳垂、鼻尖或眼结膜无发绀或缺血加重的表现，特别是患者存在严重的瓣膜关闭不全或狭窄，明显的冠状动脉供血不足、急性人造瓣膜障碍或血栓形成，继续胸外复苏也很难恢复心跳，而且只有通过手术治疗才能恢复心跳和循环稳定，此期如发生心搏骤停不能即刻复苏者应立即胸外按压并行股动、静脉插管建立体外循环。

开胸至建立体外循环前发生心搏骤停通常是因血压偏低、手术操作不当、麻醉过深、严重容量不足和通气不良等引起。一旦出现应在胸内复苏的同时紧急建立体外循环，做好肝素化的准备，尽可能保持体外循环开始前的灌注压。尽快过渡到体外循环，保证重要器官的血供。一旦体外循环开始，可稳步调节内环境。

体外循环停止至关胸前的心搏骤停通常由于手术操作不当、心动过缓、心室膨胀未及时处理、容量不足、出血、鱼精蛋白过敏等导致低血压、严重代谢性酸中毒、低钾血症或高钾血症等代谢紊乱等所致。此外，急性人造瓣膜功能障碍、急性冠状动脉阻塞也可致心搏骤停。处理包括紧急复苏的同时准备重新体外循环辅助，查找心搏骤停的原因。药物使用方面可在原有的基础上适当调整，切忌大剂量使用肾上腺素和利多卡因。

（二）心脏大血管损伤

瓣膜手术中的心脏大血管损伤包括升主动脉损伤、心房与腔静脉损伤及左室后壁破裂等。除了引起大出血，升主动脉损伤可产生急性夹层动脉瘤，直接威胁患者的生命。出现这些损伤时麻醉医师的主要工作在于抗休克，维持血流动力学的稳定；维护心功能，保证重要脏器的血供；纠正酸碱、电解质紊乱。如果损伤出现在体外循环前和体外循环后，应做好紧急体外循环和重新体外循环的准备。为了避免出现这类损伤，麻醉医师可协助术者适当控制术中的血压，特别是术前伴有高血压和某些特殊操作阶段，如主动脉插管和拔管等。

（三）急性冠状动脉阻塞

急性冠状动脉阻塞是指术前无冠状动脉病变或阻塞的患者，由于手术因素引起术毕冠状动脉急性阻塞，冠状动脉供血不足，甚至心肌梗死。阻塞的原因可以是气栓、组织颗粒栓塞、手术操作损伤等，如不及时处理，心功能将明显受损，无法脱离体外循环。冠状动脉气栓是急性冠状动脉阻塞最常见的原因，一般发生在右冠状动脉及其分支，常见因素包括心肌停跳液中混有气体、重复顺行灌注时主动脉根部排气不佳、主动脉开放后残余心腔或主动脉根部气体进入冠状动脉主动脉开放后，一旦心跳恢复，应密切观察左、右心室心肌收缩状态及色泽、冠状动脉充盈程度、冠状动脉内有无气泡游动现象，分析主动脉开放后持续心室颤动的原因。密切监测心电图，及时诊断心肌缺血，通过 5 导联心电图分析判断左右冠状动脉哪侧可能发生栓塞。麻醉处理包括纠正酸碱和电解质紊乱、保持冠状动脉灌注压，推注少量的强心药，如肾上腺素 50 μg，并维持使用以保证心肌的收缩力，配合术者的排气措施，起到挤压气体出冠状动脉的作用。辅用扩血管药，如硝酸甘油 0.5~1.0 μg/（kg·min），预防和治疗冠状动脉痉挛。如需手术解决冠状动脉阻塞，应做好继续体外循环的准备。

（四）不能脱离体外循环

不能脱离体外循环是指心脏直视手术结束，主动脉开放后，经过一段时间的辅助循环，降低体外循环流量或试停体外循环后无法维持循环稳定，必须继续或重新开始体外循环。不能脱离体外循环有两种含义，一是由于心肌功能严重受损，停止体外循环后无法维持足够的心排血量，必须依靠其他辅助循环的方法才能脱离体外循环。二是非心肌功能因素，如严重酸中毒、人造瓣膜功能障碍、冠状动脉栓塞等因素使患者暂时不能脱离体外循环，一旦纠正这些状况，患者能顺利脱离体外循环。

1. 原因

（1）心肌损伤：是导致不能脱离体外循环最为常见的原因，可以因术前心肌损害、术中心肌保护不良或两者共同作用的结果。临床多见的是术前心肌严重受损、手术操作失误导致主动脉阻断时间过长及心肌保护不良。与麻醉有关的主要因素包括体外循环前低血压、低氧血症和严重心律失常，麻醉药的心肌抑制作用也是不可忽视的因素，应合理选择所用的麻醉药，心功能差的患者应避免使用吸入麻醉药。但麻醉药对心肌的抑制作用并非主要影响因素，合理应用可对心肌产生有益作用。主动脉开放后灌注压过高或迅速使用大剂量正性肌力药物或钙剂，可加重再灌注损伤。此外，主动脉开放后持续心室颤动也是加重心肌损害的常见因素。

（2）非心肌因素：包括人造瓣膜急性功能障碍、急性冠状动脉阻塞、严重心律失常、严重酸中毒、伴发病变未同时纠正或未完全纠正、高钾血症、严重容量不足和严重肺动脉高压等。

2. 处理

对术中不能脱离体外循环的患者，必须迅速、合理、全面地做出处理，以免体外转流时间过长或心肌损害愈加严重。处理原则是：继续或重新辅助循环，迅速查明原因，及时纠正非心肌因素，判断心功能，合理应用机械辅助循环。紧急处理包括：迅速继续或重新转流，维持灌注压≥ 60 mmHg。通过血气、生化分析，监测左房压、肺动脉压和心排血量，查明原因，及时、合理、彻底纠正非心肌因素。心动过缓者，启用右心室心外膜起搏或房室顺序起搏，调整频率至 90 ~ 110 次 /min，快速性心律失常使用利多卡因、硫酸镁、胺碘酮等治疗。纠正水电和酸碱紊乱，补充血容量，备好食道超声和主动脉内囊反搏。持续监测动脉压、左房压、肺动脉压、心排血量、在逐步降低流量的情况下观察上述指标，明确左心或右心功能不全，结合直视观察左、右室心肌收缩状态，对心肌功能有一初步评估。调整前、后负荷，后负荷的降低不仅能提高心排血量，也有助于组织的灌注。但体循环阻力过低不利于灌注压的维持，同时动静脉短路也将加重组织的低灌注状态，应做出合理的监测与调整。增强心肌收缩力，合理选择强心药，一般选择强心药的顺序为多巴胺、多巴酚丁胺、肾上腺素、磷酸二酯酶抑制剂。

经上述处理后，特别是三重强心药使用之后，经过辅助循环 50 min ~ 60 min，绝大多数患者可脱离体外循环，但仍有部分患者心肌严重受损，必须借助机械辅助装置才能脱离体外循环。试停体外循环后，收缩压维持在 80 ~ 90 mmHg，左房压≥ 20 mmHg，或有明显的心肌缺血，尤其是当辅助循环超过 60 min 时，必须立即置入主动脉内囊反搏，可使 80% 的患者顺利脱离体外循环。对肺动脉高压、右心功能不全的患者，则可用肺动脉内囊反搏治疗。左心室或右心室无射血波或射血波不明显，心肺转流流量持在 3.0 L/min 以上，主动脉内囊反搏治疗无效的患者，说明心肌已严重受损，必须行心室转流。首选离心泵，其次选用人造心室或左心室血泵。如需双室右心室辅助可选用体外膜式肺氧合。

第四节 冠心病手术麻醉

生活习惯和饮食结构的改变使国人冠心病的发生率逐年增高，冠状动脉旁路移植术（cor-onary artery bypass grafting, CABG）是目前治疗冠心病的主要外科手段。冠心病患者以中老年人居多，常合并高血压、高脂血症、糖尿病和脑血管意外等，心功能较差，心脏储备功能低下，不易耐受缺血缺氧和血流动力学波动。非体外循环下冠状动脉旁路移植术是在跳动的心脏上进行桥血管吻合术，对麻醉管理提出了更高的要求。

一、病理生理简述

冠状动脉粥样硬化为脂质在冠状动脉内膜局部沉着、纤维化、钙化，加上平滑肌细胞增生，累及血管中层，使血管壁增厚，形成粥样斑块，引起局部性或弥漫性狭窄，导致心肌供血不足和心绞痛的发生。冠状动脉血流约占心排血量的 5%，血液中 20% 的氧被摄取。由于心肌氧耗大，氧储备少，心肌灌注主要来源于主动脉舒张时相，冠状动脉在舒张期血流灌注中占70%～80%，当灌注压低于60 mmHg时，心肌内血管已达到最大扩张程度，进一步降低将加重心肌缺血。神经体液因素、血管活性物质如缓激肽、血栓素、组胺等均可直接或间接地影响冠状动脉血流，冠状动脉硬化常累及多支血管，其中3支病变占40%，2支病变占30%。病变发生部位主要位于冠状动脉近端，多见于分叉部位。可发生于左冠状动脉主干、前降支、对角支、右冠状动脉和回旋支，甚至发生弥漫性病变累及众多远端血管。走行于心肌内的冠状动脉不易发生病变。

冠状动脉粥样硬化斑块分为偏心性和向心性，可引起管腔部分狭窄或完全闭塞。如斑块表面形成溃疡，内膜破损，血小板聚集，并释放血管收缩物质血栓素A2，使血管收缩，血栓形成。在其他血管活性物质作用和神经体液因素影响下，硬化斑块下方可撕裂、出血，形成血肿使狭窄加重。以上原因可导致患者出现不稳定性心绞痛，甚至急性心肌梗死。心肌坏死可发生于心内膜下，从而影响心室壁，这多见于1～2支的血管病变。3支血管病变一般不引起广泛的心内膜下心肌梗死，如缺血区心肌耗氧骤增或冠状动脉痉挛加重可引起透壁性心肌梗死，急性心肌梗死可致心室间隔穿孔、游离壁心肌破裂、心包填塞或乳头及断裂引起急性二尖瓣关闭不全，患者可死于心源性休克或心力衰竭。早期心肌梗死的死亡率与心肌梗死面积大小和由此引起的心功能不全程度有关。狭窄部位、数量和病变程度的不同，以及相应侧支循环是否建立对疾病的预后影响很大。慢性心肌缺血主要表现为冠状动脉供血不足，可引起各种类型的心绞痛或乳头肌功能不全导致二尖瓣关闭不全，也可表现为左心或全心功能不全。如狭窄位置重要，病变范围广，狭窄程度重，侧支循环建立少则症状重、预后差。严重的多支血管病变可致猝死，原因多与突发心室纤颤和急性血栓形成或冠状动脉痉挛，以及各种原因导致的心肌缺血、缺氧加重有关。

梗死心肌常为纤维组织与存活心肌组织交织存在，术中可见局部外观呈花斑状，病变处心肌收缩无力或不收缩，心功能下降。如梗死范围和纤维化范围较大，心室壁局部变薄，在心动周期中，由于腔内压的增加使这部分病变心肌向心腔外方向膨出，出现反向运动，终至室壁瘤形成。心脏收缩时，室壁瘤不参与收缩，心排血量和射血分数降低，心脏舒张时，左心室舒张末压升高，心腔逐渐扩大，最终发生充血性心力衰竭。根据Laplace定律，心室腔扩大可使室壁张力增高和收缩期氧耗增加，而在舒张期氧供减少，进一步加重病情。心肌梗死后正常光滑的心内膜表面因炎性反应变得粗糙，促进了血小板黏附与聚集，心肌收缩力减弱和局部几何形态的变化导致血流停滞和附壁血栓形成。室壁瘤周围由于瘢痕形成并含有存活心肌，使正常传导因瘢痕受阻产生折返，可引起致命性的心律失常。少数患者破口小，心外膜与壁层心包粘连，可发展为假性室壁瘤，室壁瘤多位于左心室前壁或心尖部，可累及室间隔，造成室间隔穿孔。如发生在二尖瓣乳头肌附着部位，可引起乳头肌断裂，导致二尖瓣关闭不全。

二、术前评估与准备

（一）术前评估

冠心病患者术前通过了解病史、生理生化检查、物理检查特别是超声心动图、冠状动脉造影和左心室造影对冠心病、心功能不全和伴发疾病的严重程度进行综合评估。

1. 心功能

了解患者入院时的表现，有无肢体水肿或是否需服用洋地黄制剂，如有则表示心功能不全。病史中有心肌梗死的患者，常有慢性心力衰竭。心脏扩大的冠心病患者，其左心室射血分数多小于50%。这些患者病情严重，手术麻醉的风险增加，麻醉中须使用正性肌力药物支持。

2. 心电图

文献报道冠心病患者中约25%～50%的心电图是正常的。Q波的出现表明有陈旧性心肌梗死，应注意有无心律失常、传导异常和心肌缺血（ST-T改变）。原来ST段压低的患者，近期ST段恢复正常或轻度抬高不一定是病情改善的征象，应注意动态观察以区分。

3. 心导管检查

左心室造影可了解左心室射血分数。正常左心室每次收缩射出容量应大于其舒张末容量的55%，发生过心肌梗死而无心衰的患者射血分数一般为40%～50%，当射血分数为25%～40%时，多数患者有活动后心慌、气急（心功能Ⅲ级），当射血分数＜25%时，静息状态也出现症状（心功能Ⅳ级）。

4. 冠状动脉造影

可显示冠状动脉具体解剖关系，确定病变具体部位及其严重程度，以及病变远端的血管情况。病变引起血管腔狭窄的程度以血管截面积作为指标，血管直径减小 50% 相当于截面积减小 75%，而直径减小 75% 相当于截面积减小 94%，血管截面积与血流量的关系更为密切。约 55% 人群窦房结血供来源于右冠状动脉，其余 45% 由回旋支供血，窦房结动脉还供给大部分心房和房间隔，该动脉堵塞可引起窦房结梗死和房性心律失常。90% 人群的房室结血供源自右冠状动脉，另外 10% 由左回旋支供血，因此后壁心肌梗死常并发Ⅲ°房室传导阻滞。左心室前乳头肌主要由左冠状动脉供血，而后乳头肌由左右冠状动脉共同供血。其间侧支循环丰富，只有两支动脉同时发生严重堵塞，才引起乳头肌功能不全，造成二尖瓣关闭不全。临床上多支病变风险最大，如右冠状动脉近端完全堵塞合并左冠状动脉主干严重狭窄，左冠状动脉两个主要分支（前降支和回旋支）近端严重堵塞。这类患者的麻醉风险极大。

5. 周围血管病变

动脉粥样硬化为全身血管性疾病，冠心病患者常伴有周围血管病变，如颈动脉狭窄（粥样斑块所致），术前应明确颈动脉狭窄程度，对明显狭窄患者，应行颈动脉内膜剥脱术，可与 CABG 术同期施行，先解决颈动脉狭窄，再行心脏手术。以防体外循环转流等导致斑块脱落，造成中枢神经系统损害。近年来，非体外循环下冠状动脉旁路移植术的开展显著降低了这一并发症。如患者合并腹主动脉或髂动脉病变，围手术期放置主动脉内囊反搏时不宜经上述血管。

6. 合并疾病

冠心病患者多伴有糖尿病，国外数据统计显示 22% 的 CABG 患者伴有糖尿病，其中 40% 需用胰岛素控制。此类患者冠状动脉病变常呈弥漫性，由于自主神经张力发生改变，手术应激、低温和儿茶酚胺药物的应用均使胰岛素药效降低，血糖难以控制，术后切口感染率上升。高血压患者术前因对手术恐惧血压往往显著升高，并伴有心室肥厚和充血性心力衰竭。长期使用利尿剂，可能存在隐性低钾血症，增加心脏意外事件风险。冠心病患者常合并脑血管栓塞史或腔隙性脑梗史，应尽量避免主动脉壁操作，如主动脉阻断、主动脉插管、非体外循环下上主动脉侧壁钳等。可以使用主动脉近端吻合器或实施全动脉桥的非体外循环下冠状动脉旁路移植术。

（二）术前治疗药物

积极的术前治疗是降低冠心病患者术前死亡率的重要措施之一，治疗的目的在于降低心肌氧耗，改善心肌氧供。

1. 硝酸甘油类药物

硝酸甘油使静脉扩张，心室充盈压下降，前负荷降低，室壁张力降低。同时可扩张冠状动脉，增加侧支血运而改善心内膜与心外膜血流比。硝酸甘油作用短暂，反复使用可出现快速耐受和反射性心动过速。长效药物有硝酸异山梨醇、硝酸戊四醇酯和四硝酸赤藓醇酯等。近年来，临床广泛应用单硝酸异山梨醇来治疗心绞痛和充血性心力衰竭。其特点为扩张外周血管，增加静脉容量，减少回心血量，降低前负荷，从而减少心肌氧耗，促进心肌血流再分布，改善缺血区血流供应。

2. β肾上腺素能受体阻滞剂

β受体阻滞剂对围手术期患者以及心肌梗死患者均具有心肌保护作用，其保护机制与降低心率、减少心肌收缩力有关心率降低延长了心室舒张时间，增加了舒张期冠脉灌注时间，增加了心内膜下血流，在增加心肌氧供的同时降低了心肌氧耗。由于降低了正常心肌组织的做功，从而增加了正常心肌组织的冠脉血管张力，逆转冠脉窃血现象。冠心病患者术前预防性使用β受体阻滞剂可以降低病死率，超短效β受体阻滞剂艾司洛尔可以明显降低术后心肌缺血的发生率。冠心病患者应在手术之前 1~2 周就开始服用β受体阻滞剂，并在围手术期持续使用，目标为在手术之前使心率控制在 70 次/min 以内，术后心率控制在 80 次/min 以内，可降低围手术期心血管事件的发生率。术前使用β受体阻滞剂应用至手术当日早晨，有利于围手术期血流动力学稳定，且不增加术中低血压的发生率。

3. 钙通道阻滞剂

用于治疗心绞痛和预防心肌梗死。这类药物能抑制窦房结起搏点和房室交界处细胞的动作电位，减慢心率和房室传导，还可使血管平滑肌松弛血管扩张，并抑制心肌收缩力。其治疗心绞痛的机制为一方面降低氧耗，另一方面扩张冠状动脉增加氧供。常用药物有维拉帕米、硝苯地平和地尔硫䓬，其中硝苯地平的血管扩张作用最强，维拉帕米抑制房室传导的作用最强，常用于治疗室上性心动过速。钙通道阻滞剂应在手术当日继续服用。

4. 洋地黄制剂

对于术前心功能差，使用洋地黄制剂的患者，最好于术前 36 h 停用。同时麻醉期间密切注意钾、钙、镁等离子的平衡，注意组织氧供、酸碱平衡、尿量等因素，防止洋地黄中毒。必要时术前可改用小剂量肾上腺素或多巴胺替代，但应注意控制心率。

5. 利尿剂

伴有高血压和充血性心力衰竭的冠心病患者术前常使用利尿剂。由于血浆容量的减少，麻醉诱导前应先补充容量，并注意电解质紊乱。

6. 抗凝药和溶栓药

冠心病患者术前常使用抗血小板药物和抗凝药物预防血栓形成，其对冠心病患者的长期预后有益。常用抗血小板药物和抗凝药物有阿司匹林、华法林、肝素、低分子肝素、血小板 ADP 受体阻滞剂噻氯匹定、氯吡格雷以及血小板糖蛋白 Ⅱ b/ Ⅲ a 受体阻滞剂替罗非班等，这些抗血小板药物和抗凝药物均应在术前停用，以免增加术中及术后出血。长期口服阿司匹林的患者术前是否停药的问题，应在综合围手术期出血风险和术前梗死风险的基础上做出决定，一般可不停药；一些术前准备时间充足的患者，若需考虑术前停药，则应在术前停用 5~7 d。不稳定型心绞痛患者可皮下注射肝素防止心肌缺血发生，并用激活全血凝固时间（activated clotting time，ACT）监测，避免体外循环后失血过多。长期使用肝素的患者有可能引起抗凝血酶Ⅲ减少，降低肝素的作用，必要时应输注新鲜冰冻血浆补充。华法林抗凝患者应在术前数天停用，代之以低分子肝素或普通肝素抗凝。低分子肝素应在术前 18~24 h 停用。血小板 ADP 受体阻滞剂应在术前 5~7 h 停用，而血小板糖蛋白 Ⅱ b/ Ⅲ a 受体阻滞剂对短效者在术前 4~6 h 停用，长效者如阿昔单抗应在术前 12~24 h 停用。

溶栓疗法常用来治疗急性心肌梗死促使阻塞的冠脉血管再通，常用药物有链激酶和组织纤溶酶原激活剂（tissue type plasminogen activator，t-PA）。其作用在于激活血浆中的纤溶酶原转化为纤溶酶，后者消溶纤维蛋白，使栓塞的血管再通。作用时间约为 4~90 min。由于纤维蛋白原明显下降，故这类患者必须在手术时补充纤维蛋白原，避免凝血机制发生障碍。

（三）麻醉前准备

1. 思想准备

其包括麻醉医师和患者两方面。麻醉医师术前应全面了解患者病情，并做出病情判断。向外科医师了解搭桥的血管数目和具体血管。做好患者思想工作，向患者介绍麻醉方法、手术过程，取得患者信任，消除患者对手术的恐惧和对麻醉及术后疼痛的顾虑。此举是避免患者体内儿茶酚胺大量分泌，减少心肌氧耗，维持心肌氧供的关键。

2. 器械与用具准备

多功能麻醉机和监护仪，各类监测模块，包括心电图（5 导联）、有创血压、中心静脉压和肺动脉导管监测装置及耗材、TEE、体温、麻醉深度监测、除颤仪等。充分考虑到建立气道的难度，准备好困难气道的各种仪器设备，如口咽通气道、喉罩、纤维支气管镜、光棒、可视喉镜等，防止出现困难气道时不能及时采取措施的窘迫状况，防止缺血缺氧的发生。无论是在体外循环下还是非体外循环下进行搭桥手术，都应在患者入室前使体外循环机处于备用状态，以便在紧急情况下实施抢救。

3. 药物准备

准备好麻醉诱导药和各种急救药品如多巴胺、阿托品、利多卡因等，去氧肾上腺素和硝酸甘油应常规稀释备用。

（四）麻醉前用药

1. 镇静药

术前晚口服地西泮 10 mg，保证睡眠，术日晨肌注吗啡 0.1~0.2 mg/kg，使患者入室时安静欲睡，避免儿茶酚胺分泌。对于心肺功能较好的高动力状态患者，可适当增加镇静镇痛药剂量，盐酸右美托咪定可安全地用于冠心病患者的术前镇静镇痛，且不抑制呼吸循环，患者可保持清醒状态，并可实施部分有创操作，如动脉置管测压等。由于负荷量容易导致血压一过性升高，建议可缓慢泵注直至起效，常用剂量 0.3～0.7μg/（kg·h）。

2. 抗胆碱药

主要用于减少呼吸道分泌物和预防喉痉挛，阿托品可显著增加心率，此类患者若需用药可考虑选用东莨菪碱或长托宁。为避免术前用药使患者的病情复杂化，目前多数推荐术前不再常规使用此类药物，待患者入室后可根据患者的具体情况考虑酌情用药。

3. 抗心肌缺血药

可胸部心前区贴敷硝酸甘油贴片，对心绞痛频繁发作的患者，应备用硝酸甘油口含片。对左冠状动脉主干严重狭窄或冠脉多支严重病变患者，术前一天就应持续滴注硝酸甘油或钙通道阻滞剂，以减轻左心室充盈并使冠状血管扩张以改善血运，避免发生大面积心肌缺血。

三、麻醉管理

（一）麻醉原则

在麻醉过程中保持并改善心肌的氧供需平衡，维持循环功能稳定，从而减少心肌缺血的发生是麻醉管理的基本原则。决定心肌氧耗的因素包括室壁张力、心肌收缩力和心率，而心肌氧供依赖于冠脉血流量和血液的携氧能力，而冠脉血流量取决于冠脉灌注压和冠脉阻力。麻醉药和血管活性药均会改变心肌氧耗。麻醉药对冠脉循环的作用至今仍存在争议，麻醉性镇痛药、苯二氮䓬类药物和其他辅助用药可扩张冠脉。吸入麻醉药对冠脉具有直接扩张作用，其全身血管扩张作用可通过降低室壁张力减少氧耗，其中以异氟烷的扩血管作用最强。但吸入麻醉药存在剂量依赖性的心肌抑制作用，恩氟烷和异氟烷的心肌抑制作用大于地氟烷和七氟烷，在降低心肌收缩力的同时减少心肌氧耗，对于心功能严重受损的患者，可致心室扩张增加心肌氧耗，使心功能恶化。因此，理想的麻醉效果来源于合理辩证地运用麻醉和血管活性药物。

对于心肌缺血的密切监测和及时处理是冠心病手术麻醉管理的关键。由于术前精神紧张和对麻醉手术的应激反应，围手术期心肌缺血往往加重，所不同的是，在麻醉状态下，患者对心绞痛等不适没有主诉，只能靠麻醉医师通过心电图、TEE 和血流动力学的变化进行判断。如对于心电图的变化可帮助麻醉医师明确是否发生心肌缺血（如远端血管栓塞、吻合口狭窄等）、这种心电图的改变是局部性的还是全心性的，前者可能与桥血管吻合有关，后者可能意味着心肌保护不当。还要注意心电图的变化是否伴有心功能恶化和心律失常。

（二）体外循环下冠状动脉旁路移植术

患者入室后，面罩吸氧，开放静脉，安置心电图、脉搏氧饱和度、桡动脉测压、体温、中心静脉压等监测。估计心功能较差患者可放置肺动脉导管监测。麻醉诱导药可选用咪达唑仑、依托咪酯、丙泊酚、芬太尼、苏芬太尼等。单纯芬太尼、苏芬太尼等静脉麻醉药往往不能减轻高动力患者的血流动力学反应，应加用吸入麻醉药以加深麻醉，必要时给予血管活性药，避免深麻醉带来的不良反应。常用肌松药有罗库溴铵、维库溴铵、顺式阿曲库铵等。麻醉维持以静吸复合为主，避免使用大剂量芬太尼类药物，以减少术后呼吸支持和 ICU 滞留时间。诱导后可放入 TEE 监测，对诊断心肌缺血，尤其是节段性室壁异常运动有重大意义，也便于监测心脏功能和指导液体治疗等。体外循环转流前和复温开始后应加深麻醉，避免体外循环管道分布容积增大和体温上升、代谢加快麻醉药血药浓度下降导致的术中知晓和自主呼吸恢复。随着手术的完成逐渐调整好循环、呼吸、体温、内环境、麻醉深度等各项指标，为脱离体外循环做好准备，经肉眼观察、肺动脉导管测定和 TEE 评估后，估计脱机后心功能维持可能有困难的患者，除积极调整血管活性药用药外，必要时应在体外循环停机前放置好左室辅助装置，如主动脉内囊反搏（IABP），对患者顺利脱机和心功能良好转归非常有帮助。停体外循环后及时恢复血红蛋白浓度和血细胞比容，保持血容量稳定，维持中心静脉压平稳，可小剂量应用硝酸甘油，既维护心脏功能，也可防止动脉桥血管的痉挛。在充分镇静镇痛的情况下送 ICU 监护，术后可以丙泊酚镇静为主，辅以血管活性药维持血流动力学稳定，待循环状态稳定后，逐渐使患者清醒，直至拔除气管导管。

(三)非体外循环下冠状动脉旁路移植术(OP-CABG)

OP-CABG 技术的应用可避免体外循环带来的许多并发症,如凝血机制紊乱、全身炎性反应、肺损伤、肾功能损害和中枢神经系统并发症等,由于该方法对机体损伤小,术后恢复快,住院时间短,节省了医疗费用。随着外科吻合器械和技术的不断提高,其适应证有逐步放宽的趋势,如术前心功能严重低下、合并肾功能不全、呼吸功能障碍和脑血管意外的患者外科医师倾向于选择 OP-CABG。但该技术的应用对麻醉医师提出了更高的要求。麻醉医师面临的挑战是如何维持术中心肌氧供需平衡,维持血流动力学稳定,保护心脑肺肾等重要脏器给功能,预防、早期诊断和治疗在跳动心脏上手术操作带来的心律失常、低血压和心肌缺血。

按体外循环下手术的标准实施监测、诱导和维持麻醉。但如患者须术后早期拔管,芬太尼与苏芬太尼的用量要控制(总用量芬太尼 < 15μg/kg,苏芬太尼 < 2.5μg/kg)。近年来超短效瑞芬太尼为施行快通道麻醉提供了便利条件,且无术后呼吸抑制的顾虑。手术开始前应充分补充血容量,血红蛋白浓度较低患者可适当输血,调整内环境稳定,使血钾水平保持在正常高限以降低心肌的应激性。移植远端血管搬动心脏时,血压可发生剧烈波动,可临时采取头低脚高体位,并在固定器安放好后观察半分钟,待血压、心率和节律稳定后施行血管吻合术。如果经正性肌力药物调整后仍不能维持正常血压,应松开固定器将心脏恢复原位。如此反复搬动心脏几次,可起到缺血预处理的心脏保护作用,心脏将会对搬动到异常体位产生适应,可减少对血流动力学的影响。吻合远端吻合口时须提升血压,而吻合近端吻合口时须控制性降压,以防止主动脉侧壁钳夹后导致严重高血压,增加心肌氧耗。在吻合远端吻合口临时阻断血管时,要密切观察心肌缺血和心律失常的发生,一旦出现严重心律失常和 ST 段急剧抬高,应通知外科医师尽快放置血管内分流器或松开阻断的血管,无法改善的只能重新全身肝素化在体外循环下实施手术。由于不用体外循环,多数患者失血不多,可以不输异体血。对出血多的患者,可采用血液回收机将失血回收处理后回输给患者。

(四)辅助循环

冠心病患者心脏功能严重受损时,需依靠辅助循环措施,以减少心脏做功,提高全身和心肌供血,改善心脏功能。辅助循环的成功主要取决于其应用时机,越早应用效果越好。其适应证为:术前心功能不全,严重心肌肥厚或扩张;术中心肌缺血时间 > 120 min;术毕心脏指数 < 2.0 L/(m^2·min),左房压 > 20 mmHg,右房压 > 25 mmHg;恶性室性心律失常;不能脱离体外循环。

常用辅助循环措施有:①主动脉内球囊反搏(IABP)为搭桥手术前最常用的辅助循环措施,适用于术前并存严重心功能不全、心力衰竭、心源性休克的冠心病患者,可为患者争取手术治疗创造条件。将带气囊心导管经外周动脉置入降主动脉左锁骨下动脉开口的远端,导管与反搏机连接后调控气囊充气与排气。其原理是,心脏舒张期气囊迅速充气以阻断主动脉血流,促使主动脉舒张压升高,借以增加冠脉血流,改善心肌供氧;心脏收缩前气囊迅速排气,促使主动脉压力、心脏后负荷及心排血阻力均下降,由此减少心肌耗氧。②人工泵辅助有滚压泵、离心泵两种。滚压泵结构简单,易于操作,比较经济,缺点是血细胞破坏较严重,不适宜长时间使用。离心泵结构较复杂,但血细胞破坏少,在后负荷增大时可自动降低排出量,更符合生理,适合较长时间使用,但也只能维持数天。③心室辅助泵有气驱动泵和电动泵两型。气驱动型泵流量大,适于左、右心室或双心室辅助,但泵的体积大,限制患者活动。近年逐渐采用埋藏式电动型心室辅助泵,连接心尖部以辅助左心功能。④常温非体外循环搭桥手术中,有时出现心率过慢和血压过低而经药物治疗无效者,可继发循环衰竭,此时可采用"微型轴流泵",采用离心泵驱动血液以辅助循环。在轴流泵支持下施行常温冠脉搭桥手术,比体外循环下手术出血少,心肌损伤轻。轴流泵的优点是,用患者自体肺进行血液氧合,不需要阻断主动脉,不存在缺血再灌注损伤,降低心脏负荷,减少心肌耗氧,增加心肌血流,增强心肌保护,减少肝素用量,减少手术出血。

四、术后管理

(一)保持氧供

(1)维持血压和心脏收缩功能,必要时辅用小剂量儿茶酚胺类药。同时保证足够的血容量,使中心静脉压维持满意水平。应用小剂量硝酸甘油,防止冠脉痉挛和扩张外周血管。

(2)维持血红蛋白浓度,尤其是心功能不全、高龄、术后出现并发症而增加机体氧耗和需机械通气辅助的重症患者，血红蛋白浓度应维持 10 g/dL 和 Hct 30% 左右，不宜太高。

（3）维持血气及酸碱平衡，充分供氧，调整呼吸机参数使血气达到正常水平。积极治疗酸中毒、糖尿病及呼吸功能不全。

（二）降低氧耗

（1）保持麻醉苏醒期平稳，避免手术后期过早减浅麻醉，应用镇静镇痛药以平稳度过苏醒期。

（2）预防高血压和心动过速，针对性使用 α 受体阻滞剂（乌拉地尔）、β 受体阻滞剂（美托洛尔）和钙通道阻滞剂。心率控制在小于 80 次 /min，其心肌缺血发生率约为 28%，而心率高于 110 次 /min 者则可增至 62%。

（三）预防桥血管痉挛和栓塞

术后桥血管痉挛和栓塞是心肌梗死的主要病因。小剂量硝酸甘油可有效防止静脉桥和内乳动脉桥血管痉挛的发生。对于采用桡动脉为桥血管的患者，应尽早使用钙通道阻滞剂地尔硫䓬等防止血管痉挛的发生，并持续口服至术后 6 个月。在严密监测凝血功能的情况下，如无明显出血倾向，应在 48 h 内恢复使用抗血小板药物阿司匹林，监测使用后的凝血状况和出血倾向，如胃肠道和泌尿道出血等。

（四）早期发现心肌梗死

冠脉搭桥患者围手术期心肌缺血发生率为 36.9% ~ 55%，其中 6.3% ~ 6.9% 发生心肌梗死。临床上不易发现小范围局灶性心肌梗死。大范围者则引起低心排综合征或严重心律失常，其中并发心源性休克者约占 15% ~ 20%，死亡率高达 80% ~ 90%。并发心力衰竭者为 20% ~ 40%。早期发现心肌梗死具有重要性，其诊断依据有：①主诉心绞痛，无原因的心率增快和血压下降；②心电图出现 ST 段及 T 波改变，或心肌梗死图像；③心肌肌钙蛋白（cTn）、CK-MB、肌红蛋白（Myo）、核素扫描 99 m 锝 - 焦磷酸盐心肌"热区"心肌显像可支持早期心肌梗死的诊断，有重要价值。

（五）术后镇静镇痛

术后疼痛可导致机体一系列病理生理改变，如肺活量降低，肺顺应性下降，通气不足，缺氧和二氧化碳蓄积；患者不能有效咳嗽排痰，易诱发肺不张和肺炎；患者焦虑不安、精神烦躁、睡眠不佳，可使体内儿茶酚胺、醛固酮、皮质醇、肾素 - 血管紧张素系统分泌增多，引起血管收缩、血压升高、心率加快、心肌氧耗增加；还可引起内分泌变化，使血糖上升，水钠潴留、排钾增多；引起交感神经兴奋，使胃肠功能抑制，胃肠绞痛、腹胀、恶心、尿潴留等。

考虑到肝素化后硬膜外镇痛有引起硬膜外血肿的可能性，建议采用静脉镇痛。常用药物有吗啡、芬太尼、苏芬太尼、盐酸氟吡洛芬、曲马多和盐酸右美托咪定等。

第十章

腹腔手术的麻醉

第一节　一般注意事项

　　腹腔手术的麻醉是麻醉的基本操作之一，也是比较复杂的操作之一。不仅仅包括成年人，新生儿至高龄老人都可能成为腹腔手术的对象。腹腔手术种类较多，患者的情况亦变化较多，所以操作自然也就各有不同，许多腹部手术病例是急诊，其中病情重危者也不少，都可能使麻醉的处理发生一定困难。腹腔内脏的功能为消化及代谢，当此类器官遭受病变时，患者难免发生脱水、电解质紊乱、贫血、营养不良等情况，严重时则可引起循环的紊乱。对于这些情况，应于术前有较充分的估计和掌握，并进行及时和适当的处理。麻醉的选择应对代谢、血化学和循环影响最小者为宜。腹腔手术都需要良好的肌肉松弛，以便腹腔内脏的显露，手术方易于进行。要达到完善的松弛作用，一方面决定于麻醉的深度、肌肉松弛药的恰当应用和局部神经的完善阻滞，另一方面也决定于患者肌肉及骨骼（肋骨及骨盆）的结构。上腹部脏器都部分地或全部地隐藏于肋弓之下，有的患者其季肋弓呈锐角形势，手术时肌肉松弛程度不好，难以得到满意的显露；有的患者其季肋弓为钝角形势，肌肉松弛的程度虽未达极度，但手术仍能满意进行。腹直肌是形成腹壁紧张的主要力量。蛛网膜下隙或硬膜外阻滞平面超过第七胸神经时，腹直肌便能充分松弛。肌肉发达的患者常构成腹腔内手术麻醉处理的困难，但是久病消耗的患者，腹壁已极软弱菲薄，肌肉松弛于此时即已不再构成任何问题。优良的全身麻醉是能充分地满足手术需要的最浅麻醉，此为不变的原则。由于肌肉松弛药的应用和发展，近来腹腔手术时已很少单纯利用深麻醉以求得肌肉松弛的方式，避免因深麻醉而引起的较严重的循环抑制和代谢紊乱。以神经阻滞求得满意的局部肌肉松弛，再配合以浅的全身麻醉解除患者的不适感和内脏的牵引痛，如此也不失为一种良好的麻醉处理方式。腹腔手术的操作有各式各样，患者的情况也各有变异，如何以不同的麻醉方式或麻醉深度来适应不同的操作及不同的患者，是麻醉者的主要任务，也是腹腔手术麻醉之所以成为临床麻醉中最基本操作的原因。

　　腹腔内器官为自主神经所支配，腹腔内脏受牵引及挤压等手术刺激时，通过这些神经的反射机制，血压、脉搏、呼吸可发生波动。神经阻滞时患者所感到的牵引痛，也是经过这些神经传导的。腹神经丛反射表现为收缩压下降，脉压变窄，心跳变慢；另一种表现为血压、脉搏的波动及反射性喉痉挛。以上情况均要求于麻醉过程中密切观察，及时处理。腹腔胃肠手术时的呕吐和误吸也是很值得注意的问题，尤其急诊手术和术前未经充分准备的患者，由于恐惧的影响，胃内容物的排出常显著延长，虽术前 4 h 以上已未进食，其呕吐及误吸的机会仍很多。预防误吸的原则，不外设法确保胃内容物停留于原地不移，或将胃内容物完全吸除，或使呼吸道始终保持密闭系统，使异物不至侵入。实际处理中则于一般腹部手术的病例都置入胃管，如此则胃内部分的液体可借胃管的虹吸作用排出，且胃管的存在即已产生减压作用，胃内压不至骤然增加过高，一般病例即可减少许多呕吐及误吸的机会。然而对于胃内容物极多的（梗阻）病例，仅置入胃管不足以防止呕吐或误吸，较妥善的方法是利用一附有充气球的导管置入食管，经充气后使食管阻塞，能较可靠地防止误吸。然而由于食管周围缺乏可靠的支撑组织，以致食管内充气囊阻塞的方法常不满意。往往是充气不足时不能达到密闭目的，充气过分则邻近重要器官（气管、心脏等）可能受压，因此仍未能使此一问题满意解决。亦有主张术前口服三硅酸镁合剂以便使胃酸中和（至 pH > 3.0），但其实际临床意义则仍有待证实。慢性梗阻病例则术前洗胃常为手术所必须，洗胃毕应将胃内液体尽量抽尽。洗胃的处理具有相当的休克性，故不适宜于急性梗阻的病例施行。全身麻醉诱导时，如事先去氮并充分氧合数分钟，继以肌肉松弛药迅速及彻底地使呼吸肌麻痹，如此则腹肌张力完全解除，腹内压不至骤然增高，呕吐即易于避免，而且由于呼吸消失，呼吸道内无负压存在，误吸的机会显然减少。置入具有防漏装置的气管内导管为最可靠的预防误吸措施，然而呕吐误吸却最易于麻醉诱导过程中发生，故于胃肠内容物特多的病例，清醒气管内插管便有很大的使用价值。然而清醒插管的技术必须讲求熟练，否则因拟清醒插管而使患者挣扎或呃逆，也非良好的处理方法。有时由于患者确属过度紧张而缺乏合作，仍以静脉诱导并迅速（借肌肉松弛药）使呼吸麻痹后再进行插管为宜。应用神经阻滞（蛛网膜下隙或硬膜外阻滞）时，应首先使阻滞麻醉充分，辅助麻醉只是使患者神志有些模糊或刚刚消失用以消除牵引痛和不适感，麻醉过程中应密切观察患者，注意呕吐和误吸。腹腔内某些手术的失血量亦可甚多，例如脾切除术、广泛肝切除术及某些粘连较多的肿瘤手术等。这些手术的失血量往往很大，可失血的性质往往是较缓和而延续的，即使发生急性失血，多数病例并不足以立刻危及性命，静脉输血即足以补充所损失的血量。但其先决条件为静脉输血的速率必须够快。此类手术时如常规以较粗的穿刺针做静脉穿刺，麻醉师将不难体会到此种简单的预防措施即可成为患者安全的保障。

腹腔手术时常有使用肌肉松弛药的必要，而且此时使用肌肉松弛药的最主要目的是在于求得腹肌的松弛，并非仅为增强麻醉作用或其他意图。由肌肉松弛药对各组肌肉的作用程序而言，腹肌是对肌肉松弛反应较晚的肌肉，继腹肌麻痹之后，呼吸肌（肋间肌及膈肌）极易被麻痹，故于腹部手术使用肌肉松弛药时，更有必要对各种肌肉松弛药的药理作用皆有较充分的掌握，应熟知其拮抗剂的使用方法及逾量的处理方法，使用前务必除外是否有呼吸道梗阻的危险存在或潜伏。更应很妥善地考虑到患者的具体情况，例如是否有严重的电解质紊乱存在，尤以缺钾最值得注意，由于呼吸肌的抑制常难完全避免，辅助呼吸常属必需的操作。其实上腹部手术如进行控制呼吸，不仅呼吸交换可保无虑，而且手术也可以完全不受呼吸行为（膈肌运动）的干扰，能为手术创造极为有利的条件。手术结束前 20 min 应忌用作用时间过长的肌肉松弛药，以免腹腔手术后呼吸功能受到一定程度的抑制。根据临床测定，拔除气管内导管后，血氧分压可有轻度下降（平均约下降 0.933 kPa）。术后 1~3 d 系动脉氧分压抑制最为显著的时期，此后逐渐恢复，但一般病例需经 10~14 d 后完全恢复正常。胸腹联合切口的病例则血氧分压下降更为明显，恢复亦更缓慢。上腹手术后肺动脉压可有增高，可增高达 70% 之多。肺动脉压的增高可能由于肺静脉压上升所致，肺静脉压上升则可引起肺血液的再分布，使肺血液较多地分布于（通气功能较差的）肺上叶部分，从而形成较明显的分流，这可能是腹部手术后肺功能紊乱的主要原因之一。

腹腔手术后（尤其上腹部手术）容易引起呼吸道的并发症。过重的麻醉前给药，过分的呼吸抑制，过深的麻醉，过于广泛的区域阻滞，手术后患者长时间不能清醒等，都是引起胸部并发症的主要因素，麻醉时应尽量避免。麻醉后的迅速清醒应为选择麻醉时的经常考虑，麻醉后更应鼓励患者常翻身及做深呼吸练习。如能选用对胃肠蠕动抑制最轻的麻醉方法或麻醉药，则术后胃肠胀气少，胃肠活动恢复快，无恶心、呕吐等胃肠并发症，可促进患者术后的复原。

腹腔脏器的显露亦可引起体热体液的丧失。根据临床观察，手术间的室温如能保持于 21℃~24℃ 的范围，则患者（成人）体温亦较易保持于正常范围。

第二节 常用麻醉方法

腹腔内器官手术的常用麻醉方法有全身麻醉、脊椎麻醉、硬脊膜外阻滞及局部麻醉等方法。全身麻醉用于腹腔手术现今多采用复合方式。复合技术可因人而异，自行设计，然而腹腔手术必须有良好的肌肉松弛，因此复合麻醉中肌肉松弛药即成为主要内容。肌肉松弛药可产生深度的肌肉松弛甚或完全麻痹，还有利于手术中机械通气的进行，可是肌肉松弛药的残余作用以及个体对肌肉松弛药的反应的差异却有可能构成术后呼吸抑制和（或）术后呼吸并发症的根源。因此术中复合应用肌肉松弛药时不宜认为剂量越大越好，不宜认为肌肉松弛药拮抗剂必然能拮抗肌肉松弛药的一切作用或不良反应。有关肌肉松弛药的拮抗问题已有多年的争议，迄今也未能一致，然而临床用药有如进食，仍以恰到好处为宜，不应暴饮暴食，如此较符合逻辑。

除下腹腔手术外，单独用脊椎麻醉很难满足腹腔内手术的要求。一方面由于脊椎麻醉一般维持时间较短，作用时间较长的局部麻醉药（地卡因或布吡卡因），上腹部麻醉时间也很难维持在 2.5 h 以上，对一般上腹部手术，未必满足要求。连续脊椎麻醉的应用虽可使麻醉时间任意延长，但近些年来对于脊椎麻醉后神经后遗症的顾虑较多，更由于其他麻醉方法的进展，已使连续脊椎麻醉的使用显著减少。虽然最近又有以最细穿刺针和最细导管进行连续脊椎麻醉的尝试，但恐难以获得广泛采纳。脊椎麻醉所形成的肌肉麻痹是远非全身麻醉的松弛作用所能相比。此种极其完善的松弛作用对于结肠手术及腹膜后的手术皆具有更大的意义。脊椎麻醉时由于腹直肌已被麻痹，失去其副呼吸肌的作用，不致如深度吸入麻醉时发生腹式呼吸增强而影响手术的现象。由于以上这些优点，脊椎麻醉在下腹部手术时仍有其一定的位置。

硬膜外阻滞尤其是连续硬脊膜外阻滞应用于腹部手术时，其肌肉松弛作用可与脊椎麻醉者相近似，但并不等同。硬脊膜外阻滞较之脊椎麻醉更为优越之处在于易于得到腹部的截段性阻滞，能保持较大的循环代偿（未受阻滞）面积，麻醉对循环的影响大为减少；虽胸部麻醉平面很高（$T_{2\sim3}$或更高），但肋间肌的活动仍可保持，对呼吸不致产生严重的抑制；一般情况较差、血化学紊乱以及不能耐受高平面脊椎麻醉的患者，应用连续硬脊膜外阻滞，并遵行分次少量给药以求得足以满足手术的最小的麻醉范围的原则，确能使患者的生理扰乱限于最低程度，使许多重危者既获得较满意的麻醉，亦不至因此而使麻醉的危险性显著增加，颇值得采用。对于下腹部手术，硬脊膜外阻滞完全具备脊椎麻醉的优点，且可以避免脊椎麻醉后所易发生的头痛、恶心、呕吐、尿潴留等并发症。神经系统的并发症亦可较少发生。除非术中辅助药物使用过多，否则不需全身麻醉后的特殊护理。硬脊膜外阻滞后呼吸道的并发症极其罕见，腹腔手术后胃肠的反应如肠胀气、恶心、呕吐等均见减少，肠蠕动恢复较快，故能显著地减少术后护理的困难，促进术后的迅速复原。由于术后恢复迅速，并发症少，术后的持续镇痛作用更能减少镇痛药的使用，在很大程度上能减少患者术后恢复的痛苦。然而硬脊膜外阻滞或脊椎麻醉使用于上腹部手术时的具体处理仍具有若干较复杂的问题，亦即如何消除上腹部器官手术时的牵引痛等问题。对于上腹部手术牵引痛的预防，首先必须保证阻滞平面不低于 T_4 以下，最好使平面保持于 T_2 以上。但即使如此，牵引痛虽可显著减轻，却往往未必完全消除，故仍常需配合以某些辅助麻醉方法。然而于肋间肌已受到广泛阻滞或麻痹的基础上复加以辅助麻醉，虽然牵引痛的问题得以解决，但因此可带来一些新的问题，值得注意。虽然辅助麻醉作用只在于使患者神志消失，然而神志消失与呼吸肌受阻滞抑制的总和，其结果在某种意义上无异极深麻醉状态，麻醉处理时对患者的观察照顾如不能以此严格要求，则呼吸、循环以及呕吐、误吸等严重事故即有机可乘。于辅助麻醉的影响下，阻滞平面的测定常难准确，有时患者的不适反应主要系阻滞平面消退的结果，但却易被误认为辅助麻醉不足，于是即易有盲目加深辅助麻醉之弊，主要麻醉作用于不知不觉间由阻滞麻醉移至辅助麻醉，形成麻醉管理的被动局面，意外事故的发生机会显然增加，是不可取的。为了兼顾优效、安全和管理方便起见，也可将硬膜外阻滞与浅全身麻醉复合应用。即于硬膜外穿刺置管后继以全麻诱导和插管，然后按单纯硬膜外阻滞时的原则进行硬膜外阻滞，全麻的维持只需最浅深度即可，一般只需吸入 50%～75% 的氧化亚氮即可。显然，采用此种复合方式时必须能熟练掌握硬膜外阻滞和全麻两套技术，麻醉过程中必须保持硬膜外阻滞为主。否则不仅术后未必能体现硬膜外阻滞对腹腔手术的优点，甚至可使麻醉效果更不令人满意。

也有的学者主张施用肋间神经阻滞于腹部手术，尤其于危重病例，并可配合以极浅的全身麻醉，此种方式始终未获广泛的采用。然而对于个别病例，麻醉师如能熟悉肋间神经阻滞，亦可取得较好的效果。

局部麻醉使用于腹腔内手术时，局部麻醉药不仅应直接受疼痛刺激的腹壁上施行，而且应对于所有的手术刺激的敏感部分都进行充分的阻滞。腹膜及肠系膜都是手术刺激的敏感部分。肠系膜的神经皆向心集中于上腹神经节，如果在开腹后进行上腹神经节阻滞，手术时便可省略肠系膜的浸润。局部麻醉自然也存在牵引痛的问题，需行辅助麻醉予以配合，配合方式与脊椎麻醉者相同。

第三节　常见普外科手术麻醉

一、阑尾切除术

阑尾切除术通常于局部麻醉、脊椎麻醉或硬脊膜外腔阻滞下施行，小儿或特殊病例亦有施行全身麻醉的必要。局部麻醉时于阑尾系膜部虽进行浸润，但一般仍未能完全消除牵引痛的发生，而且某些病例由于炎症的进行或粘连的结果，显露阑尾系膜时难免需施行若干程度的牵引，牵引痛即难避免。脊椎麻醉时如能使麻醉平面达到 T_4，大部牵引痛可减轻或免除。硬脊膜外阻滞更可得到阶段性的麻醉，术中的恶心、呕吐较脊椎麻醉少。小儿阑尾切除术可采用基础麻醉复合局部、椎管内阻滞或全身麻醉进行。

二、胃部分切除术及胃肠吻合术

（一）胃部分切除术

胃部分切除术时的麻醉与手术的配合最为密切，可谓典型的麻醉操作之一。在肌肉松弛药广泛使用之前，常用以学习或示教吸入麻醉的基本方法。当使用全身麻醉做胃部分切除时，麻醉达到第三期第一级下部便可以进行皮肤消毒及开始手术。在手术进行的同时，如不使用肌肉松弛药，麻醉深度仍继续加深。在切开腹膜以前，麻醉深度应已达第三级，这时便在切开腹膜以前进行气管内插管，以防因插管而引起呛咳，影响手术的进行。插管以后仍将患者保持于第三级上部，使形成最有利的腹腔探查条件，待探查完毕及内脏已有良好显露时，可将麻醉减浅至第二级中部，以便于施行胃、肠系膜的分离及十二指肠截端的缝合。至于胃肠吻合的操作则在整个手术过程中耗时最久，同时只需第一级的麻醉即能满足，这时如使患者处于深麻醉中，则消耗患者的代偿功能，并非良好的处理。如果麻醉系采用肌肉松弛药又或其他复合全麻进行，这时便可减少或停止肌肉松弛药的应用。当吻合完毕时，麻醉深度便应迅速增至第二级中部，使腹膜的缝合容易，待腹膜完全缝合以后，麻醉药便可以终止给予，并可将麻醉改为半开放式，使麻醉逐渐减浅，待皮肤完全缝合时，患者应能对外来刺激发生反应，或是已进入清醒阶段。缝合腹膜时如给以肌肉松弛药，应选用作用最短者，并严格限制剂量。虽然近来已很少单独应用某一全麻药进行胃切除的手术麻醉，但这种麻醉深度与手术程序相配合的原则仍值得参考。

胃切除术采用连续硬脊膜外阻滞时，一般由 $T_{8～9}$ 间隙穿刺，切皮开始时如能得 T_3、T_{12} 的麻醉平面即可得到满意的麻醉效果。根据患者情况密切注意血压的变化和呼吸的情况，如血压有下降趋势，可适当加快输液或可给以少量血管收缩药以维持血压，腹膜切开探查腹腔以前可给以适当的辅助药，如哌替啶 25 mg、异丙嗪 12.5 mg 静脉注入，使患者入睡，使其感觉不到牵引内脏的不适，此时亦应注意探查内脏的反应，血压可下降或有恶心呕吐发生。探查腹腔前如能先将胃内吸空，则可减少呕吐的发生，分离胃和处理十二指肠残端时腹肌要求松弛，至胃肠吻合时可适当延长注药时间或减少用药量即可满足手术要求，待胃肠吻合将结束时需提供充分的麻醉平面使冲洗腹腔和关闭腹膜能顺利进行，切忌冲洗腹腔关闭腹膜时麻醉不充分造成手术困难和患者不适，但腹膜关闭后麻醉反而充分发挥作用，术毕较广的平面又不便搬动患者，仍需手术台上等候麻醉平面缩小后才能将患者送回病房。一般最好在冲洗关腹腔前 15 min 给予充分的剂量，至手术结束时麻醉的高峰已过，是较好的配合。

（二）胃肠吻合术

依手术性质而言，胃肠吻合术一般应能于连续硬脊膜外阻滞麻醉下施行，对于极其不良的病例，亦可于局部麻醉或全身麻醉下施行。在局部麻醉下施行胃肠吻合术时，其操作完全与胃切除时相同。在全身麻醉下施行胃肠吻合术时，除探查及缝合腹膜阶段有时尚需要较深麻醉以外，其他操作只需要较浅的麻醉即能满意完成。连续硬脊膜外阻滞往往用小量分次注药可完成这类手术，适量输血、输液配合适当的血管收缩药，可维持较平稳的循环状态。

胃部分切除或胃肠吻合的患者主要为溃疡或肿瘤患者，由于其病变历史较久，病程中皆有不同程度的营养不良及失血，故手术前除应进行充分准备外，更应注意其对麻醉的耐受性能低弱，长时间的深麻醉或大量的神经阻滞对于这些患者欠妥当。消化性溃疡病例往往属于迷走神经兴奋型。此一类型患者的表现为脉搏缓慢而具有挣扎性，因此不能根据此种脉搏的表现而误认为其循环代偿功能优良；相反，此类患者麻醉时极易发生低血压，皮色轻度发绀或脉压低窄等现象，严重时甚至可以发生心搏骤停的事故。麻醉前患者脉搏如慢于每分钟60次时，麻醉前给药应给以较大量的阿托品而不用东莨菪碱。麻醉期中的呼吸道梗阻及麻醉过深都是造成低血压或周围循环迟滞的原因，特别以诱导期为然，麻醉时应设法避免。麻醉的深浅自然应与患者对麻醉的耐受力相对而论，并非绝对的理论上的深浅，一旦发生周围循环迟滞（虽未合并低血压）时，应该静脉注射麻黄碱（15～30 mg）以进行纠正，否则待低血压出现甚至持续若干时间以后，循环可能发生难以回逆的抑制。由于患者营养不良及一般情况的衰弱，手术时应特别注意全血的补充。保持患者体内血容量经常接近正常，这是减少手术死亡率的最重要原则。较长时期的幽门梗阻则往往有不同程度的碱中毒，程度轻者表现为低氯性碱中毒，较重者则表现为低钾性碱中毒。对于此类病例应于术前做较长时期的补钾，直待其碱中毒改善后方为适当的手术时机，否则术中血压即可能难以维持，术后恢复亦未必平顺。有的病例由于长时间消耗而致机体代谢严重失常，以致虽有长期的幽门梗阻，但却呈酸中毒（乳酸血症），这是在碱中毒的基础上发展了酸中毒。遇有此种情况时，宜（通过静脉途径）尽可能使患者的营养情况改善，直待酸中毒改善后方宜施行手术，否则术中、术后即有可能发生难以克服的低血压。小儿（尤其婴儿）由于糖原储备的总量较少，更易出现此种严重代谢失常情况，婴儿幽门梗阻手术死亡率与水电失衡（代谢障碍）的关系已早为人们所公认，术前准备亦已较受重视，成人则可能此种情况发生较少，还远未能引起足够的重视。

三、小肠手术

小肠包括十二指肠、回肠及空肠。除十二指肠以外，其他部分由于肠系膜较长，显露非常容易。至于十二指肠则因后腹膜的固着，显露颇有困难。十二指肠手术主要为十二指肠憩室切除或经十二指肠行有关胆总管的手术。这些手术时麻醉的选择应以肌肉充分松弛为第一考虑。椎管内阻滞时平面以 T_2 或 T_4 为宜，全身麻醉时则可能有使用肌肉松弛药的必要。至于其他截段的小肠手术所需的松弛作用远不如十二指肠手术需要严格。除探查时需要中等深度的麻醉以外，其他操作皆能于浅麻醉下完成。由于肠系膜的活动性较大，操作时不至受到过分牵引，脊椎麻醉或硬脊膜外阻滞的平面便无须过高，一般只需要 T_6 或 T_4 以下的麻醉即可。局部麻醉时则对能受到牵引的肠系膜仍应施行浸润。

四、结肠手术

横结肠及乙状结肠是结肠中活动性最大的部分，手术时并不需要显著的肌肉松弛，但是升结肠及降结肠紧附着于后腹壁，而且常是结核和肿瘤的手术对象，在此种部位施行结肠手术时需要非常良好的肌肉松弛，全身麻醉时如非复合大剂量的肌肉松弛药，则难以满足手术要求，但由此也带来大剂量肌肉松弛药的问题。脊椎麻醉则可以得到最完善的肌肉松弛，同时所需要的麻醉平面亦不高，只需要 T_6 以下的麻醉即可。应用作用较长的局部麻醉药时，一般单次脊椎麻醉已能满足手术时间的需要。于 $T_{9\sim10}$ 间穿刺的连续硬脊膜外腔阻滞可得到很满意的麻醉而手术时间不受限制。手术过程中除探查时可以引起牵引痛外，处理结肠时便不易发生牵引痛，因此所需辅助药甚少。故脊椎麻醉和硬脊膜外阻滞为最适宜的麻醉方法。

五、经腹腔及会阴直肠切除术

此种手术为治疗直肠癌的标准手术。因直肠深藏于小骨盆腔内，故对肌肉的松弛要求亦较严格，又因手术时间一般皆需要3～4 h以上，故在麻醉上亦构成若干问题。手术过程中主要为钝性剥离，对于神经系的刺激较大，是此种手术易于引起休克的主要原因之一。手术后期改由会阴部操作时，患者长时间深麻醉或广泛神经阻滞后骤然改变位置，容易引起其血液动力的骤然改变，是引起休克的另一原因。根据手术者习惯的不同，会阴部操作可采用膀胱取石位或侧卧屈腿位。有人认为后者较为方便，但此种位置亦较易引起休克。因为侧卧位时不仅循环遭受改变，呼吸（包括肺循环）亦受到影响。患者在改变位置前可能一切情况良好，一旦位置改变后即可致血压、脉搏消失，呼吸浅表，周围循环迟滞。当手术最后摘除直肠时，一方面不可避免地引起失血，摘除时并对腹膜施以相当的牵引及刺激，此种刺激在长时间手术及麻醉的基础上常引起不同程度的血压下降，严重时也可引起休克。

明了以上情况以后，可知麻醉的选择仍可能遇到相当的困难。需要长时间肌肉松弛的下腹部手术，应为连续脊椎麻醉或连续硬脊膜外阻滞的良好对象。因钝性剥离可能引起的休克，脊椎麻醉或硬脊膜外阻滞虽不能完全防止其发生，但其发生率可能减少，或其休克程度减轻。脊椎麻醉的缺点在于降低患者对休克的耐受力，因此改变患者姿势或摘除直肠时一旦发生休克，其程度常较剧烈，尤其以腹腔内手术时失血较多而输血未能完全补充时为然。连续硬脊膜外阻滞可于 L_1 至 T_{12} 和 $L_{4～5}$ 间隙分别向上及向下放入导管，根据手术的要求分别注药。如此则可使患者休克的耐受力所受影响最小，较脊椎麻醉为优良。气管内吸入麻醉的优点为手术的后期较易控制，尤其当患者情况恶化甚至已进入休克时，仍可减浅麻醉以减少患者的负担。其缺点为难于防止钝性剥离的刺激，且手术后的恢复亦不如神经阻滞以后平稳。因此选择麻醉时可根据不同病例而选用连续脊椎麻醉、连续硬脊膜外阻滞或气管内麻醉。一般而论，患者一般情况较佳时，以神经阻滞的效果较好，但如患者一般情况极差时，仍以气管内麻醉为适应。由于会阴部操作不要求肌肉松弛，应用肌肉松弛药配合浅麻醉以供腹腔内操作，会阴部操作时则省略肌肉松弛药，这种处理也能得到良好的效果。但无论使用何种麻醉方法，手术时期应充分补足失血量，改变患者体位时应轻巧，凡是上述可能发生休克的时机，一定要加倍缜密地观察患者，一旦休克发生便应立即进行处理。会阴部剥离时应增速输血。一般由于体位改变所引起的休克主要应以血管收缩药作为治疗，由于直肠摘除时所引起的休克则需以血管收缩药及增速输血治疗。

六、胆管手术

胆管系疾病患者亦多属迷走神经过敏型。迷走神经的过敏可能一方面因患者神经类型为迷走神经型，另一方面则由于胆管系病变的结果以致血液内胆素、胆酸皆增多。胆素、胆酸皆为迷走神经兴奋物质，因此患者迷走神经兴奋的程度，往往与黄的轻重呈正比。由于迷走神经兴奋的结果，其血压脉搏的表现往往远胜过其一般情况，也极容易使麻醉前对患者情况的估计大为错误。对于胆管疾病患者情况的估计，主要应取决于其黄疸的程度、肝功能的好坏及一般情况，而非血压、脉搏的表现。

体内任何器官有病，结果自然引起周身生理情况的改变，胆管系统的疾病尤其如此。遇有胆管系疾病而年逾40的患者。麻醉前应对其心脏（尤其是冠状循环）的情况进行了解。首先应了解诊断的正确性。胆囊炎与心绞痛的症状易于混淆，临床上难免偶有错误。心绞痛时施行麻醉，其死亡率难免增高。更重要的则是应鉴别是否有心脏病变与胆管疾患同时存在，此种可能性可谓很大，只程度不同而已。如有心脏病变同时存在，这时对患者情况的估计及处理则更应以其心脏病变为重，临床病史诊断遇有怀疑时，术前心电图检查是非常必要的。

胆管手术的麻醉需视手术性质及患者的情况而异。单纯胆囊切除术一般都能于单次脊椎麻醉、硬膜外阻滞或局部麻醉下完成，但胆囊颈部为传导牵引痛最敏锐的部分，使用局部麻醉（或脊椎麻醉）时最好在此部位进行完善的局部浸润。硬脊膜外阻滞平面如达到 T_2 时，大部分患者可无牵引痛的感觉。神经阻滞再加入辅助麻醉亦为很好的麻醉方法。遇有胆囊粘连过多或患者不愿接受局部或神经阻滞时，全身麻醉也可得到良好的效果。

根据临床资料分析，胆管手术于硬膜外阻滞下施行而发生心搏骤停者似较其他麻醉时多，分析其中原因，患者迷走神经张力过大，迷走神经自身反射较易发生可能是原因之一，但在发生心搏骤停的病例中，多数属胆管急性感染合并严重感染性休克且病情严重者，因此可以认为，迷走神经自身反射未必是唯一因素。作为经验汲取，胆管手术拟于硬膜外阻滞下施行手术者，麻醉前宜给予较大剂量的阿托品，术中根据心率变化，及时静脉补充阿托品，保持心率不低于每分钟60次。另一方面，感染性休克宜得到适当治疗，至少体液平衡应得到重视和处理。

单纯胆囊切除术一般并不至失血过多，多数患者并无输血的必要。胆总管探查术时则失血较多，应根据情况适当补血补液。胆总管癌切除时不仅失血甚多，而且由于手术涉及十二指肠、胃及空肠等部分，因此手术创伤性的休克也易于发生，此种手术时应保持患者的血容量不应低于正常，适当扩容常属必要。

七、肠梗阻手术

肠梗阻可分急性及慢性两类。由于结核或肿瘤所引起的肠梗阻多系慢性肠梗阻。由于绞窄性疝及其他原因所引起的肠梗阻则为急性肠梗阻。慢性肠梗阻也可以在短时间内严重化而成为急性肠梗阻。由麻醉的观点来看，急性肠梗阻与慢性肠梗阻的性质有很大的差别。急性肠梗阻时必须及时手术，但患者的情况却可能非常恶劣，慢性肠梗阻则为选择性手术，对患者的情况可以有相当充分的时间加以纠正。

急性肠梗阻时患者的特点为腹内压增加，肠腔显著扩张，以致膈肌运动遭受限制，造成呼吸困难。由于肠内压的剧增，肠道丧失其应有的功能，以致患者呈现不同程度的脱水及酸中毒。又由于腹痛及腹胀的刺激，患者可能发生神经性休克。休克及肠梗阻程度的加重或时间的延长，更引起体液、酸碱平衡及血液化学的变化，因而更增加休克的程度。如此形成恶性循环，随病程的延长，患者的情况不断恶化。

对于急性肠梗阻的患者，应于急诊时开始即迅速施行麻醉及手术的准备。手术前应尽可能使其脱水情况得到改正，并适当地纠正其酸中毒及电解质紊乱的情况。早期置入十二指肠减压装置为重要的操作之一。肠梗阻病例其胃肠内常积有大量液体及气体，麻醉前即常有大量液体呕出，麻醉过程中呕出液体及引起窒息的可能性更大。胃肠减压的作用不仅可以将存于胃及十二指肠内的液体尽量吸除（此部分液体亦为最易被呕出的液体），减少麻醉时呕吐的危险，并且可以将胃肠内气体大量吸除，减低肠内压力及腹内压力，如此则患者情况可以明显改善。

麻醉方法则宜待以上处理后再做最后决定。原则上尽可能使用局部麻醉或神经阻滞为佳。一般情况尚佳或是经过以上处理后情况有显著进步的患者则以施行硬脊膜外阻滞或脊椎麻醉为宜。尤其是中胸部或腰部的连续硬脊膜外阻滞，往往可用很小剂量（4～5 mL）即可求得极良好的手术条件。对于此类危重患者，除非术前血容量未获适当纠正，否则只要认真掌握小量分次注入麻醉药的原则，亦不易引起患者循环功能的急剧改变。对于感染性休克极其严重以致血压难以测知的病例，经输血输液及血管收缩药的处理使血压提升达适当水平（10.7～11.2 kPa）以后，仍能以此种小量分次方法顺利施行麻醉（输液等其他支持疗法自应同时进行）。任何麻醉效果是与对该具体麻醉方法的熟悉和掌握程度密切相关的，连续硬脊膜外阻滞用于重危患者，亦不离此原则。习惯上重危患者常采用局部或全身麻醉，因为局部麻醉常难以满意甚或不能达到手术时最低的要求，于此情况时，全身麻醉的采用便可能是不得已的选择。使用全身麻醉的困难为呕吐及误吸的威胁，尤其以深麻醉时及应用肌肉松弛药时为然。此类脱水、电解质紊乱明显的患者，易有缺钾的情况存在，以致使用非去极化类肌肉松弛药后呼吸遭受长时间的抑制，值得警惕。除清醒气管内插管外，防止呕吐、误吸的另一方法系于静脉诱导时利用琥珀胆碱迅速使患者呼吸麻痹，趁此呼吸麻痹时机迅速插入气管内导管。由于呼吸麻痹期间患者无主动吸气行为，腹肌亦不至紧张痉挛，呕吐及误吸不易发生。唯需注意的是，静脉诱导以及呼吸麻痹时期，不宜施行加压氧入上呼吸，否则氧压入胃脏后，极易引起胃内容物反流（"沉静的呕吐"），反易招致误吸危险。诱导前先嘱患者以口罩吸氧2～3 min，诱导过程中虽不施行加压氧吸入，患者亦可无明显的缺氧之虑。肠梗阻时由于肠腔扩张，故腹壁的缝合常有困难，尤以局部麻醉时为然。处理时除进行腹壁的充分浸润外，必要时也可以于缝合之际以全身麻醉辅助，如此则可使全身麻醉的时间缩至最短，或于关闭腹膜时采用短时间的肌肉松弛药，但应保证呼吸道通畅及充分的氧供给。

慢性肠梗阻一般并不至造成麻醉上的困难，因为绝大多数病例皆能于术前进行充分的准备，其麻醉处理则根据手术性质决定。也有少数患者因梗阻经常发作，以致其营养状况无法提高，只有于解除其梗阻后才能改善患者情况。此类患者由于一般情况衰弱，肌肉易松弛，因此可根据其衰弱的程度而选用局部麻醉、区域阻滞或全身麻醉，患者情况极端衰弱时，根治手术即不宜施行，只能行保守的肠吻合术，此种手术于局部麻醉下亦可满意完成。多年来我们依据连续硬脊膜外阻滞使用于重危患者的处理体会（见前述），对于一般情况极端恶劣且无法获得更好的术前准备的慢性肠梗阻患者，亦多采用分次小量给药的连续硬脊膜外阻滞，效果颇为满意，多数病例仍可争取完成根治手术，术后效果显然较全身麻醉者优良。

八、脾切除术

根据麻醉时对患者情况的衡量，脾切除术患者可分为脾肿大、原发性紫癜及脾破裂三类。脾肿大的原因很多，但其共同特点则为贫血、肝功能减退甚至合并有黄疸及腹水。此种患者往往于视诊时发觉其一般状况尚佳，但对麻醉时的反应则不宜根据其一般状况而做估计，主要应决定于上述的特点。肝功能愈减退的病例对于麻醉的耐受能力愈差。目前临床检验肝功能的方法虽然很多，但并无一种检验能够全面地或精确地说明肝功能的情况。肝脏如果充血肿大，甚至尚有腹水形成时，不论其肝功能检验的结果如何，麻醉时应认为肝功能已有显著的减退。此类患者麻醉前镇静药使用量宜轻，其中尤以吗啡为然，不宜超过一般患者的量1/2，否则麻醉过程中难免发生呼吸抑制的现象。

腹水的存在不仅表示肝功能的障碍，而且大量的腹水会使腹内压增加而限制呼吸。在膈下肝脾已肿大的情况下，如果腹内压再增加，对于呼吸的影响很严重，因此腹水较多的患者，麻醉前 2 d 应施行腹腔穿刺，使腹水尽量放出。

阻滞麻醉使用于脾切除及门脉分流手术时，除非患者一般情况已极差，否则常可获得较全身麻醉为佳的效果。但由于手术于上腹部及膈下施行，有时尚有采用胸腹联合切口的必要，如以神经阻滞解决此类问题，技术处理的要求亦较困难。连续硬脊膜外阻滞可使用于此类手术。所以采用连续方法，一方面是为配合手术时间的要求，但更重要的意义则为可控制性。施行连续硬脊膜外阻滞时，其具体操作与胃切除术者相同。如能使麻醉平面限于 T_2 及 T_{12} 之间，肌肉松弛可保证满意，而膈呼吸运动之平静，确能给血管吻合手术创造极良好的条件，患者术后恢复之平顺亦给予人深刻的印象。对于脾肾分流手术，可采用双管法连续硬脊膜外阻滞，即于 $T_{6\sim7}$ 或 $T_{7\sim8}$ 以及 $T_{10\sim11}$ 分别置入导管，根据手术需要，分别经不同导管给药，控制较为灵活。

巨大脾切除术为可能于手术室内发生死亡的手术之一，其发生原因无例外地皆为失血性休克。对于此种死亡的避免，主要依靠手术时操作的保障，但遇有不可避免的失血时，麻醉时及时地输血则为唯一的预防或拯救患者的方法，相反的情形，如果手术时失血虽不多，但麻醉时输血不及时也可招致休克甚至死亡。因此麻醉前应对手术时可能失血的程度加以估计，手术时麻醉者更应充分掌握输血输液的品种、剂量和时机，如此则不难将死亡率显著降低。

脾肿大的原因可供麻醉前估计患者失血程度的重要参考。多数脾肿大而需施行脾切除的患者皆属肝硬化的患者，较晚期的肝硬化最常伴有粘连的脾肿大；尤其病史中有屡次左季肋下疼痛及发热的患者，其粘连的可能愈大。此类患者手术前务必准备充分的血液。脾本身的大小也可供参考，脾内的血液具有调节身体有效血液循环量的作用。手术时脾一旦摘除，脾内所含大量血液亦即损失，机体这时又失去其血液循环量的调节器官，再加手术时的失血，休克便很易发生。因此脾愈大时所需输血量也往往愈大。拟切除的巨大脾脏含血可达数百毫升之多，此部分血液可作自身输血之用，即于脾脏切下后将脾内存血倾入抗凝剂溶液中以备静脉输入。切脾前于脾血管内注入肾上腺素使脾脏强烈收缩，从而也可达到自身输血的目的，但因此可能导致急性肺水肿者，故不可取。

由于寄生虫病（如黑热病）等所引起的脾肿大而影响患者生活或行动时，亦可施行脾切除术。此类脾一般很少粘连，其失血情形便远不如肝硬化，不易引起休克，但因其脾皆很大，亦应做充分的输血准备。

脾肿大而行脾切除时，虽然失血可能很多，但如有准备及有步骤地进行静脉输血，一般皆可顺利地克服此种困难。此类患者下肢皆呈静脉怒张，因此麻醉时不难置入较粗（16号）的静脉穿刺针一两枚，以保持通畅宽广的输血道路。仅此简单操作，患者的安全往往能得到很大的保障。否则当分离粘连时，血液不断损失，静脉输血则因穿刺针过细而无法增速。待血压下降、周围循环迟滞时，四肢静脉亦呈收缩，虽拟多增加静脉穿刺亦不可能。因此必须事先做好充分准备，经常保持血液输入量不低于、亦不缓于手术失血量。

原发性紫癜患者的脾甚小，一般并无粘连，因此手术时失血不至过多。但由于脾及脾蒂皆隐藏于季胁弓下，需要较优良的肌肉松弛，手术才感方便。此类患者的另一特点为血小板过少，具有渗血的倾向。麻醉前已有充分准备的患者，其渗血将不至影响过大，一旦夹住脾蒂以后，其渗血即可立即停止。但麻醉操作时对患者口腔及呼吸道黏膜应注意加以保护，一旦有所损伤，其出血常甚难加以处理。根据其肌肉松弛及渗血的特性，选择麻醉时成人以脊椎麻醉或单次硬脊膜外阻滞为较妥。采用全麻时宜考虑患者出血倾向的程度。出血倾向极严重时，气管内插管亦可引起难以制止的（气管内）出血，只宜借口罩维持全部麻醉过程。连续硬脊膜外阻滞的创伤性较单次者显然增高，对于严重出血素质的紫癜患者，有引起硬脊膜外腔出血及血肿的可能，故亦应属禁忌。遇有渗血较显著的病例，手术时应输入新鲜血液，甚或于手术前输入（浓缩）血小板液，因为血库血液如果未经特殊处理，其中血小板已完全损坏，对此类患者输血的意义显然减少。

脾破裂而行脾切除术时，患者往往已处于严重的休克状态，术前虽大量输血输液，事实上仍不可能使患者脱离休克。长时间的休克将使患者不可恢复，因此治疗此种患者的关键还在于早期的手术治疗。愈早的治疗则愈能挽救患者的性命。时间的争取一方面在于早期开始进行手术，但更重要的则在于腹腔剖开以后即能即时将脾蒂夹住。如果腹壁过分紧张，腹腔剖开后出血点不易止住，仍不断失血，其结果将无限遗憾。因此患者在手术前应尽可能使多数静脉开放，所输血液以使收缩压能保持 160 kPa（600 mmHg）以上即可。麻醉诱导务必迅速平稳，在不增加循环抑制的条件下应加以适量的肌肉松弛药以求得到足够的肌肉松弛。一旦脾蒂夹紧以后，所有已穿刺就绪的静脉输血应立即增速，在最短时间内使血压可复其正常数值。切忌麻醉前延迟手术而急于增速输血，失血停止后反无血液可以补偿。

九、膈疝手术

膈疝是由于腹内脏器经膈肌的先天缺损或损伤性裂口脱位进入胸腔而形成。膈疝的主要病理变化和症状是根据脱位脏器的数量、脏器功能障碍的程度和胸腔膜内压上升的程度而不同，主要表现于呼吸、循环和胃肠道的功能障碍和不同的临床症状。无论先天性或损伤性膈疝，如有大量脏器进入胸腔，即可引起不同程度的呼吸、循环障碍，严重时则心、肺显著受压，甚至使纵隔移位，以致呼吸极端困难、发绀、心率加速、外周循环淤滞，甚至引起循环衰竭。如果胃肠于膈部复遭绞窄，或于胸内更发生扭转，如此则可合并发生不同程度的肠梗阻，患者周身情况自然恶化，尤以小儿为然。小儿尤其是婴儿的膈疝，常因呼吸或消化道的症状而发现，故上述症状更易见到。成人膈疝则多于体格检查或多于呼吸、循环或消化道的症状尚未严重时即已发现，一般情况尚不至过分恶化，麻醉的处理显然较易。膈疝修补手术可经腹腔或经胸腔进行。如果侵入胸内的脏器尚未足以引起呼吸、循环或全身情况的改变，麻醉的处理与一般开腹或开胸手术者并无显著区别，无论术前有无胸内脏器受压或胃肠梗阻症状，术前皆应尽可能事先施行胃肠减压，以免麻醉过程中（胸腔未剖开以前）胃肠充气而致引起类似张力气胸的后果。有的病例由于胃自贲门部已转折入胸腔内，减压管很难甚至不可能进入胃内。但即使如此，仅使减压管置入食管下端，于患者呼气时亦不难观察到仍有大量气体自减压管压出，故减压管的使用，不宜忽视。少数小儿于胸内脏器受压明显以致出现窒息症状且一般情况极恶化时，如已确诊而需行急症手术，则麻醉的处理必然倍感困难。对于此类重危患儿的处理，麻醉的诱导常需与改善患者一般情况的措施（输液、输血等）同时进行。更重要的是解除其窒息的威胁。除非胃肠减压仍能生效，否则麻醉的诱导不应过多等待。由于患者呼吸困难系呼吸交换面积减少所致，任何增加患者呼吸负担的情形如兴奋、挣扎等皆应避免，故宜以静脉快速诱导配合以较大量的肌肉松弛药，争取及早置入气管内导管，并施行控制呼吸。则呼吸道的通畅得以保证，肌肉的麻痹可使氧消耗显著降低（与呼吸困难时相比较），控制呼吸复可使氧加压输入，患者情况应能较显著地改善，一旦侵入胸内的脏器经手术迅速复位以后，病情立见根本好转，但如麻醉或手术的处理过分拖延甚至过分增加患者的缺氧情况，亦可严重威胁患者的安全。

十、肝叶广泛切除术

近些年来由于对肝脏解剖和生理的进一步了解，广泛肝叶切除术的适应证和范围也有所扩大。广泛肝叶切除的主要对象为原发性肝癌、血管瘤或肝良性肿瘤，肝胆管结石、肝囊肿、肝包虫病及局限性转移癌。患者情况一般多为消瘦、衰弱、营养不良，且常伴有贫血、腹水、肝功能受累等病情。肝是血液供给极为丰富的实质性器官，除门静脉系统的血液外，尚有少量的肝动脉血液进入肝内。因此手术中肝的创面出血和止血问题就成了肝切除的重要问题，又由于肝组织的高度脆性，也给止血造成一定困难。肝是机体不能缺少的重要器官，肝有疾患时肝功能会有不同程度的影响，麻醉和手术更易给肝功能造成急剧的抑制，术后肝功能障碍即为一极值得重视的问题，术后肝功能急性衰竭，仍为肝手术后的主要致死原因之一。肝功能与休克的发病机制及凝血机制等关系密切，麻醉与手术如能尽到保护肝功能使其受影响最少，无异间接地减少休克或失血的机会，反之则休克的程度亦可因肝功能的紊乱而加深，凝血机制的障碍更易成为失血性休克的主要原因。为了达到止血目的，手术时或有阻断肝循环的必要。常温时肝循环阻断如超过 20 min 时，肝便可能遭受不可逆的改变，门脉系统内充血与出血，低温（29℃～33℃）机体的代谢率降低，肝可以耐受 1 h 的缺血而不至发生不可恢复的损害，据此实验基础出发，既往许多肝切除手术多于低温下施行。然而通过数年来的病例分析和临床体会，此问题仍有商榷余地。对北京地区以往的 36 个病例分组分析，其中以低温组的手术死亡率最高，且其死亡原因多系凝血机制障碍。虽然此中病变之广泛程度、手术技术的纯熟等条件尚难以除外，但由于死亡率差别过大，确难以不令人质疑。低温对凝血机制的不利影响，迄今已成定论。此组病例多出现凝血机制障碍，以易引起出血的措施来克服止血的困难，理论上确有矛盾之处，临床中效果之不够满意，应不难理解。根据近十数年来的体会，任何足以保证腹肌充分松弛作用的麻醉，已基本上符合肝广泛切除术的要求，然而欲求较好的麻醉效果，则任何对肝功能影响较大的麻醉药或麻醉方法，皆不宜采用。近来由于手术操作的改进，多数病例已无长时间完全阻断肝循环的必要，可于连续硬膜外阻滞下顺利完成手术。遇有必须开胸进行手术时，连续硬膜外阻滞复合浅全麻可能是较佳的选择。遇有较长时间（30 min 或更久）阻断肝循环时，适当降低体温仍属有益。肝叶广泛切除时的降温方式曾有过许多研究和尝试，但除体表降温之外，其他降温方式均过于复杂，未获广泛采纳。阻断肝循环（及恢复肝循环）时周身血流动可有急剧波动，阻断前应将血容量及血流动力调整并保持稳定。肝叶切除失血量可因病变程度和手术操作的不同而有较大出入，但术中如能保持输血量和输入速率与失血者相接近，常可缓解手术阻断肝循环对血流动力的干扰，也有利于患者的恢复。

第十一章

骨科手术麻醉

骨科手术范围包括四肢、脊柱、骨关节、肌肉等位置，手术的目的主要是解除疼痛、恢复和改善运动器官的功能，提高生活质量。

第一节 麻醉和手术的要求

一、骨科手术的麻醉特点

（一）骨科手术可见任何年龄

骨科手术小儿常见先天性疾病；随着生活质量的不断提高，骨关节病、骨折的老年人越来越多，老年患者手术前常有卧床史，易发生肺部感染、深静脉血栓形成等并发症。且患者常常合并有严重的关节炎导致活动受限，由此可能掩盖其他疾患所致的运动耐量减少，评估心血管功能状态可能比较困难。因此，拟行大型手术且伴有严重心血管系统疾病的患者需要有心内科医生的会诊。

（二）骨科手术常需要特殊的体位

（1）骨科手术需要俯卧位时，胸廓受压可造成通气障碍，腹压升高致静脉回流受阻、迫使静脉血逆流到脊椎静脉丛、导致硬膜外静脉充血、加重术中出血，增大了止血难度。因此俯卧位时，应取锁骨和髂骨作为支点，尽量使胸廓与手术台保持空隙，妥善保护眼球及生殖器。

（2）全麻辅助呼吸、控制呼吸时压力不宜过大，以免增加胸腔内压影响静脉回心血量而引起低血压。关节突起部还可能压迫外周神经引起神经麻痹应加以预防。全麻下变动体位时，要注意气管导管有无滑脱、变位或扭曲。更要注意血流动力变化、防止心搏骤停意外。

（三）警惕脂肪栓塞及肺栓塞

骨科手术麻醉期间，应特别注意脂肪栓塞、肺栓塞等可能发生的严重并发症。长管状骨骨折和严重创伤的患者中脂肪栓塞的发生率为 1%～5%，骨盆粉碎性骨折者的发生率可高达 5%～10%，但小儿少见。

1. 脂肪栓塞

（1）可发生在骨折 12 h 以后及术中，也可在术后数天发生。主要临床表现为呼吸和中枢神经功能障碍，如呼吸困难、急促。多数患者会出现原因不明的低氧血症、意识不清、神志障碍直至昏迷。

（2）主要病理改变是毛细血管内皮细胞破坏使毛细血管渗透性增加，脂肪从骨髓释放后侵及肺和脑血管，使血浆中游离脂肪酸增加。游离脂肪酸以对肺泡Ⅱ型细胞有毒性作用，释放血管活性物质如组胺、5-羟色胺，使肺毛细血管内膜破坏，肺间质水肿出血导致低氧血症。

（3）缺氧和脑水肿可出现中枢神经系统症状，严重创伤或长骨骨折后的患者出现原因不明的低氧血症、心动过速、发热应考虑到脂肪栓塞的可能。治疗主要是防治低氧血症、保持循环功能稳定。呼吸机辅助呼吸、高压氧疗法、维持体液及离子平衡对其起着重要作用。

2. 肺栓塞

（1）主要发生在全关节置换术后、发生率高达 3.5%。血栓主要来自下肢深静脉，多于术后发生，偶有麻醉期间发生。下肢骨折后因活动受限致静脉血瘀滞，深静脉炎及创伤后的应激反应引起血液高凝状态，易形成静脉血栓。

（2）临床表现为剧烈胸痛、咳嗽、发热。有的表现为血压和心率的突然改变，甚至突然死亡。动脉血气检查常有低氧血症，进而出现低 CO_2 血症，心电图表现为右心扩大、房颤心律。治疗主要是气管内插管辅助呼吸、氧疗法，应用正性肌力药物改善心功能。

（四）控制出血

（1）骨手术创面渗血较多，且又不易止血，失血量可达数千毫升以上，时间愈长出血愈多，如椎体切除术失血量可在 5000～6000 mL，脊索瘤手术失血量最多可达 10 000 mL 左右，因此术前对此应有充分的准备，准备充足的血源。

（2）四肢手术时常使用止血带以求得术野无血，目前常用气囊充气止血带。

①应用止血带时细胞易发生缺氧、酸中毒，漏出性水肿。

②放松止血带可出现一过性酸中毒，循环失代偿。

③上肢止血带应放在中上 1/3 处，充气时间不应超过 1 h。

④下肢止血带应放在尽量靠近腹股沟部位，充气时间不应超过 1.5 h，若持续超过 2 h 可引起神经麻痹，因此上肢每 1 h，下肢每 1.5 h 应松开止血带 10～15 min，需要时可再充气，以免引起神经并发症。

⑤另外，驱血时血压上升，而松开止血带时由于驱血肢体血管床突然扩大及无氧代谢产物经静脉回流到心脏，抑制心肌收缩可出现血压下降，称"止血带休克"。此时应立即抬高肢体，静脉注射缩血管药，待血压平稳后再缓慢松开止血带。还应注意缺血缺氧后再灌注诱发血栓素 A2（thromboxaneA2，TXA2）释放对肺的损害。

（3）脊柱手术为减少出血可行控制性低血压，对于那些出血量极大，而非恶性肿瘤的手术，可利用红细胞回收器进行自体血回收，经处理后将洗涤红细胞输回。

（4）手术过程中，至少开放二条以上的静脉通路，术中连续监测动脉血压、中心静脉压和尿量以指导输血输液。

（五）骨黏合剂反应

骨黏合剂置入后，约 5% 的患者出现血压明显降低甚至心搏骤停，这与液态或气态单体吸收有关。单体有扩张血管和抑制心肌的作用。另一原因当假体置入时，因压力过大，使髓内脂肪、骨髓等进入血液而引起肺栓塞。临床表现为严重心血管反应，低血压，呼吸窘迫，低氧血症。治疗方面主要有吸氧、人工通气、补充血容量及血管活性药物等对症措施。

二、麻醉选择

选择麻醉方法应根据手术部位、体位、时间长短、患者的状态、麻醉医师的技术水平、设备条件及外科医师或患者的特殊要求等，选择最熟练、最可靠的麻醉方法。

（1）脊柱手术常取俯卧位、侧卧位及头低位。

①腰椎间盘摘除术，腰椎管狭窄减压术可用硬膜外麻醉。

②颈椎、胸椎手术都是在全麻下进行，颈椎骨折或脱位患者在意识清醒状态下、由于颈部肌肉痉挛强直的支持，病情比较稳定，一旦全麻诱导使意识消失或使用肌松药失去颈部肌肉支持或移动体位，或使头后仰皆可因颈椎变位压迫脊髓而损伤延髓引起呼吸肌麻痹，甚至突然死亡。因此，宜采用局部黏膜表面麻醉、严禁头后仰情况下清醒气管插管。插管途径可经鼻或经口盲探插管，气管插管困难时，纤维喉镜可以发挥独特的作用。

③颈椎关节强直者气管插管方法也可参照上述方法，但可用镇静药使意识消失，以减少患者的紧张和痛苦，同时应注意舌后坠可使气道梗阻。有些手术因呼吸管理困难，如俯卧位手术、呼吸道异常等也应在气管内全麻下进行。

④减少术中出血，可行控制性降压或血液稀释。

（2）上肢手术常选用臂丛神经阻滞。下肢选用连续硬膜外麻醉或蛛网膜下腔阻滞，药物往往选用0.5%布比卡因或0.75%罗哌卡因。仅少数肩关节等手术或小儿不能配合者选用全身麻醉，其中髋关节置换术的患者多数合并类风湿关节炎、髋关节强直或肌骨头坏死等疾病，因长期卧床，营养极差。

①老年人多有脊柱骨质增生和韧带钙化，硬膜外穿刺困难时可改用全身麻醉。

②闭合性复位手术，如关节脱白或长管状骨闭合性骨折常做手法复位，有时在X线下进行，手术时间短暂，但要求无痛和良好的肌松。成人可用异丙酚 2 mg/kg 复合芬太尼 50 μg 缓慢静脉注射，既能使患者意识消失，又能保持自主呼吸，但要严防注射速度过快而引起呼吸抑制或停止，一旦出现应立即面罩加压供氧。术前应按全麻准备。肩关节复位也可用肌间沟法臂丛麻醉。

③小儿可用氯胺酮 4～10 mg/kg 肌内注射或 2 mg/kg 静脉注入，使病儿意识消失又具止痛作用，术前应按全麻准备、术中注意保持气道通畅。开放性整复手术一般只需中度的肌松即可，上肢整复时对肌肉松弛的要求不及下肢整复时严格，骨髓炎及其他骨科手术时则很少需肌肉松弛。

（3）脊髓损伤或压迫致截瘫或神经干损伤引起肌肉麻痹者，全麻诱导应禁用琥珀胆碱，以免引起侧瘫。另外，失用性肌肉萎缩的患者用琥珀胆碱时血高钾血症而造成心律失常，甚至心搏骤停用死亡。清钾上升虽不如前者明显，但还是选用非去极化肌经测定麻痹侧静脉血中钾离子浓度明显高于正常松药为佳。

第二节　术前病情估计

一、插管条件

（1）脊柱骨折、炎症或肿瘤压迫常合并截瘫、颈髓损伤可引起呼吸肌麻痹而仅存膈肌呼吸。颈椎骨折或脱位严禁头后仰，造成气管插管非常困难。脊柱前曲或侧屈畸形可致胸廓发育畸形，限制肺脏运动使通气功能障碍，严重者可有肺动脉高压，有的病例还合并有其他部位的畸形给麻醉带来困难。

（2）另外，全身类风湿关节炎脊柱强直，头不能后仰，下颌关节受侵而开口受限，造成气管插管困难。

二、特殊服药史

术前长期服用肾上腺皮质激素有消炎、消肿、止痛和改善功能的作用，但可导致肾上腺皮质功能减退或衰竭，术中易出现原因不明的休克虚脱、苏醒延迟或呼吸抑制延长等表现，围手术期应再静脉注入氢化可的松或地塞米松等，防止低血压发生。术前接受过抗凝治疗者，应注意凝血机制方面的改变。

三、并发症

（1）长期卧床者常合并营养不良，心肺代偿功能减退，末梢循环状态较差，常合并坠积性肺炎改变。

（2）高龄者长期卧床因血液浓缩及血流缓慢可引起下肢静脉深静脉血栓形成，活动或输液时血栓脱落栓塞肺动脉可引起致命后果。

（3）脊柱结核患者常合并肺结核、身体明显衰弱，截瘫患者瘫痪部位血管舒缩功能障碍、变动体位时可出现体位性低血压应注意防治。

（4）还应注意老年患者是否合并动脉硬化性心脏病，高血压症或糖尿病等。小儿有无先天心脏病等畸形，熟悉老年人和小儿麻醉特点，做好术前准备。

第三节　骨科特殊手术的麻醉

一、颈椎手术的麻醉

（1）颈椎间盘突出症常见于中年人，以神经根型最常见，其次为脊髓型。手术分前路、后路两种，以前路为主，当前路手术尚不足以解压时需加作后路手术。

（2）颈前路手术的主要麻醉方法为颈神经浅丛阻滞麻醉，常用0.375%的布比卡因或罗哌卡因，后者安全性大。术前应进行气管、食管推移训练。高位颈前路手术常选用气管内全身麻醉、仰卧甲状腺体位，插管时切勿使颈部向后方过伸，以防引起脊髓过伸性损伤。

（3）为方便术野，手术时需将气管、食管等拉向对侧，反复牵拉易引起气管黏膜、喉头水肿，等拔管后出现即时的或迟发的呼吸困难，此时因椎间植骨颈部制动而插管困难，严重者可危及生命。因此，可暂缓拔管，待度过喉水肿的高峰期后再拔管以确保安全。术中要注意监测血压、中心静脉压及尿量，及时补充血容量。

二、脊柱侧弯畸形手术的麻醉

脊柱畸形的矫形术是利用矫正杠撑开矫正侧弯。脊柱畸形患者因脊柱变形使胸廓、肺发育活动受限及胸肺顺应性降低，大部分患者表现为限制性通气功能障碍，也可有混合性通气功能障碍，麻醉及术中需注意监测及处理。

（一）术中脊髓功能的监测和麻醉

（1）该手术治疗中最严重的并发症为截瘫，原因可能是手术直接损伤或过度牵张脊髓。为了尽早发现手术对脊髓的损害，应对脊髓功能进行监测。

①躯体感觉皮质诱发电位（somatosensory cortical evoked potential 简称SCEP）：要求特殊的设备技术且影响因素较多，如低血压、低体温、麻醉药等。

②唤醒试验：简便易行常用于临床，但它只是对脊髓前索的运动功能提供参考，而不能测试脊髓后索的感觉功能，并不适用有严重心理问题或精神迟缓的患者，最理想的监测技术是对运动皮质的电磁刺激法。

（2）手术多采用俯卧位，切口长、范围广、手术时间长，气管内插管全麻常用。必须保证术中唤醒试验顺利进行，麻醉不宜太深，一般认为氧化亚氮–氧–麻醉性镇痛药–中短效肌松药复合麻醉较适用，尽量少用吸入麻醉药。亦可用浅全身麻醉配合硬膜外麻醉，可以减少全麻药物的用量，保证患者不痛，患者安静。

（二）控制性低血压的应用

脊柱畸形矫正手术切口长，取髂骨融合剥离脊椎可达10个椎体以上，创伤大而出血多，为减少出血可行控制性低血压。在保证补足容量的情况下可将平均动脉压控制在8 kPa左右，值得注意的是，有人从SCEP观察到脊髓功能对动脉血压变化非常敏感，在脊柱畸形矫正同时存在低血压能加重局部缺血，影响神经功能。因此降压应在脊柱侧弯矫正前停止，使血压维持至术前水平或稍高，以防脊髓缺血。

（三）呼吸功能的维持

脊柱畸形可使胸廓、肺发育、活动受限，胸肺顺应性降低，加之俯卧位，垫枕等因素使通气功能进一步恶化，所以术中应保证通气量充足、避免发生缺氧及二氧化碳蓄积，更为重要的是在手术结束后还要注意保持足够的通气量，防止因残余麻醉药物的影响使通气功能降低。

三、椎体切除术的麻醉

（1）因肿瘤、骨折或退行性变使椎管容积变小，造成脊髓或马尾神经受压，出现程度不同的神经功能障碍等症状，严重者可出现截瘫，手术治疗需要切除椎体。

（2）手术常取侧卧头高位或俯卧位，对呼吸、循环影响很大。

（3）经胸行椎体切除，选用气管内全麻，术中注意心肺功能，手术创伤大、失血多，切除椎体时不能完全控制椎体松质骨出血，尤其是椎管前静脉丛及切除椎体后壁时静脉窦破口的出血更难以控制，这时可行控制性降压减少出血，同时使用血液回收机，补足血容量。胸段椎体切除也可通过胸腔镜完成手术，此时要求双腔气管插管，术中单肺通气。

（4）另外要注意切除椎体时发生的神经反射，如窦神经等，有时会引起严重的低血压甚至心搏骤停，应提高警惕。

四、全髋关节置换术的麻醉

（1）主要对象为老年人，术前常合并高血压、冠心病、肺心病、慢性支气管炎等老年性疾患，对于手术及各种麻醉的耐受性均明显降低，全麻易发生呼吸系统并发症，故硬膜外麻醉列为首选。以腰2～3或腰3～4间隙穿刺，在老年人局麻药要小剂量分次注射。对无法进行硬膜外穿刺并且肺功能差的患者选择全麻。术中应严格控制麻醉平面，及早扩容。

（2）术中使用骨水泥对血流动力学影响甚大，可出现严重的低血压甚至心搏骤停，所在应注意以下几点：

①将骨水泥充分混匀，凝成"面团"时置入以减少单体或其他附加成分的吸收。

②髓腔应扩大到假体能用手加压插入、避免猛力捶击。

③置入骨水泥前要补足血容量，必要时可在中心静脉压和心功能监测下超量补充。

④填入骨水泥前吸入高浓度氧，以提高吸入气的氧分压。

⑤维持麻醉平稳，要保持循环、呼吸系统相对稳定。该手术失血量很大，尤其当修整髋臼、扩大髓腔时出血速度较快、失血量较大，应注意及时给予补充。

⑥对行较长时间的手术、有明确前列腺疾病史或行术后硬膜外镇痛的患者应置入尿管。

五、股骨颈骨折的麻醉

（1）多发生在老年人，手术治疗复位内固定有利于早期活动，避免了因长期卧床而引起的并发症，如肺部感染，血栓形成等。硬膜外麻醉可改善下肢血流，阻断因创伤引起的应激反应而改善血液高凝状态，从而减少深静脉血栓的发生率。老年人各项生理功能均减退，心血管和呼吸的储备功能降低，全麻后易发生低氧血症，肺部的并发症也多，故不为首选。

（2）术中将阻滞平面控制在T_{10}以下，保持通气充足，避免低氧血症。由于创伤引起的应激反应可使血液的流变性改变引起高凝状态，所以必要时应监测血细胞比容，进行适当的血液稀释、降低血液黏稠度，防止形成血栓。

六、关节镜手术的麻醉

关节镜手术需无痛和良好的肌松，这样便于下肢内收、外展、屈曲等位置变换，腰段连续硬膜外麻醉联合腰麻（腰2～3）能充分阻滞腰骶神经、肌肉松弛使关节腔开大，利于窥测关节病变和手术操作。

七、四肢显微外科手术的麻醉

这类手术一般时间较长，操作精细，要求麻醉平稳，镇痛完善，同时应注意复合伤的发展和处理，手术中常用抗凝药。对于此类手术，一般应注意以下几点：

（1）上肢手术可选连续臂丛麻醉，下肢可用连续硬膜外麻醉。对于有复合伤者或不能合作者，应选全麻。

（2）手术中应避免低血压，适度血液稀释。

（3）尽量避免使用缩血管药，避免低体温，以免血管痉挛，影响肢体恢复。

第十二章

泌尿外科手术的麻醉

第一节 概述

一、泌尿外科手术麻醉的特点

（1）泌尿外科手术常需特殊体位，肾脏、上段输尿管手术常需侧卧位，膀胱、前列腺手术需用截石位，这给循环、呼吸和麻醉带来一些不利影响。

（2）全膀胱切除行回肠代膀胱成形术、肾巨大肿瘤手术、前列腺手术等可造成术中大出血，应及时补充血容量，防止休克发生。

（3）肾脏手术可造成胸膜损伤而致气胸，一旦发生应及时修补，修补时应做正压人工呼吸使肺重新吹张。

（4）经尿道前列腺电切术中易发生电解质紊乱和肺水肿、脑水肿。

二、泌尿外科手术麻醉的处理

肾脏肿瘤、肾结核、多囊肾、多发性肾结石等多需做肾切除术。术前多有肾功能障碍，需处理好再行手术。

（一）麻醉选择

除肾脏巨大肿瘤或肾结核粘连严重，术中除切除肋骨或有膈肌损伤可能的患者考虑气管内全麻外，一般可采用硬膜外麻醉，常选用 $T_{9\sim10}$ 或 $T_{10\sim11}$ 间隙穿刺，麻醉平面控制在 $T_{4\sim12}$，手术可选用侧卧位，但要注意呼吸循环方面管理。

（二）围手术期麻醉处理

（1）手术体位给患者带来不适，加上手术牵扯痛。患者一般很难在单纯硬膜外麻醉下完成手术，多需辅助镇静、镇痛术。

（2）麻醉期间因体位因素可致患者呼吸、循环方面的管理难度增加，也给麻醉平面控制增加一定难度。因此，麻醉应十分重视 ECG 和 SpO_2 及血压监测，一旦发现意外或病情变化应及时处理。

（3）手术中可能发生因巨大肿瘤组织粘连严重，或下腔静脉撕裂导致大量渗血或出血，应做好输血输液准备，并行 CVP 监测以指导大量输血、输液，救治出血性休克。

（4）术中损伤膈肌造成气胸，患者清醒时常感呼吸困难，全麻患者没有行气管插管者，主要靠 SpO_2 和呼吸通气量监测等及时发现。另外皮肤、黏膜发绀及异常呼吸等也是气胸患者常见的临床表现。

（5）麻醉期间患者突发性呼吸困难、严重低血压，应用升压药和人工呼吸，疗效不佳时应考虑系肾癌手术发生癌栓脱落造成肺梗死，严重者可致心脏停搏，一旦发生应立即行呼吸和循环支持直至平稳为止。

三、术前准备及麻醉方法的选择

（一）术前肾功能准备

1. 尿检验反映肾功能

尿量及尿的质量反映肾功能情况。

（1）尿量：1 000 ~ 2 000 mL/d。< 450 mL/d，为少量；< 20 mL/d，为无尿；> 2 500 mL/d，为多尿性肾功能衰竭。

（2）尿比重：肾功能正常时为 1.015 ~ 1.020，肾功能不全为 1.010 ~ 1.012。

（3）尿渗透压：正常肾功能时为 600 ~ 1 000 mmol/L。尿渗透压与血浆渗透压（280 ~ 310 mmol/L）之比 < 1.7，为轻度至中度肾功能受损；其比值 < 1.1，为重度受损。

（4）尿有形成分：尿蛋白、管型尿出现时为肾有病变。

2. 血液检验反映肾受损程度

常用的血液检验，有以下项目均可反映肾功能情况。

（1）血尿素氮（BUN）：参考值为 3.2 ~ 7.14 mmol/L。7.14 < BUN < 10.7 mmol/L，轻度受损；10.7 ~ 35.7 mmol/L，中度受损；> 100，重度受损。

（2）血肌酐（Cr）：参考值为 61.88 ~ 132.6 μmol/L。176.8 ~ 265.2 μmol/L，轻度受损；265.2 ~ 707.2 μmol/L，中度受损；> 707.2 μmol/L，重度受损。

（3）血钾（K^+）：参考值为 4.1 ~ 5.6 mmol/L。5.6 ~ 6.0 mmol/L，轻度受损；6.0 ~ 6.5 mmol/L，中度受损；> 6.5 mmol/L，重度受损。

（4）碱剩余（BE）：负值减少，为代谢性酸中毒，说明肾受损。正常值为 ±4 mmol/L。> -8 mmol/L，轻度受损；-15 mmol/L ~ -8 mmol/L，中度受损；> -15 mmol/L，重度受损。

（5）内生肌酐清除率（Ccr）：代表肾小球滤过率，可做肾损害的定量检测。正常值为 80 ~ 125 mL/min。50 ~ 80 mL/min，轻度受损；10 ~ 50 mL/min，中度受损；< 10 mL/min，重度受损。

（6）酚红试验（PSP）：正常值为 15 min。25 ~ 40 mL/min，15 ~ 25 mL/min，轻度损害；10 ~ 15 mL/min，中度受损；< 10 mL/min，肾重度受损。

3. 症状和意义

肾功能严重受损时的全身症状和临床表现如下。

（1）高血压：体内水分潴留不能排出。持续高血压可导致充血性心力衰竭、肺水肿及冠心病。

（2）贫血：红细胞减少，寿命缩短。携氧能力降低。

（3）出血倾向：部分患者伴有血小板轻度至中度减少或血小板功能低下，易出血。

（4）感染：免疫力降低，易感染、形成败血症。

（5）电解质失衡：电解质失衡主要表现有 3 点。①低钠血症，因体内潴水，将钠稀释，严重时水中毒。②高钾血症，肾排钾减少，代谢性酸中毒致组织释放钾，出现心律失常。③低钙血症，肠吸收钙有障碍，维生素 D 的活性化障碍，出现继发性甲状旁腺功能亢进症。

（6）代谢性酸中毒：由于酸性代谢产物不能由肾排出，肾小管再吸收 HCO_3^- 功能障碍，可表现为呼吸深大。

（二）麻醉方法的选择

1. 腰麻

膀胱、外生殖器的手术，用中、低位腰麻较为适宜，麻醉效果满意。但需控制好血压，术后注意头痛等并发症。

2. 硬膜外麻醉

硬膜外麻醉是泌尿外科手术常用的麻醉方法，用于全部泌尿系手术，国内基层医院应用广泛。

（1）肾穿刺点用 $T_{9~10}$ 间隙，麻醉范围为 $T_6 ~ L_2$。用药特点是量足、浓度要高以保持良好的肌松效果，如 2% 利多卡因，或 0.25% ~ 0.3% 丁卡因，向头侧置管。

（2）广泛肾及肾周围与输尿管等手术：采用 $T_{8\sim9}$，向头侧置管；$L_{2\sim3}$ 间隙向足侧置管的两管法。麻醉范围在 $T_4\sim L_2$，以上管为主，药量要足，浓度要高，以下管为辅，作调节。

（3）输尿管上段手术：选 $T_{8\sim9}$ 或 $T_{9\sim10}$ 间隙，内头侧置管，麻醉范围要在 $T_6\sim L_2$。下段手术 $T_{10}\sim S_4$ 的麻醉范围，选 $L_{1\sim2}$ 间隙穿刺，向头侧置管，用药特点是量足、高浓度。

（4）膀胱手术：选 $L_{1\sim2}$ 间隙，向头侧置管。麻醉范围要达到 $T_{10}\sim S_4$，用药特点为一般用量。

（5）结肠代膀胱手术：穿刺点为 $T_{11\sim12}$，向头侧置管。麻醉范围 $T_6\sim S_1$，用药量要足，浓度较高。

（6）前列腺手术：常用 $L_{2\sim3}$ 间隙，向头侧置管。麻醉范围达 $T_{10}\sim S_4$。老年人需小量分次注药。

（7）外生殖器手术：选 $L_{4\sim5}$ 间隙穿刺，麻醉范围达 $T_{12}\sim S_4$。一般用药量即可。

3. 脊麻与硬膜外联合麻醉（CSEA）

该方法适用于肾移植术、前列腺摘除等，注意控制麻醉平面，以防循环波动过大。

4. 骶麻或鞍麻

骶麻或鞍麻适用于做外生殖器手术或膀胱镜检查。

5. 局麻及神经阻滞

局麻做肾切除，耻骨上膀胱造瘘引流术、睾丸、精索和阴囊手术的麻醉，分层浸润。必要时辅助强化，可完成手术。阴茎和包皮手术用阴茎阻滞法。

6. 全麻

全麻适用于硬膜外麻醉禁忌者，或手术范围，患者不合作，或并发其他严重疾病的患者。方法同一般全麻。

第二节 常见泌尿外科手术的麻醉

一、肾上腺手术的麻醉

肾上腺可分为功能上和组织学上都完全不同的髓质和皮质两部分。肾上腺髓质中的嗜铬细胞是儿茶酚胺的生成、储备和释放细胞。胎儿时期肾上腺髓质内只含去甲肾上腺素，出生后则肾上腺素的含量即迅速上升。成年时肾上腺髓质中主要含肾上腺素，约占80%，其余18%为去甲肾上腺素，20%为多巴胺。嗜铬细胞增生及嗜铬细胞瘤都使儿茶酚胺的生成增加，严重地影响到周身生理功能，需行外科手术治疗。肾上腺皮质则无论其功能或组织学的结构都远较髓质为复杂。肾上腺皮质的最外层亦称小球区，其分泌的激素对机体电解质的代谢有着极显著的影响，主要是醛固酮。醛固酮的过分增多可引起高血压、低血钾和肌无力，称为原发性醛固酮增多症，需行外科手术治疗。肾上腺皮质最内层称为网状区，它在促肾上腺皮质激素的作用下产生性激素。在内、外两层中间的一层称为束状区，产生糖激素，其中最主要者为氢化可的松。糖激素的过多则形成所谓"柯兴氏综合征"或皮质醇增多症，需行手术治疗；糖激素过多则形成所谓"阿迪孙氏病"，此类患者对麻醉或手术的反应皆极为不良，构成麻醉处理的困难。

（一）皮质醇增多症

如前所述，糖激素增多时可使血糖增高，高血糖则促使胰岛素分泌增多，胰岛亢奋使脂肪的生成加速。与此同时，蛋白质代谢衰退，患者虽表现肥胖但却衰弱，肌无力，水肿。糖激素并可使脂肪的分布异常，临床表现为向心性肥胖、肢体细弱、满月脸型。由于肾上腺皮质各种激素的相互影响，此类病例并有脱发、性功能减退、电解质紊乱等症状，皮质醇增多症可由于肾上腺肿瘤所引起，但也常由于脑下垂体前叶中的嗜性粒碱细胞增生所致。前者施行肾上腺肿瘤切除后可以治疗，后者则需行双侧肾上腺大部切除术。此类有肾上腺病变的病例经手术切除肾上腺以后，其肥胖、高血压、高血糖、糖尿及性功能减退或丧失等症状，皆可获得恢复。然而以前由于对此种病例的术前后处理的认识不足以及条件不够，所以手术死亡率较高，近来由于各方面皆有了长足的改善，手术死亡率有显著下降，如果处理得当，死亡率实不应高于一般大手术者。

皮质醇增多症患者的术前准备应以蛋白质代谢、电解质平衡以及皮质激素的补充为重点。此类病例除手术前应给以高蛋白饮食外，必要时可同时给以适量的丙种睾酮或其他合成代谢激素，尤以病情严重的患者为然。此类病例中水和钠的潴留以及低血钾症不仅常见，而且有时程度还相当严重。术前较大剂量的氧化钾的摄入以及适当地予以一般利尿剂可使病情轻的病例得到改善。然而对于病情较重的病例则必须使用螺旋内酯才使摄入的钾保留体内。此种情况时是否有醛固酮的作用参与其中则尚不得而知，然而临床效果确颇予人以较深的印象。皮质醇增多症患者的心血管功能极其脆弱，如果术前未能将其电解质的情况改善，麻醉时心血管的代偿能力将更为削弱。肾上腺肿瘤的患者，其"健侧"肾上腺常呈萎缩及功能低弱状态，需行双侧肾上腺切除的患者则术中及术后肾上腺皮质激素的分泌皆未必能满足当时所需。因此于此类患者术前3～4 d即应给以肾上腺皮质激素的补充。然而临床所见各病例对肾上腺皮质激素的反应可有不同，多数病例给药后可无任何不适。但亦有少数病例于给药后呈现血压剧增、水肿加重等症状，此时宜调整剂量或停药。

　　此类病例对所有麻醉药的耐力皆低弱。麻醉前给药只宜使用最小量，否则呼吸极易遭受抑制。患者对所有的全身麻醉药的耐量皆减弱，且其减弱的程度则与其病情成比例，病情重者耐量愈弱。脊椎麻醉或硬脊膜外阻滞则对血压影响明显，不宜采用。虽然临床经验中亦有病情较轻的患者，经行脊椎麻醉后，反应仍属良好，然此属个别情况，并非良好的选择。此类患者由于体型极度肥胖且肌张力变弱，麻醉诱导期中呼吸的抑制亦属难免，呼吸道的梗阻（舌下坠）亦经常发生，由于下颌部脂肪厚叠满胀。托起下颌的操作颇难，往往需使用口咽导气管以保持呼吸道的通畅，于浅麻醉时亦然；由于颜面脂肪增生变形，使用口罩加压给氧时亦可遭遇困难；胸腹部脂肪对胸廓的重力作用复加肌张力差，麻醉过程中难保持呼吸交换的满意。由于以上这些情况，目前一般多采用静脉硫喷妥钠－肌肉松弛药诱导，气管内插管，继以氧化液氮－肌肉松弛药维持。使用硫喷妥钠时，剂量亦应适当减少，诱导过程中更宜密切观察血压的变化，许多病例虽于较小量的硫喷妥钠注入后，血压即可有较明显的下降，此时虽然其他深麻醉的体征尚未出现，但已不宜再使用大量药物，麻醉诱导目的实际已经满足。此类病例对所有的肌肉松弛药的耐量均有减弱，并不因肌肉松弛药的类别（去极化及非去极化）不同而有所差异，颇值得注意。琥珀胆碱于此类病例常无肌肉麻痹的前趋震颤表现，所以不宜以肌肉震颤作为其发生作用的指征。此类病例虽然外形肥胖，然而肌肉张力却极弱，麻醉时肌肉的松弛一般并不构成问题，虽不使用肌肉松弛药，肌肉松弛亦无困难，如需使用肌肉松弛药，所需剂量亦极小。过深的麻醉或过大剂量的肌肉松弛药，都是使循环功能抑制的常见原因。

　　皮质醇增多症的病例麻醉时的危险性存在于切除肾上腺的时候。一般于探查肾上腺时虽亦可见血压的波动，但此时除维持麻醉的平稳以外，并无须其他控制血压的特殊处理。但当肾上腺切除时，则血压可能急剧下降，其下降的程度决定于患者原病情的程度、术前激素治疗是否适当以及肾上腺切除的情况等因素。患者原病情虽较严重，但如术前准备适当，血压下降过剧的事故亦发生较少；一侧肾上腺（大部或全部）切除但另一侧的肾上腺仍保留者，亦少发生此类意外，即使发生，其程度亦较缓和。双侧肾上腺切除无论分期或一次施行，当后一肾上腺切除时，血压的波动较易发生，其程度亦较剧烈，应事先警惕。此种手术发生血压急剧下降时，纠正血压的措施应以去甲肾上腺素及皮质激素为重点，适当输血、输液，虽亦常属必要，但必须考虑到类患者的心肌功能未必如其他外科患者，必要时需及早使用洋地黄类药物配合。应用去甲肾上腺激素可发生较迅速的升压作用，但对于术后血压的平稳则主要依靠肾上腺皮质激素的作用，故术后宜以肾上腺皮质激素的治疗为更根本的措施，否则一味追加去甲肾上腺素的剂量及延长滴入时间，反可能因去甲肾上腺素的不良反应而使问题更复杂。患者如对肾上腺激素反应不良时，除应除外易于导致休克的一般因素如失血及手术创伤等之外，更应考虑是否有电解质（低钠、低钾或高钾）等因素存在。如果麻醉的处理始终平顺而少枝节，即使切除双侧肾上腺亦很少发生严重休克，术中的激素处理常属有备无用；但如麻醉过程中常失主动以致意外丛生，虽仅单侧肾上腺切除，亦有发生血压急剧下降的可能。更由于此时血压下降的原因已属多种因素的综合，其处理更为困难。

　　双侧肾上腺切除的病例，术后必须给予长期的肾上腺皮质激素治疗。肾上腺大部切除的病例，术后数日除给予肾上腺皮质激素之外，同时宜给予促肾上腺皮质激素，以促进所余留的肾上腺皮质组织的功能。肾上腺肿瘤切除的病例，虽然对侧肾上腺仍保存，但为了预防术后肾上腺皮质功能不全起见，术后数日仍宜给予适量的肾上腺皮质激素治疗。此类病例的抗感染能力极弱，因此术后预防性的抗生素给药亦属必须。

（二）原发性醛固酮增多症

原发性醛固酮增多症的病例所构成的麻醉上的困难主要来源于高血压及低血钾。此类病例往往皆以接受过相当长期的高血压治疗之后方被确诊为原发性醛固酮增多症。长期的高血压使心肌不胜负担，低血钾则使心血管组织的营养发生障碍，代偿能力削弱，心肌对洋地黄类强心药的反应不良。也有的病例在未曾获得手术治疗的机会之前即可因心力衰竭或脑血管意外而丧失生命。低血钾对麻醉的意义尤其重要，低血钾合并有代谢性碱中毒的存在，表现为pH的偏高。低血钾并使肾小管细胞的再吸收功能发生紊乱，使水的代谢无法维持平衡。如果患者确诊前服用利尿药，则低血钾的程度当更为严重。因此术前至少一周即应停服克尿噻类利尿药，并给以大量（6～8 g/d）的钾口服。螺旋内脂是抗醛固酮利尿药，对原发性醛固酮增多症患者的术前准备有着很重要的作用。在同时使用螺旋内酯时，低血钾的情况较易纠正，否则有时虽每日摄入钾的剂量已达10 g之多，但低血钾仍无好转或甚少改善。如果低血钾（及碱中毒）的情况获得改善，此类病例并不致构成麻醉处理上的困难。安氟醚可使醛固酮的分泌增加，理论上不宜用于此类患者。由于患者已有低血钾及碱中毒存在，机械通气时应防止通气过度。虽然此类病例血压常甚高，但麻醉过程中并无降压的必要，术后则可能出现高血钾症及低血钠症，宜及时进行调整。

（三）嗜铬细胞瘤

嗜铬细胞瘤是由嗜铬细胞所形成的肿瘤，故主要见于肾上腺髓质，然而交感神经节中也有嗜铬细胞，故脊柱两旁即腹或胸主动脉两旁亦可有生长。肾上腺以外的嗜铬细胞瘤则以肠系膜下静脉处好发，也往往易被误诊为腹主动脉瘤或腹膜后肿瘤，膀胱内也可有嗜铬细胞瘤的生长。嗜铬细胞瘤分泌大量的去甲肾上腺素及肾上腺素，但二者的比例却可因不同的患者而各异。由于肾上腺髓质分泌旺盛，所以临床可见阵发性高血压、多汗、头痛、阵发性苍白及高血糖、基础代谢亢进等症状。手术切除肿瘤后，患者即可完全治愈，否则患者不仅可因之丧失其劳动能力，而且终因其高血压而致的心力衰竭、肺水肿或脑出血而死亡，亦可因儿茶酚胺所致的心律不齐或心室纤颤而严重威胁其生命。因此，嗜铬细胞瘤虽然解剖上属良性，但功能上则属恶性（少数病例的嗜铬细胞瘤也可以癌变），应争取一切可能，以求手术根治。麻醉或麻醉后突然死亡的病例中，其中亦有一部分属潜在有嗜铬细胞瘤的患者，所以麻醉者对此疾患的认识，其目的不仅在于保证手术摘除肿瘤的成功，亦可因此而避免或挽救某些致命的意外事故。

虽然外科手术可使嗜铬细胞瘤的患者获得根治机会，然而此种病例施行手术或麻醉又存在着相当大的危险性，根据二十世纪中叶以前的文献记载，此种手术的死亡率竟高达20%以上，所以其危险性实不低于如今的心内直视手术。更值得注意的是，患有嗜铬细胞瘤但术前未被察觉而行其他部位的手术时，其死亡率却较直接切除肿瘤者高1倍以上。此异常现象的解释很可能是，在施行嗜铬细胞瘤切除手术时，不仅已知有此肿瘤存在，而且对于该病例已形成及可能于术中形成的生理扰乱及其程度皆做了周详的分析与估计，且对其术中所可能发生的意外均已有了拟就的对策，所以严重事故较易避免；至于施行其他手术的患者则事先既未知有嗜铬细胞瘤的存在，术中发生意外时，亦未能针对此种肿瘤的特性采取针对性的措施，所以术前心中无数，术中或术后的措施更未尽到适宜处理，死亡率的增加即不难理解。据此可推论，麻醉或手术的死亡率并非完全取决于患者病理生理上所构成的困难，却在很大程度上取决于术前的准备是否充分及麻醉过程中的处理是否恰当。此情况不仅符合于嗜铬细胞瘤的患者，同样也符合于任何需行其他手术及麻醉的病例。

嗜铬细胞瘤的患者一方面受高浓度去甲肾上腺素及肾上腺素的威胁，另一方面其机体亦已较习惯于较高浓度的去甲肾上腺素及肾上腺素。此种病理生理情况即为手术及麻醉危险性之所以形成的最基本原因。此类患者的去甲肾上腺素及肾上腺素释放量不仅并非恒定，而且波动极其显著。凡精神紧张、肿物受压、缺氧、CO_2蓄积、体力劳动等因素，皆可使去甲肾上腺素及肾上腺素的分泌显著增加，所以患者于麻醉及手术尚未开始时血压即可能发生波动，麻醉期中血压的波动更属必然，探查及剥离肿瘤时，血压的波动（上升）即达最高潮。然而一旦肾上腺的主要血管被钳闭后，血内去甲肾上腺素及肾上腺素的浓度骤然下降，血压亦即随之剧降，此时常需输入适量的去甲肾上腺素和（或）肾上腺素以提升并维持血压，且由于患者尚未能立即适应正常浓度的去甲肾上腺素及肾上腺素，故去甲肾上腺素的输入常需数小时乃至数日，直待患者已能适应为止。

针对上述情况，可知此类病例的处理关键在于预防及控制切除肾上腺以前的高血压危象以及避免或处理切除嗜铬细胞瘤以后所可能发生的反循环虚脱。迄今对于术前降压药物的应用，文献中已不乏过分强调的报道，实际临床工作中亦不难遇到过分依靠降压药的现象，然而值得注意的是，嗜铬细胞瘤患者手术死亡的原因，主要还是由于肿瘤切除后血压不能恢复并维持的结果，很少是由于高血压的不利影响。术前及术中的大量降压药的作用，其术后的效果如何，不能不予重视。我们的体会是，处理此类病例的原则仍以术中维持相对较高的血压水平为宜，术后也无必要过分依靠血管加压药的长期使用。

一般而言，嗜铬细胞瘤的功能常与其大小互成比例，肿瘤愈大则功能愈亢进。但其中也不无例外。肿瘤囊性变则可使其功能减退。囊性变可发生于肿瘤内的某一或某些局部，引起部分的功能减退，囊性变于极少数病例也可以遍及整个肿瘤，使原来症状极其显著的病例逐渐好转，终至症状完全消失。也有的患者虽有嗜铬细胞瘤但始终并无明显的临床症状，称为"无功能的嗜铬细胞瘤"。此类无功能的嗜铬细胞瘤只分泌多巴胺，多巴胺是去甲肾上腺素的前身，经羟化后成为去甲肾上腺素。此类肿瘤细胞可能缺乏羟化能力，无法生成去甲肾上腺素或肾上腺素，而多巴胺的肾上腺素效应甚微，因此临床症状可不明显。多数的嗜铬细胞瘤则仍以分泌去甲肾上腺素为主，对此病例降压则以 α 受体阻滞药较易收效，升压则以去甲肾上腺素的效果较好。也有一部分病例则以分泌肾上腺素为主，对此类病例则以 β 受体阻滞药较易获得降压和减缓心率的作用，升压则以肾上腺素的效果较好。临床可根据尿中去甲肾上腺素和肾上腺素的比例推测出该具体病例的肿瘤究竟以分泌何种为主。

嗜铬细胞瘤患者的血压虽以阵发性高血压为主，但成年病例病程较长久时，也可呈现持续性的高血压，在此持续性高血压的基础上再发生阵发性的更高的血压波动。小儿虽病程不长，但易出现持续性的高血压。长时期持续性高血压，成人易继发心肌损伤、冠状血管供血不全、心血管系统代偿能力减退、肾功能减退、视网膜炎（视力障碍）及糖尿病。这些病理改变都可使手术危险性增加。有的患者于阵发性高血压之后可继发低血压。有的病例高血压的持续时间非常短暂，以致待测定血压的准备工作就绪时，血压已恢复正常，症状亦已消失。也有的病例的症状系以低血压和虚脱状态为主，或以心动过速及心律不齐为主。推论这些临床症状的表现，可能由于肌肉及内脏血管扩张合并心肌抑制所致，也有可能由于心律不齐而致心输出量减少的结果。嗜铬细胞瘤的患者合并心律不齐时，纠正心律不齐常可使血压回升。肾上腺素使磷氧基酶的活性加强，结果使肝糖原释放而致血糖增高，与此同时，肝细胞亦释出大量钾离子，形成中央循环血液中的高血钾症（外周血钾仍可正常）。此种高血钾症可能系心律不齐的原因之一。严重时可达到心肌抑制甚至心室纤颤的程度。嗜铬细胞瘤的患者亦可表现为基础代谢亢进、体重减轻、心动过速等甲状腺功能亢进的症状。临床将嗜铬细胞瘤误诊为甲状腺功能亢进者亦有发生。由于儿茶酚胺的长期作用，血浆容量的抽缩极有可能，实际测定亦已证实。近来的研究指出，不仅血浆容量可以减少，而且血红细胞的容积也可下降。此种慢性低血容量症可能是造成术后血压难以恢复的重要原因之一。

近来对于儿茶酚胺代谢的理论阐明、儿茶酚胺受体学说的发展以及受体阻滞药的多样化，都给嗜铬细胞瘤患者的麻醉处理提供了可靠的理论基础，增进了麻醉处理的效果。在 α 受体阻滞药中，麦角碱由于有中枢兴奋作用，不宜使用。双苯胺可谓最早使用于嗜铬细胞瘤的 α 受体阻滞药，但由于其作用发挥缓慢但持续时间过久（数日），很难符合今日治疗的要求。苯氧苄胺亦称芬苄明，其作用较双苯胺强 6~10 倍，作用时间约 24 h，主要用于未行手术而拟较长时期控制高血压阵发的病例，可连续使用数月而无抗药性。也有的作者建议用做术中控制血压，但未获普遍的赞同。酚妥拉明则作用发挥迅速（注入后即时），持续时间短暂（20~30 min），现已成为最普遍采用的术中（或术前）用药。其他的 α 受体阻滞药则皆由于不良反应过多，已不复使用。酚妥拉明于人体既引起体循环及肺循环的阻力血管的舒张，同时也使容量血管舒张，其作用远较其 α 受体阻滞所能发生的作用为强，因此推论其亦可能具有直接使平滑肌肉松弛的作用。酚妥拉明使体循环的血管较肺循环者更易舒张，从而可使肺循环内的血液向体循环转移，有利于缓解肺高压症。β 受体阻滞药中最早试用于临床者为阿德宁，但由于它有致癌的可能而未再供应临床。其后则以心得安的使用较广。心得安的作用在于使心率减缓，并具有抗心律不齐的作用。用于抗心律不齐时，并无使 β 受体充分阻滞的必要，因此仅用极少剂量（1~2 mg）即可。普萘洛尔的缺点在于对心肌的抑制作用过强，使用后心输出量常有较明显的下降，尤以全麻时为然，因此普萘洛尔不宜用于心力衰竭的患者。患者如有显著的酸中毒时，普萘洛尔对心排血量的削弱更为明显。普萘洛尔使气管支的β受体阻滞后，可引起支气管痉挛，因此不宜用于支气管喘息的患者。近来新的β阻滞药相继出现，这些阻滞药均因对心肌和气管支的影响较少为其优点。虽然β受体阻滞药于日常治疗工作中也用于高血压的治疗，但用于嗜铬细胞瘤手术时，β阻滞药只宜用以改善心律不齐或缓解（由于α阻滞后出现的）心率过速，不宜期望β阻滞药于此时产生降压作用。因为此时的高血压系外周阻力过高的结果。β阻滞药如使血压下降，主要是使心肌抑制以致心排血量下降的结果。不难想象，在心脏后负荷（外周血管阻力）甚重的情况下复加以心肌的过分抑制，有效循环将难以维持。临床报道中虽也有使用β阻滞药于嗜铬细胞瘤手术并获得良好效果的文献，但也不乏使用后血压未能下降、血压下降过剧、血压下降后未能恢复正常、严重心律失常甚或心室纤颤的经验。

大多数的嗜铬细胞瘤以分泌去甲肾上腺素为主。对于此类病例，β阻滞药很少有适应的机会，只当α阻滞药充分发挥作用以后，β受体可能相对地处于兴奋状态，表现为心动过速或（和）心律失常，此时只需给以极小剂量的β阻滞药（例如普萘洛尔 1~2 mg）即使情况改善。少数病例的肿瘤以分泌肾上腺素为主，术前检验肾上腺素浓度（比例上）较去甲肾上腺素水平的增高更为突出，临床症状亦以心率过速和（或）心律不齐为其特点，术前如给以小剂量的β阻滞药治疗，不仅对术前及术中的心律有益，而且术中降压也较易满意。

嗜铬细胞瘤分泌儿茶酚胺的量可有显著的不同，不同时间或不同条件时的分泌量的差异则更大，因此使用α阻滞药降压时，有时剂量的掌握会有困难。有时虽应用较大剂量仍未能获得预期的效果。但亦有时虽仅使用"常规"的最小剂量亦可引起致命的低血压，亦有实验认为，大量酚妥拉明的作用可使心肌释出大量的儿茶酚胺（主要是肾上腺素），以致引起严重的心律不齐，甚至招致心室纤颤。为了克服剂量掌握的困难，近来多主张将酚妥拉明的给药方式改为静脉连续点滴，以求其控制灵活。一般以 50 mg 酚妥拉明溶于 500 mL 等渗葡萄糖溶液中待用，当血压升高时即以一定速率滴入，待血压降达一定水平时即停止给药。

利用肾上腺素受体阻滞药以控制因嗜铬细胞瘤而致的高血压的方式，可谓纯粹由药理学的理论指导下的方式，或可称为药理学方式。然而由临床麻醉观点而言，嗜铬细胞瘤手术时麻醉者所面临的问题实际是在此特殊情况下如何进行控制性降压的问题，因此其处理方式即可不仅限于药理学方式，用于控制性降压的各种药物、措施和理论都曾用于嗜铬细胞瘤的麻醉处理。

如上所述，嗜铬细胞瘤患者的临床表现可有很大出入，肿瘤功能也可有很大差别，肿瘤分泌的儿茶酚胺的成分比例也不一致，患者周身体格情况以及继发于肿瘤的病理生理改变则可因人而异，因此对于此类病例的术前准备、术中麻醉处理以及术后护理都应针对各个病例的具体情况，做相应的考虑。然而对于多数患者而言，其共性仍然相同，因此处理的原则亦相似。但由于此类疾患终属少见，任何作者皆不可能有很多的临床经验，各种处理方法亦不可能进行确切的对照比较，因此文献中有关此类病例的麻醉处理，无论其具体操作或理论依据，已形成众说纷纭、互相矛盾的局面。本章中仅拟根据我们自己的一些临床体会，结合文献中的一些观点和理论探讨，提出以下的临床麻醉处理原则的建议，供作参考。

由于高血压是嗜铬细胞瘤的突出症状，因此一切术前准备、术中处理甚至术后治疗都无不以此为重点。对此不能有何非议，只是不宜认为术前必须将血压降达正常水平，术中必须使用最强效的降压药物或措施。实际此类病例术中或术后死于高血压者并不多，死于低血压者却不少。因此，术前及术中仍以保持相当的交感活性为宜。除无临床症状的嗜铬细胞瘤患者外，可根据临床及检验结果分做三类进行考虑。①第一类为只有阵发性高血压，但阵发时间持续较短，血压峰值亦未能引起显著的不适者。此类轻症除于阵发时需给予（α受体阻滞的）降压药物之外，不必给以诸如芬苄明之类的强效长作用的降压药物治疗。术中则根据血压的变化采取短效灵活的降压措施即可。②第二类患者则病情较重、肿瘤功能旺盛，临床表现为持续性合并极显著的阵发性高血压，不仅阵发时交感过激的症状（情绪紧张、头晕头疼、周身冷厥、手足震颤、怕热烦躁等）极其显著，即便于非阵发时，这些交感过激的症状也有不同程度的存在。此类病例如手术前未能使其交感过激的症状以及阵发时过高的血压妥善控制，麻醉及手术时将更易失控，因此此类病例应术前芬苄明的治疗，待其病情稳定后方宜进行手术。③第三类患者则是肿瘤功能极其旺盛病史及其长久的患者，此类病例不仅高血压和交感过激的症状经常存在，而且由于长期交感过度兴奋、代谢亢进（负氮平衡）的结果，患者表现消瘦、衰弱甚至卧床不起，心率快速，脉搏细弱，严重者尚可呈现水肿。其中少数病例（多系儿童）由于心血管（消耗）症状突出，易被误诊为"心力衰竭"而投以洋地黄和β阻滞药，但并不能使病情改善，反可使病情进一步恶化。对于此类病例，术前除应予以较长时间（数周）的芬苄明以控制其过激的交感反应之外，更重要的还在于改善患者的营养，使其氮代谢恢复正常以后，不仅一般情况可以显著改观，所谓的"心力衰竭"亦即"不治自愈"。此时进行手术，其风险未必较其他病例更大。

麻醉的选择并不起任何决定作用，麻醉管理是否妥善则很重要。平顺的麻醉和恰当的降压是取得良好效果的关键所在。复习文献可知，几乎所有的麻醉药都曾用于嗜铬细胞瘤的手术麻醉，而且也曾被认为取得满意的效果。尤其对新麻药的期望值往往过高。例如氟烷应用于临床麻醉的初期，也曾有过不少采用氟烷而取得优良效果的报道，至于氟烷不宜与肾上腺素配伍的禁忌似乎已不足信，直到临床确已发生氟烷麻醉时严重心律失常甚或心室纤颤的事故之后，氟烷的推崇宣告结束。现今比较一致的意见则是，除不宜与儿茶酚胺配伍的全麻药（包括氯胺酮）之外，任何足以维持平顺的浅全身麻醉皆适于嗜铬细胞瘤的手术。

肌肉松弛药中，本可松的拟交感作用虽不致引起严重高血压危象的后果，但终非所宜。琥珀胆碱也有使血压增高的可能，但非禁忌。其他非去肌肉松弛药之间无优劣之别，虽然原则上以选用不释放或少释放组胺的肌肉松弛药为佳，但实际临床工作中则主要取决于临床习惯，采用自己最熟悉、最能掌握的药物往往可以取得最佳的临床效果。

蛛网膜下隙或连续硬膜外阻滞亦可应用于嗜铬细胞瘤的麻醉。这些神经阻滞的特点是既能提供手术麻醉又能发挥降压作用。蛛网膜下隙或硬膜外阻滞的特点是不仅收缩压的下降明显，而且舒张压也能满意下降。由于肾上腺神经被阻滞，手术刺激所致的肾上腺分泌可有一定程度的减少。国内应用硬膜外阻滞而取得较佳效果的经验已经不少，然而单纯应用硬膜外（或蛛网膜下）阻滞的不足在于手术牵引痛难以处理（虽然并非不可能）；血压的控制也欠灵活，有时可构成肿瘤切除后的升压困难；万一手术损伤横膈，呼吸的管理亦较不便。针对此种情况，如果将浅全麻复合以连续硬膜外阻滞，可能是更佳的处理。患者可于全麻诱导后置入硬膜外导管，在较广泛的硬膜外神经阻滞的基础之上，虽只给以氧化亚氮并复合以小剂量的镇静或镇痛药即能维持平顺的浅全身麻醉。硬膜外阻滞能提供降压的基础，除根据注入剂量（阻滞平面）对血压可有一定的调整之外，在此基础之上，其他降压药的药效也较易发挥。如有必要，肿瘤血液循环钳断前即可终止硬膜外注药，升压困难的问题亦即可以避免。

虽然各种降压药都曾用于嗜铬细胞瘤手术的降压，但现今较一致的意见认为，硝普钠和苄胺唑啉是较适用和较佳的选择，主要取其短效、灵活的特点。硝普钠作用于血管平滑肌而产生降压作用，苄胺唑啉则是通过肾上腺素受体阻滞而降压，由于降压机制不同，因此临床工作中也有其中某一药物降压效果不够时，改用另一药即能使降压效果改善的情况。术中降压的程度不宜以正常血压水平为准，只需保持血压不超过该病例阵发时的水平即可（保持适当的交感活性），因此于肿瘤切除后可免除血压回升的困难。肿瘤切除后可能需以肾上腺受体兴奋药使血压恢复并维持，之所以如此，虽然主要由于患者长期适应高浓度儿茶酚胺的缘故，但并非每一病例都是如此。术中血压波动过于剧烈、频繁，术中降压过度等也都可以构成术后必须使用肾上腺能受体兴奋药的原因。长时期高浓度儿茶酚胺作用的结果，嗜铬细胞瘤患者皆有不同程度的低血容量，术中不宜因有高血压的存在而不予扩容，否则不仅术中的血压不易维持平稳，术后血压将更难维持。

心律失常是术中易发的并发症，因此术中心电图的监测是必需的，国外文献中术中发生严重心律失常或术后因心律失常而致死的报道较多，国内的经验则未必，原因不明。动脉压的监测宜采用直接测压，因为有时血管痉挛的程度可使间接测压无法生效。中心静脉压可作为扩容的参考，但不宜完全依靠中心静脉压，因为血内儿茶酚胺的浓度可以对中心静脉压产生很多干扰。如能置入漂浮导管，对病情的掌握可更有利，尤其对于重症患者。

嗜铬细胞瘤一般粘连不多，术中不致过多失血，但也不无例外。肿瘤巨大或恶性病变者，一般皆有较多的粘连。更由于肿瘤靠近下腔静脉，术中下腔静脉的意外损伤也较易发生。因此术前仍需有充分的血液准备，术中输血务必及时。下腔静脉损伤而必须钳闭修补时，下肢输入的血液不易即时生效，应改做上肢输入。

肿瘤切除（或血管钳闭）后血压应有明显的下降。如果肿瘤切除后血压毫无改变，应提请术者考虑是否有多发肿瘤的问题存在。因为嗜铬细胞瘤患者中约有10%的患者属于双侧或多发者，儿童则多发者更多。多发性肿瘤仍以一次手术切除为宜，以免术后残留肿瘤导致高血压危象，可以危及患者的安全。

肾上腺皮质激素的应用各家意见不一。一般认为术前并无应用肾上腺皮质激素的必要，术后则视切除情况及患者的反应而定。双侧肾上腺切除者术后应予肾上腺皮质激素的补充，单侧切除者除非血压难以维持，否则不宜给予皮质激素。如果术后仍有肿瘤残留，皮质激素反可诱发高血压危象。

血糖增高为嗜铬细胞瘤患者所固有的症状之一，不宜因此而认为患者合并有糖尿病。即使已诊断为合并糖尿病的患者，麻醉前及麻醉过程中胰岛素的应用必须慎重，以免术后发生低血糖而使情况更混淆。由于此时血糖的增高，一部分（往往大部分）是由于肿瘤的作用，如果胰岛素的剂量系根据血糖水平而做"常规"计算，则肿瘤摘除后很难不发生低血糖。所以糖尿病如未能确诊，胰岛素即可省略。糖尿病如已确诊，麻醉时的胰岛素以不超过常规剂量一半为宜，且术后即时或病情有所疑虑时应立即做血糖快速测定，以便确定处理方针。患者出现低血糖时，临床可见多汗、外周循环迟滞及低血压等症状，其低血压对常用的升压处理皆无反应或反应微弱，但经静脉注入高张葡萄糖液后，所有的症状立见改善。术中及术后虽不断滴入等渗（5%）葡萄糖液，并不能避免此种低血糖症的发生，不宜因此而除外低血糖的可能。

嗜铬细胞瘤虽是一种较少见的疾病，但其对麻醉的影响却极其重大。其所以少见的原因之一是在诊断上尚存在一定困难，以致有的病例未能及时发现。根据统计，70%的嗜铬细胞瘤只于尸检中发现。这些临床未能及时发现的患者，如经手术、麻醉及分娩时，其死亡率极其惊人（50%）。亦有报道指出，嗜铬细胞瘤亦为患者于手术时突然死亡的主要原因之一。所以由临床麻醉观点而言，对此问题不可忽视，此种隐蔽的嗜铬细胞瘤所引起的手术死亡，绝大多数发生于术后，且其死前出现的症状亦能显示一定规律，或亦可称之为症状群。此症状群包括：①体温骤升，一般可达40℃以上。②室上性心动过速。③原因"不明"的高血压。④周身多汗但皮肤冰凉、发紫。⑤死前低血压。这些症状出现的先后一般尚符合上述程序，其发展之缓急自可有显著的差异。体温上升虽可较早出现，但一般发觉可能较晚，甚至完全被忽视。如果在高血压阶段即能将病情控制，尤其已考虑嗜铬细胞瘤的可能，并针对此病理机制而进行处理，病情仍应易于截止，不至恶化。如果病情已达皮肤冰凉及发绀阶段，说明病情已达外周循环衰竭阶段，抢救困难，但并非无希望。但如病情已达低血压阶段，说明已施行的处理未获效果，未能截断病情恶化，故首先必须检查已行的处理中有何缺点或不足，否则更不可能挽回残局；但即使此时一切措施已调整适宜，然而往往因休克程度及时间可能已逾极限，抢救极难成功。

嗜铬细胞瘤患者麻醉时血压波动之剧烈，常非其他病情所能解释。因此对此稍有经验体会之后，对于术前未确诊的隐蔽的嗜铬细胞瘤亦能据其血压曲线做出诊断，并可据此按嗜铬细胞瘤患者的麻醉原则处理，保证患者的安全。在我们所处理的20余例嗜铬细胞的患者中，其中3例未于术前确诊（术前诊断1例腹主动脉瘤，1例腹膜后肿物，另1例肾性高血压）。此3例于麻醉后均出现较典型的血压变化曲线，按嗜铬细胞瘤患者的麻醉原则处理后，患者术中及术后情况平稳，未发生危象。术后病理切片证实系嗜铬细胞瘤。

嗜铬细胞瘤的症状可能潜伏至妊娠期中比较明显。据统计，嗜铬细胞瘤的女性患者中几乎有30%的患者系于妊娠期中发现此病情。对于此类病例，绝不应与妊娠毒血症相混淆，否则即可能贻误患者的治疗机会。如果嗜铬细胞瘤的诊断已属可靠，必须早期切除肿瘤后方能任其分娩，否则分娩时母体的死亡率仍可高达50%，因此分娩前切除肿瘤确具有保护母体生命的重大意义，不可忽视。

（四）嗜铬细胞增生

此类患者的临床症状极类似嗜铬细胞瘤者，但不典型。手术所见则并无肾上腺肿瘤，但肾上腺（单侧或双侧）可较正常者为大，手术切除异常的肾上腺后，患者也可治愈。此类患者的麻醉处理原则基本上与嗜铬细胞瘤者相同，但患者术中血液动力的紊乱一般均不如嗜铬细胞瘤的患者显著，以致降压措施常属备而不用。根据体会，此类病例较适应于肾上腺皮质激素的应用，术中肾上腺皮质激素的应用（虽无血管加压剂）亦可见血压的上升。单侧肾上腺切除后亦有可能于术后出现肾上腺皮质功能不全，故亦以给予适量的激素治疗为宜。术后发生肾上腺皮质功能不全时，其临床表现为低血压、脉压狭窄、心动过速、心律不齐、高烧、外周循环迟滞等，此时处理的原则应以肾上腺皮质激素的补充为主，并辅以小量的β受体阻滞药以改善心律，小量的肾上腺能受体兴奋药以改善血压，并宜做血液电解质的实验室检查，及时纠正。如果发现及时并处理得当，仍可不致影响患者的安全。

二、回肠膀胱成型术

回肠膀胱成型术是泌尿科中相当大且复杂的手术，故对麻醉的要求亦有一定的特殊性。多为恶性肿瘤需做膀胱全切除或结核性膀胱挛缩的患者，一般病情差异较大。遇有一般情况极差的患者，可采取分期手术（第一期做膀胱全切除及输尿管外置，第二期做膀胱成型），每次手术时间可较短，这样手术创伤较少。因而麻醉的处理即较简易，一般采用硬膜外阻滞即可得到满意的效果。如果膀胱全切除术及回肠膀胱成型术需于一次完成，则麻醉的处理即较复杂。由于手术时间较长（可长达7～8h），麻醉时间必须符合手术要求。膀胱手术时要求盆腔内神经得到充分的阻滞，然而回肠手术时内脏的翻转又非较高平面不易保证患者的舒适；长时间维持麻醉范围如此广泛的阻滞，技术处理不无困难。使用全身麻醉且长时间保持肌肉松弛，术后恢复亦不无顾虑。由于手术范围较广，失血难免较多，内脏显露时间过久，液体蒸发亦复不少，皆为促成休克发展的因素。术中对输血、输液的重视及掌握恰当。对术中休克的预防颇有意义，根据我们的体会，此种手术以两点穿刺的连续硬膜外阻滞较为满意。一般可在T_{12}至L_1向头置管及$L_{4～5}$或$L_{3～4}$向骶置管。当手术限于盆腔内时，主要经下管注药，当手术涉及腹腔时，可经上管注药，使麻醉的控制灵活有效，对患者的影响亦可较少。至于不适于神经麻醉的病例，手术亦只能于全身麻醉下施行，则应尽可能避免吸入麻醉的不良影响，肌肉松弛药、辅助或控制呼吸等即常属必须，但亦应掌握得当。

三、前列腺切除术

前列腺肥大或前列腺肿瘤的患者多为老年患者，一般多在60岁以上，70～90岁者亦非罕见。这些患者除年老外，往往合并有不同程度的高血压及血管硬化，冠状循环供血不足者也常遇到。这些特征对于麻醉的选择及处理自然有一定的困难，再加手术中常有较大量的失血，因此对于此类病例的处理，实际是处理老年、病情复杂且手术失血的问题。

为了衡量这类患者的情况及选择麻醉的方法，首先应了解患者的心脏情况，如冠状血管有病变存在时，应按麻醉心脏疾患患者的原则处理。对于老年及病情复杂的患者，麻醉的考虑不仅应顾及术中的安全，而且术后的并发症亦应预防。显然，全身麻醉在掌握上较多进退余地，对术中安全较为有利；神经阻滞则除术中血液循环功能较有影响之外，术后恢复较少顾虑，故采用全身麻醉时应多为术后着想，采用神经阻滞时则应多为术中安全策划。对于一般情况过差，尤以心血管功能极为不良的病例，有选用全身麻醉的必要。但此类患者终属少数，多数患者虽具有一定的并发症，但仍能耐受低位的蛛网膜下隙阻滞或硬膜外阻滞，此类阻滞麻醉的优点不仅在于术后并发症少，而且由于骶部副交感神经亦被阻滞。前列腺部血管收缩，失血得以减少。但于此类患者施行蛛网膜下隙阻滞时，麻醉平面应严格控制于$T_{8～10}$以下，再则血液动力难免遭受严重紊乱。为了便于控制，连续硬脊膜外阻滞即属较符合要求的方法，使用连续硬脊膜外阻滞时，仍以双管法较易取得较好的效果。导管可于$T_{12}～L_1$及$T_{3～4}$分别向头及向骶置入，使阻滞范围包括$T_{8～10}$及骶神经即可满足手术要求。单管法虽亦能达到同样阻滞范围，但一般常需注入较大容积的局部麻醉药，因此不如双管法较易控制。

失血是前列腺切除的特点之一。术中失血主要发生于前列腺剥出时，由于失血较为集中，可对病情有不同程度的影响。所采用手术方式的不同，失血量也可有明显的差别，例如采用缝合前列腺被膜的术式时，失血量常可较不缝合者显著减少。术后创面的渗血亦系必然，但其程度可有显著的不同。创面血管即便已有血栓形成，但由于尿内激酶有使溶纤维蛋白系统激活的能力，从而使已形成的凝血块重新溶解，以致形成术后大量的渗血。6-氨基己酸具有抗溶纤作用，因此可以避免尿激酶的不利影响。6-氨基己酸于前列腺手术时的应用曾经引起重视，有的报道称术中使用6-氨基己酸后曾使前列腺手术的平均失血量减少4/5（平均失血量自494 mL减至91 mL）。然而继此之后有关前列腺手术使用6-氨基己酸后发生栓塞性并发症（包括脑血管栓塞及心肌梗死）者逐渐有所报道，因此近来已不再强调6-氨基己酸的应用。实际则防止术中或术后出血，关键仍在于术中认真止血。药物止血的理论很有吸引力，只是实际掌握常难理想。

四、肾切除术

肾切除主要施用于肾结核的病例，其他如多囊肾、肾盂积水、肾肿瘤。多发性肾结石也是肾切除之对象。结核粘连不多者及肾肿瘤，肾盂积水不太大者，手术时间不至过长，手术时对膈肌亦不至过分牵扯刺激，对于此类患者，麻醉的选择以蛛网膜下隙阻滞为简单、方便，效果亦佳，其中尤以轻比重溶液蛛网膜下隙阻滞为恰当，轻比重溶液蛛网膜下隙阻滞所需体位与手术完全一致，可免去两次更换体位之烦，但当探查或显露肾脏时，患者仍可能发生若干牵引痛，牵引痛的程度则依患者类型的不同而各有差异，必要时可由静脉注射辅助药使患者安定。精神过分紧张的患者则仍应行全身麻醉，或于蛛网膜下隙阻滞时加用辅助药，使患者在手术过程中入睡。然于高位蛛网膜下隙阻滞时使用强效辅助药，血压之急剧下降不无顾虑。肾积水、肿瘤或肾结核粘连过多或巨大者，术前应有充分估计，往往术中需要切除肋骨一两根，多数病例需施行气管内麻醉。一方面手术时间较长，另一方面则气管内麻醉可使手术必要时施行经胸腔切口，万一分离粘连时遭遇膈肌破裂，患者亦不至于因手术气胸而受任何威胁。手术困难时膈肌破裂并非不可能发生的事故，对此类手术，不论手术者或麻醉者皆应了解其可能性而加以注意。麻醉过程或手术后患者如有继增的呼吸紧迫感时，应检查是否有张力性人工气胸存在。在蛛网膜下隙阻滞下，虽有气胸亦不至表现呼吸困难，但麻醉作用消失后呼吸困难即可出现。肾结核及输尿管结核需做肾切除及输尿管全长切除的病例，单次蛛网膜下隙阻滞未必能满足手术所需的时间，可考虑采用全身麻醉、连续蛛网膜下隙阻滞或连续硬膜外阻滞，一般适于采用蛛网膜下隙阻滞之病例，亦皆适用于硬膜外阻滞，且往往效果更为满意。硬膜外阻滞施用于肾脏手术时，一般以$T_{9\sim10}$或$T_{10\sim11}$间隙穿刺为宜，阻滞平面需达胸，否则牵引痛将使麻醉的管理陷于被动。于分离肾上腺以前约10～15 min如给以辅助药物静脉滴入，显然可以减除探查、分离的不适感觉。肾切除术一般失血不至过多，但亦视病变的复杂程度而差别显著。粘连不多、手术顺利的病例，适当输液即可，不需输血；粘连过多、肾脏巨大的病例，失血大量，有时由于手术困难，下腔静脉意外撕裂者亦有可能，故术中输血、输液的工作即颇重要，对于估计有下腔静脉损伤可能的病例，应采用上肢血管进行输液。意外发生下腔静脉损伤同时只有下肢静脉开放者，亦应迅速更换为由上肢输入，否则经下肢输入的血液不能及时供应上半身重要器官的灌注。

五、半肾切除术

此种手术必须经切断肾实质，因此失血较多，术中必须重视输血的工作。由于手术较复杂，手术时间也较长，往往并非单次蛛网膜下隙阻滞所能满足手术要求。一般采用连续硬膜外阻滞或气管内全身麻醉，半肾切除后肾脏创面止血较为困难，术后如恶心、呕吐较频繁，有术后再出血的可能。据此考虑，神经阻滞的效果可较全身麻醉者为佳。全身麻醉药的选择亦以不易引起恶心、呕吐者为佳。

六、肾移植术

肾移植术主要施行于肾衰竭的患者。此类患者体格情况往往极其脆弱，多数患者都已有相当时期依靠间断透析维持。慢性肾衰竭的患者不仅存在肾功能损害，并且往往合并有高血压、心力衰竭、贫血、尿毒症、水电解质紊乱及酸碱平衡的失调，故术前应加强透析治疗，用以纠正尿毒症，改善电解质紊乱，使患者在较好的情况下接受麻醉及手术。

慢性肾衰竭的患者往往接受着多种药物的治疗，其中最普通者为强心药、降压药及利尿药。麻醉时这些药物与麻醉药及肌肉松弛药之间相互影响，应予适当处理。洋地黄使心肌的应激性增加，并使心室的乏兴奋期缩短。吸入麻醉药中如氟烷等也可以增加心肌之应激性，尤以有低血钾症存在时为然。相对过量的洋地黄也有可能在吸入麻醉过程中诱发严重的心律失常。心力衰竭合并肺水肿时常应用利尿药治疗，大量钾的丢失不可避免，如果补充不当或透析调整不够理想，严重的低血钾症即不可避免。低血钾患者对非去极化松弛药的敏感性增强，麻醉时应予减量。降压药物则可通过各种途径使肾上腺能活性降低，从而使血流动力难以稳定。各种降压药的作用机制各不相同。利血平类药物使儿茶酚胺耗竭而产生降压作用。溴苄胺等药物是阻滞交感神经元释放介质而产生降压作用，亦即神经节阻滞作用。有左心衰竭倾向的慢性肾衰竭的患者，停用降压药后左心衰竭的程度可能加重。然而麻醉过程中这些药物的作用有可能被除加强，或是麻醉药与降压药有协同作用而可使血压有明显的下降。麻醉前虽无停用降压和（或）强心药的必要，但对其计量是否恰当宜予以考虑。全麻的尝试应掌握恰当，避免深麻醉或过高浓度麻醉药吸入与降压药的作用相协同而致血液动力严重抑制。遇有低血压而需经以促肾上腺能药进行纠正时，应以直接作用的促肾上腺能药（如去氧肾上腺素、加氧胺等）为宜，间接作用者（例如麻黄碱）可能无效或效果欠佳。

对于肾衰竭的患者，所有经肾排出的药物或是虽不经肾脏排出，但对肾功能有不利影响的药物都不宜使用。在应用任何麻醉药时都要尽量避免血压下降太低。麻醉过程中缺氧及 CO_2 蓄积能加重肾衰竭患者酸中毒。虽然各种麻醉药都曾用于肾移植手术，但现今仍以异氟醚和氧化亚氮的应用较为普遍应用。神经安定镇痛术也能取得较好的效果。有认为对于高血压的患者，硫喷妥钠作为诱导较安定、甲己炔巴比妥、普尔安为安全者。但已有认为硫喷妥钠于肾移植病例易引起术后躁动的反应，故主张肾移植时仍以吸入麻醉药（例如异氟醚）直接诱导较好。考虑到术后躁动更常与术中麻醉过浅有关，因此麻醉深度的恰当掌握，似亦不宜忽视。原则上肾衰竭时，镇静药及麻醉药应尽量少用。诱导所需用的硫喷妥钠或其他麻醉药应限制到最小量。肌肉松弛药中大部分皆经肾排泄，其中尤以弗莱克锡德及十甲铵的排出对肾脏依赖较多。虽然临床也有使用弗莱克锡德于肾衰竭的患者而无不良后果者，但至少理论上不妥，因此未获普遍赞同。现今可供选用的肌肉松弛药甚多，更无采用经两种肌肉松弛药于肾移植手术的必要。右旋筒箭毒碱于肾功能不全时可多依靠经胆汁排出，故不属禁忌。人工透析有可能使胆碱酯酶丢失，对琥珀胆碱的使用是不利条件，对琥珀酰胆碱即便于正常患者，也可引起一定程度的血钾升高，不宜用于血钾已明显升高的患者。泮库溴铵、万可罗宁并无上述缺点，可供选用。

神经阻滞可无全身麻醉的缺点。由于患者多系高血压且循环代偿功能差，蛛网膜下隙阻滞所致的血液动力的急剧改变，很可能难以控制。连续蛛网膜下隙阻滞可较有控制余地，但尚缺乏临床经验的证实。连续硬膜外阻滞可在很大程度上克服蛛网膜下隙阻滞的缺点，尤以操作过程中能分次小量给药并精心调节血流动力时为然。然而患者凝血机制原已不良，手术还要求肝素化，因此硬膜外阻滞有发生硬膜外血肿的可能，甚至亦有认为硬膜外阻滞应属禁忌者，但迄今国内外已有相当数量的肾移植病例系于连续硬膜外阻滞下完成，未见发生硬膜外血肿的报道。当然，硬膜外阻滞时必须重视防止由于技术欠熟练或穿刺针和导管质量不佳所致的损伤。

虽然一般慢性肾衰竭的病例易有体液潴留，然而经过透析治疗后亦不难出现体液的负平衡。但无论如何此类病例对输液的承受力均极有限，必须用心调理，宜以宁少勿多为原则。输血对此类病例可诱发免疫反应而加重排异反应，库血含游离钾过多，可诱发或加重高血钾症。必须输血时以输入去白细胞的血液较好。输入小量（20 mL）的清蛋白可以增加血管内的胶体渗透压，从而可以产生自身扩充血容量的作用，还可减轻间质水肿。麻醉过程中应以心电图持续观察，除能观察心律变化之外，还有利于高血钾的发现。任何原因所致的通气不足以加重高血钾的升高。全身麻醉时勤做辅助呼吸或控制呼吸是属必要的。神经阻滞时亦应避免发生呼吸抑制，必要时也可（用口罩）进行辅助呼吸。

供肾者的麻醉主要强调安全舒适。由于供肾者的体格皆较好且较年轻，故麻醉的处理一般并无困难。肾脏摘下前常需给供肾者注入适量（1 mg/kg）肝素，以利摘下肾脏的进一步处理。肾脏摘下后即应以等量的鱼精蛋白进行中和。

七、肾血管成型术

采用血管成型术治疗肾性高血压时，因需较长时间阻断患肾血流，肾缺血时间过久则易引起术后如肾衰竭、肾血管栓塞等并发症。肾循环间断需达 20 ~ 30 min 以上者，必须采取保护肾功能的措施。虽然全身或局部降温都可达此目的，但肾脏局部降温可以避免全身降温的缺点，较实用的肾局部降温的方法可用塑料薄膜包裹肾脏，然后在膜外以冰水降温。此法较符合临床的要求，又可避免肾表面组织的冻伤。也有一些特制的肾脏降温的专用设计，但较烦琐，使用并不广泛，肾脏局部降温时，以能使肾组织温度降达5℃～10℃为合适。

八、经腹腔镜肾囊肿切除术及精索静脉结扎术

经腹腔镜手术时，需要在患者腹腔内注入 CO_2 以造成 1.6～2 kPa（12～15 mmHg）的（正压）气腹，以利腹腔镜的观察，便于手术操作。CO_2 弥散入血液后可引起 $PaCO_2$ 的升高。手术时间短、创面小者可无明显症状，创面大、时间长者 $PaCO_2$ 的升高可急剧，术中除应适当加强通气之外，必须反复监测 $ETCO_2$ 及 $PaCO_2$。气腹不仅使腹内压升高，同时也使胸膜腔内压随之升高。胸（腹）内压的升高使肺膨胀受限，严重者可致通气不足。原有慢性阻塞性肺疾患者甚至可因此而致肺不张及通气、灌流比例失调，分流量增加。胸膜腔内压过高则回心血量减少，心输出量随之下降，表现为动脉均压降低。于气腹影响以致患者难以代偿时，必须暂停手术，放气减压以保证患者的安全。必要时可更换为开腹手术。原有心、肺疾患者更应慎重，为降低 $PaCO_2$ 而进行过度通气时，只应增加呼吸频率而不应增加潮气量，否则胸（肺）内压的不利影响反可加剧。为了便于呼吸的管理经腹腔镜手术通常选用气管内全麻。无论术中或术后，当 CO_2 气腹的压力过大，超过 2.67 kPa（20 mmHg）时，腹腔内的气体可自食管裂孔进入纵隔并扩散至胸腔，导致纵隔气肿和张力气胸。继之则不难发展为颈部皮下气肿。出现此并发症时，患者呈现血压下降、发绀、听诊呼吸音微弱等症状。胸腔穿刺排气后病情即可好转。此时如取胸腔气样进行分析，胸腔气样 CO_2 高于正常（可高达 20%）者，证明气体是源自腹腔。也有认为皮下气肿是由于气腹针穿刺的位置不当而引起。但无论如何，经腹腔镜手术时发现通气困难并有皮下气肿出现时，应考虑到张力气胸存在的可能，应及时检查处理，不应延误。

经腹腔镜精索静脉曲张结扎术所需时间较短、创面较小、多为年轻患者，故较能代偿 CO_2 气腹对呼吸、循环的影响。虽然 CO_2 气腹所致的 $PaCO_2$ 的升高并不可避免，但即便于蛛网膜下隙或硬膜外阻滞下借面罩进行过度通气亦可免除 $PaCO_2$ 的过分升高，术毕减压后 $PaCO_2$ 更易恢复正常。术毕减压不够则术后患者坐起或直立时肩部可感不适甚或胀痛，需待 CO_2 吸收后症状方才消失。为预防起见，术毕减压务必充分。

第十三章

手术室麻醉护理

第一节 麻醉前的护理

麻醉（anesthesia）前的护理，是麻醉患者护理工作的开始，也是麻醉患者护理工作的重要环节之一。加强麻醉的护理工作，对于保证患者麻醉期间的安全性、提高患者对麻醉和手术的耐受力、减少麻醉后并发症等都具有重要的意义。

一、护理评估

（一）健康史

（1）病史：了解患者既往有无中枢神经系统、心血管系统及呼吸系统疾病，有无脊柱畸形或骨折，有无椎间盘突出，腰部皮肤有无感染病灶、静脉炎等。

（2）麻醉及手术史：既往是否接受过麻醉与手术，如果有，应详细询问当时所用麻醉药物、麻醉方法以及围术期的有关情况。

（3）用药史：详细了解患者近期是否应用强心剂、利尿剂、降血压药、降血糖药、镇静剂、镇痛剂、抗生素以及激素等。如曾应用，要进一步询问用药时间、所用剂量及药物反应等，有无药物、食物等过敏史，如果有，应进一步详细询问。

（4）家族史：了解患者有无家族遗传性疾病。

（5）个人史：包括工作经历、饮食习惯、烟酒嗜好以及有无药物成瘾等。

（二）身体状况

（1）了解患者的年龄、性别、性格特征、职业以及临床诊断。

（2）麻醉手术风险评估。①麻醉前准备的主要目的是使患者术前尽可能处于最佳状态，麻醉前对患者的估计经常考虑两个问题：一是患者是否在最佳身体状态下接受麻醉；二是手术给患者健康带来的好处是否大于因并存疾病所致的麻醉手术的风险，可能导致手术患者术中术后并发症和死亡率增高的危险性因素。②肺部疾病及胸片证实的肺部异常。③心电图异常。

（3）观察患者的生命体征及营养状况：牙齿有无缺少或松动，有无义齿，注意患者有无贫血、发绀、发热、脱水等症状。神志清醒者还应详细询问患者近期的体重变化情况，以便对患者麻醉和手术的耐受力做出初步判断。

（三）心理社会状况

了解患者对疾病、手术方式、麻醉方式的认识程度，对术前准备、护理配合和术后康复知识的了解程度。

二、护理诊断及医护合作性问题

（1）恐惧、焦虑：与对手术室环境陌生、缺乏对手术和麻醉的了解有关。

（2）知识缺乏：缺乏有关麻醉及麻醉配合知识。

三、护理目标

（1）患者恐惧、焦虑减轻。
（2）了解有关麻醉及麻醉配合知识。

四、护理措施

（1）禁食：麻醉前应常规禁食12 h，禁饮水4～6 h，以减少术中、术后误吸导致窒息的危险；急诊手术的患者，只要手术时间允许，也应尽量准备充分；饱食后的急诊手术患者，可以考虑局部麻醉方式；手术需要必须全麻者，则应清醒插管，主动控制气道，避免引起麻醉后误吸。

（2）局麻药过敏试验：普鲁卡因、丁卡因和利多卡因都能与血浆蛋白结合产生抗原或半抗原，可发生变态反应。目前规定普鲁卡因使用前应常规做皮肤过敏试验。

（3）麻醉前用药：麻醉前用药是为了稳定患者情绪，确保麻醉顺利实施。另外麻醉前用药还可以减少麻醉药用量，减轻麻醉药的毒副作用的不良反应。临床工作中，常根据患者护理评估结果、患者病情、手术方案、拟用麻醉药及麻醉方法等确定麻醉前用药的种类、剂量、用药途径和用药时间。一般根据医嘱，多在术前30～60 min应用。

（4）麻醉物品的准备：①药品准备，包括麻醉药和急救药；②器械准备，包括吸引器、面罩、喉镜、气管导管、供氧设备、麻醉机、监测仪等。

（5）心理护理：麻醉前对患者进行与麻醉和手术相关事项的解释说明，安慰并鼓励患者，缓解患者恐惧、焦虑的紧张情绪，取得患者的信任和配合，确保麻醉与手术的顺利实施。

五、健康教育

（1）术前向患者详细讲解麻醉方法和手术进程，减轻患者的陌生和恐惧感。
（2）指导患者自我控制情绪，保持精神愉快、情绪稳定。
（3）讲解有关疾病术后并发症的表现和预防方法，争取患者合作。
（4）协助患者合理安排休息与活动，鼓励患者尽可能生活自理，促进康复。

六、护理评价

（1）患者紧张、焦虑以及恐惧心理是否得到缓解，是否积极主动配合治疗、情绪平稳、安静地休息和睡眠的改善程度。
（2）疼痛是否缓解或减轻。
（3）生命体征是否稳定：是否出现窒息、呼吸困难等麻醉潜在并发症。

第二节 局部麻醉及护理

一、常用局麻药

（1）根据化学结构的不同，局麻药可分为酯类和酰胺类：临床常用的酯类局麻药有普鲁卡因、氯普鲁卡因、丁卡因和可卡因等，酰胺类局麻药有利多卡因、丁哌卡因、依替卡因和罗哌卡因等。酯类局麻药和酰胺类局麻药的起效时间和作用时效有着明显不同。另外，酯类局麻药在血浆内水解或被胆碱酯酶分解，产生的对氨基化合物可形成半抗原，可引起变态反应而导致少数患者出现变态。而酰胺类局麻药在肝内被酰胺酶分解，不形成半抗原，引起变态反应的极为罕见。

（2）根据局麻药作用维持时间，可分为短效局麻药、中效局麻药和长效局麻药：一般将作用时间短的普鲁卡因和氯普鲁卡因称为短效局麻药，作用时间稍长的利多卡因、甲哌卡因和丙胺卡因称为中效局麻药，作用时间长的丁哌卡因、丁卡因、罗哌卡因和依替卡因称为长效局麻药。

二、常用局部麻醉方法

局部麻醉（local anesthesia）分为表面麻醉、局部浸润麻醉、区域阻滞、静脉局部麻醉和神经阻滞五类。

（一）表面麻醉

将渗透性能强的局麻药与局部黏膜接触，穿透黏膜作用于神经末梢而产生的局部麻醉作用称为表面麻醉。

（1）常用药物：临床上常用的表面麻醉药有质量浓度为 20～40 g/L 利多卡因、5～10 g/L 丁卡因。

（2）麻醉方法：一般眼部的表面麻醉多采用滴入法，鼻腔内黏膜常采用棉片浸药填敷法，咽及气管内黏膜用喷雾法，尿道内黏膜表面麻醉用灌入法。①眼中滴入法：采用局麻药滴入法，患者平卧，在结膜表面滴质量浓度为 2.5 g/L 丁卡因 2 滴。滴后让患者闭眼，每 2 min 滴 1 次，重复 3～5 次，如果用丁卡因，两次滴药之间，可滴 1∶1 000 肾上腺素 1 滴。麻醉作用持续 0.5 h，可重复应用。②鼻腔黏膜棉片浸药填敷法：用小块棉片浸入质量浓度为 20～40 g/L 利多卡因或 5～10 g/L 丁卡因之中，取出后挤去多余的局麻药液，然后将浸药棉片敷于鼻甲与鼻中隔之间共 3 min；在上鼻甲前端与鼻中隔之间再填敷第二块局麻药棉片，10 min 后取出，即可行鼻息肉摘除、鼻甲及鼻中隔手术。③咽喉、气管及支气管内喷雾法：是施行气管镜、支气管镜检查以及施行气管、支气管插管的麻醉方法；先让患者张口，对咽部喷雾 3～4 下，间隔 2～3 min，重复 2～3 次即可。④环甲膜穿刺注药法：患者平卧头向后仰，在环状软骨与甲状软骨间用 22G 3.5 cm 针垂直刺入环甲膜，注入 2 g/L 利多卡因 2～4 mL。穿刺及注药时嘱患者屏气，注药后鼓励患者咳嗽，使局麻药分布均匀。⑤尿道内灌入法：最常用的是 1～5 g/L 的丁卡因溶液，男患者可用注射器将局麻药灌入尿道，女性患者可用细棉棒浸药后塞入尿道。药液容量不宜过大，浓度不宜过高，操作时切勿损伤黏膜，以免发生局麻药中毒。

（二）局部浸润麻醉

沿手术切口线分层注射局麻药，阻滞组织中的神经末梢，称为局部浸润麻醉。

（1）常用药物：最常用的是普鲁卡因，质量浓度一般为 5～10 g/L，用量大时可减至 2.5 g/L，成人一次最大剂量为 1.0 g，与 1∶20 万的肾上腺素合用可持续 45～60 min。普鲁卡因过敏的患者可选用利多卡因或布比卡因。利多卡因用于浸润麻醉时可持续 120 min，一次最大剂量为 500 mg。丁哌卡因作用持续时间可达 5～7 h，一次最大剂量为 200 mg。

（2）操作方法：先以 24～25G 皮下注射针刺入皮内，推入局麻药液成橘皮样皮丘，然后用 22G 长 10 cm 穿刺针经皮丘刺入，分层注药。注射局麻药液时应加压，使其在组织内形成张力性浸润，达到与神经末梢广泛接触，以增强麻醉效果。

（三）区域阻滞

围绕手术区四周和底部注射局麻药，以阻滞进入手术区的神经干和神经末梢，称为区域阻滞麻醉。

操作方法：区域阻滞常用的局麻药、操作要点及注意事项与局部浸润麻醉相同，但不是沿切口注射局麻药，而是环绕被切除的组织（如小囊肿、肿块活检等）做包围注射，对于悬垂的组织（如舌、阴茎以及有蒂的肿瘤等）则环绕其基底部注射。

（四）静脉局部麻醉

在肢体上结扎止血带后静脉注入局麻药，使止血带远端肢体得到麻醉的方法，称为静脉局部麻醉。

（1）常用药物：成人上肢可用 2.5 g/L 普鲁卡因 100～150 mL，或 5 g/L 普鲁卡因 60～80 mL，或 5 g/L 利多卡因 40 mL。下肢用药量为上肢的 1.5～2.0 倍。

（2）操作方法：静脉穿刺固定后，抬高患肢 2～3 min 或用张力绷带驱血，在该肢体近心端结扎止血带，在其远端静脉内注入局麻药，3～10 min 产生局麻作用。

（五）神经阻滞

神经阻滞指麻醉药注射于神经/神经节组织内或注射于神经/神经节的周围，使麻醉药渗入神经组织的麻醉方法。

（六）护理

（1）一般护理：局麻药对机体影响小，一般无须特殊护理。门诊手术者若术中用药多、手术过程长应于术后休息片刻，经观察无异常后方可离院，并告之患者若有不适，即刻求诊。

（2）局麻药物不良反应及护理：局麻药不良反应包括局部和全身性。局部不良反应多为局麻药和组织直接接触所致，若局麻药浓度高或与神经接触时间过长可造成神经损害，故用药必须遵循最小有效剂量和最低有效浓度的原则。全身不良反应包括高敏、变态、中枢神经毒性和心脏毒性反应。应用小剂量局麻药即发生毒性反应者，应疑为高敏反应。一旦发生立即停药，并积极治疗。绝大部分局麻药过敏者是对酯类药过敏，对疑有变态反应者可行结膜、皮内注射或嗜碱性粒细胞脱颗粒试验。中枢毒性按程度依次表现为舌或口唇麻木、头痛、头晕、耳鸣、视力模糊、眼球震颤、言语不清、肌颤搐、语无伦次、意识不清、惊厥、昏迷、呼吸停止，心血管毒性表现为心肌收缩力降低、传导速度减慢、外周血管扩张。关键在于预防，注射局麻药前须反复进行"回抽试验"，证实无气、无血、无脑脊液后方可注射。

三、椎管内麻醉

椎管内有两个可用于麻醉的腔隙，即蛛网膜下腔和硬脊膜外腔，将局麻药注入上述腔隙中即能产生下半身或部位麻醉。根据局麻药注入的腔隙不同，分为蛛网膜下腔阻滞（简称腰麻）、硬膜外腔阻滞及腰麻—硬膜外腔联合阻滞，统称椎管内麻醉（spinal anesthesia）。椎管内麻醉时，患者神志清醒，镇痛效果确切，肌松弛良好，但对生理功能有一定的扰乱，也不能完全消除内脏牵拉反应

蛛网膜下腔阻滞简称脊麻，是把局部麻醉药注入蛛网膜下腔，使脊神经根、根神经节及脊髓表面部分产生不同程度的阻滞，主要作用部位在脊神经根的前根和后根。脊麻的神经系统严重并发症或后遗症的发生率并不比其他麻醉方式高，目前仍是下肢及下腹部手术中最常用的麻醉方法。

（一）分类

（1）根据脊神经阻滞平面的高低分类。①高平面脊麻：脊神经阻滞平面超过胸4神经而在胸2神经以下，适用于上腹部手术，但常有呼吸和循环抑制，应用时必须做好急救准备；若阻滞平面超过胸2，随时有发生呼吸和心搏骤停的可能，临床已罕用。②低平面脊麻：脊神经阻滞平面在胸10°以下，对呼吸及循环无影响，适用于腹股沟及下肢手术。③鞍区麻醉：仅骶尾神经被阻滞，适用于肛门、会阴部手术。

（2）根据给药方式分类。①单侧脊麻：指一侧的脊神经根被阻滞，但实际上并非阻滞局限于一侧，而是两侧阻滞平面不对称；如取侧卧位，病侧在下位，使用重比重溶液，注射药物时穿刺针斜面向下，可使病侧阻滞平面高于健侧，且作用时间也长于健侧。②连续脊麻：穿刺后把导管插入蛛网膜下腔，做分次给药，以维持长时间的脊神经阻滞。

（二）麻醉前用药

蛛网膜下腔阻滞的麻醉前用药不宜过重，用量不宜过大，应使患者保持清醒状态，利于进行阻滞平面的调节。麻醉前晚常规口服巴比妥类药，如苯巴比妥 0.06 g。麻醉前 1 h 肌肉注射地西泮 10 mg（成人量），阿托品或东莨菪碱可不用或少用，以免患者术中口干不适。除非患者术前疼痛难忍，麻醉前不必使用吗啡或哌替啶等镇痛药。氯丙嗪、氟哌利多等药不宜应用，以免导致患者意识模糊和血压剧降。

（三）常用麻醉药

蛛网膜下腔阻滞较常用的局麻药有普鲁卡因、丁卡因、丁哌卡因和罗哌卡因。

（1）普鲁卡因：成人用量为 10～150 mg，最高剂量为 200 mg，鞍区麻醉用 50～100 mg。小儿可按年龄和脊柱长度酌减。常用浓度为质量分数的 5%，最低有效浓度为 2.5%，最高浓度为 6%。普鲁卡因用于脊麻的优点是效果可靠，平面容易调节，不易失败。缺点是维持时间较短，仅 45～90 min，只适用于短小手术，实用性有一定限制。

（2）丁卡因：是蛛网膜下腔阻滞最常用的局麻药，麻醉维持时间较长，一般为 2～3 h。常用剂量 10～15 mg，最高剂量为 20 mg，一般都需加用葡萄糖液配成重比重液后使用。常用的浓度的质量分数为 0.33%，最低有效浓度为 0.1%。临床上以 10 g/L 丁卡因 1 mL，加质量分数 10% 葡萄糖液及 30 g/L 麻黄碱各 1 mL，

配成丁卡因重比重溶液，使用安全有效。丁卡因重比重溶液的缺点是麻醉起效缓慢，一般需 5～10 min，20 min 后阻滞平面才固定，麻醉平面有时不易有效控制。另外，丁卡因容易被弱碱中和而沉淀，使其麻醉作用减弱，甚至完全无效。

（3）丁哌卡因：常用剂量为 10～15 mg，鞍麻用 5～10 mg，常用浓度 5 g/L，麻醉维持时间 3～4 h。丁哌卡因的优点是麻醉效果确切，作用时间较长，不需作过敏实验。缺点是较其他酰胺类药物有更高的心脏毒性，对有心肌抑制的患者特别是妊娠晚期的患者，复苏成功率很低。

（4）罗哌卡因：常用剂量为 2.5～5.0 g/L 罗哌卡因溶液 2～3 mL，持续时间大约 3 h。罗哌卡因的优点是心脏毒性较丁哌卡因低，诱发心律失常的不良反应较小，对心肌抑制程度较丁哌卡因轻。缺点是浓度过高时有收缩脊髓前动脉的潜在危险。

（四）影响蛛网膜下腔阻滞平面的因素

影响蛛网膜下腔阻滞平面的因素很多，如穿刺间隙高低、患者体位、年龄、腹内压、体温、麻醉药的性质、剂量、浓度、容量、比重、注药速度及针尖斜面方向等。

硬脊膜外阻滞也称硬膜外阻滞，是指将局麻药注入硬膜外间隙，阻滞脊神经根，使其支配区域产生暂时性麻痹的麻醉方法。理论上讲，硬脊膜外阻滞可适用于除头部以外的任何手术，给药方式有单次法和连续法两种。

（五）分类

（1）高位硬膜外阻滞：于颈 5 至胸 6 之间进行穿刺，阻滞颈部及上胸段脊神经。高位硬膜外阻滞易出现严重并发症和麻醉意外，从安全角度考虑，目前临床已很少采用。

（2）中位硬膜外阻滞：穿刺部位在胸 6 至胸 12。

（3）低位硬膜外阻滞：穿刺部位在腰部各棘突间隙。

（4）骶管阻滞：经骶裂孔进行穿刺，阻滞骶神经。

（六）常用麻醉药

用于硬脊膜外阻滞的局麻药应该具备穿透性和弥散性强、毒不良反应小、起效时间短、作用时间长等特点，临床最为常用的是利多卡因、丁卡因、丁哌卡因和罗哌卡因。

（1）利多卡因：优点是起效快，5～12 min 发挥作用，在组织内浸透能力强，阻滞准确，麻醉效果好。缺点是作用持续时间较短，仅 1.5 h 左右。临床常用浓度为 10～20 g/L，成人一次最大用量为 400 mg。

（2）丁卡因：一般 10～15 min 起效，维持时间可达 3～4 h，常用浓度为 2.5～3.3 g/L，成人一次最大用量为 60 mg。

（3）丁哌卡因：4～10 min 起效，作用时间较长，可维持 4～6 h，最长可达 15 h 以上。常用浓度为 5～7.5 g/L，但只有浓度达到 7.5 g/L 时，才能取得满意的肌松弛效果。

（4）罗哌卡因：用于术后镇痛和无痛分娩。常用浓度为 2 g/L，成人剂量可达 12～28 mg/h。

（七）影响硬膜外阻滞的因素

（1）药物容量和注药速度：药物容量越大，注射速度越快，感觉阻滞平面及范围越广。分次间隔给药可增强阻滞效果。

（2）导管位置和方向：导管向头端插入时，药物易向头端扩散；向尾端插入时，多向尾端扩散；导管偏于一侧，可出现单侧麻醉。但最终决定药物扩散方向的仍是导管口所在位置。

（3）妊娠：妊娠后期由于下腔静脉受压，硬膜外间隙静脉充盈，间隙相对变小，用药量减少。

（4）低凝状态：容易引起硬膜外腔出血、硬膜外腔血肿。

（八）护理

1. 一般护理

（1）体位：为预防麻醉后头痛，常规去枕平卧 6～8 h。

（2）病情观察：密切监测生命体征，防止麻醉后并发症的出现。

（3）心理护理：做好详尽的解释工作，向患者介绍麻醉的过程和必要的配合，缓减其焦虑和恐惧程度。

2. 常见并发症的防治和护理

（1）蛛网膜下腔阻滞。

1）低血压：由交感神经阻滞所致。防治措施：加快输液速度，增加血容量；若血压骤降可用麻黄碱 15～30 mg 静脉注射，以收缩血管，维持血压。

2）恶心、呕吐：由低血压、迷走神经功能亢进、手术牵拉内脏等因素所致。防治措施：吸氧、升压、暂停手术以减少迷走刺激，必要时甲氧氯普胺 10 mg 静脉注射。

3）呼吸抑制：常见于胸段脊神经阻滞，表现为肋间肌麻痹、胸式呼吸减弱、潮气量减少、咳嗽无力、甚至发绀。防治措施：谨慎用药，吸氧、维持循环、紧急时行气管插管、人工呼吸。

4）头痛：发生率为 3%～30%，主要因腰椎穿刺时穿破硬脊膜和蛛网膜，致使脑脊液流失、颅内压下降、颅内血管扩张刺激所致。典型的头痛可发生在穿刺后 6～12 h，患者术后第一次抬头或起床活动时，疼痛常位于枕部、顶部或颞部，呈搏动性，抬头或坐起时加重。约75%患者在 4 d 内症状消失，多数不超过 1 周，但个别患者的病程可长达半年以上。预防：麻醉前访视患者时，切忌暗示蛛网膜下腔阻滞后有头痛的可能；麻醉时采用细穿刺、避免反复穿刺、提高穿刺技术、缩小针刺裂孔、保证术中术后输入足量液体。

5）尿潴留：主要因支配膀胱的第 2、第 3、第 4 骶神经被阻滞后恢复较迟，下腹部、肛门或会阴部手术后切口疼痛，下腹部手术时膀胱的直接刺激以及患者不习惯床上排尿体位等所致。一般经针刺足三里、三阴交、阳陵泉、关元和中极等穴位，或热敷下腹部、膀胱区有助于解除尿潴留。

（2）硬膜外阻滞。

1）全脊麻：是硬膜外麻醉最危险的并发症，系硬膜外阻滞时穿刺针或导管误入蛛网膜下腔而未及时发现，致超量局麻药注入蛛网膜下腔而产生异常广泛的阻滞。若如未及时发现和正确处理，可发生心搏骤停。一旦疑有全脊麻，应立即行面罩正压通气，必要时行气管插管维持呼吸、加快输液速度，给予升压药，维持循环功能。预防：麻醉前常规准备麻醉机与气管插管器械，穿刺操作时细致认真，注药前先回抽、观察有无脑脊液，注射时先用试验剂量（3～5 mL）并观察 5～10 min，改变体位后需再次注射试验剂量，以重新检验，有效防止患者术中躁动。

2）穿刺针或导管误入血管：发生率为 0.2%～2.8%。足月妊娠者硬膜外间隙静脉怒张，更易刺入血管，因此注药前必须回抽。检查膜外导管回流情况。一旦局麻药直接注入血管将发生毒性反应，出现抽搐或心血管症状。治疗原则为吸氧、静脉注射地西泮或硫喷妥钠控制惊厥，同时维持通气和有效循环。

3）导管折断：是硬膜外阻滞常见的并发症之一，多因置管技术不佳、导管质地不良、导管局部受压、拔管用力不当、置管过深或导管结圈所致。预防：规范穿刺技术，一旦遇导管尖端越过穿刺针斜面后不能继续进入时，应将穿刺针连同导管一并拔出，另行穿刺，拔管时切忌过分用力。

4）硬膜外间隙出血、血肿和截瘫：若硬膜外穿刺和置管时损伤血管，可引起出血，血肿压迫脊髓可并发截瘫。CT 或 mRI 可明确诊断并定位。应尽早行硬膜外穿刺抽除血液，必要时切开椎板，清除血肿。预防：对凝血功能障碍或在抗凝治疗期间患者禁用硬膜外阻滞麻醉，置管动作宜细致轻柔。

第三节　全身麻醉及护理

全身麻醉（general anesthesia）是临床最常使用的麻醉方法，其安全性、舒适性均优于局部麻醉和椎管内麻醉。按给药途径的不同，全身麻醉可分为吸入麻醉和静脉麻醉。吸入麻醉是最早应用于临床的全身麻醉方法，是由 Willia mmortron 于 1846 年率先开始应用的。真正意义的静脉麻醉应该是从 1853 年 Alexander Wood 发明针管和注射器后开始的。

一、常用全身麻醉药

（一）常用吸入麻醉药

（1）氟烷：1956 年 Johnston 首先应用于临床，优点是术后恶心、呕吐发生率低，因其可降低心肌氧耗量，适用于冠心病患者的麻醉。缺点是安全范围小，须有精确的挥发器；有引起氟烷性肝炎的危险；肌松作用不充分，需要肌松者应与肌松剂合用。氟烷麻醉期间禁忌用肾上腺素和去甲肾上腺素。

（2）恩氟烷：优点是不刺激气道，不增加分泌物，肌松弛效果好，可与肾上腺素合用。缺点是对心肌有抑制作用，在吸入浓度过高时可产生惊厥，深麻醉时抑制呼吸和循环。

（3）异氟烷：优点是肌松良好，麻醉诱导及复苏快，无致吐作用，循环稳定。缺点是价格昂贵，有刺激性气味，可使心率增快。

（4）氧化亚氮：也称笑气，1844年Wells首先用于拔牙麻醉，目前仍是广泛应用的吸入麻醉药之一。其优点是麻醉诱导及复苏迅速，镇痛效果强，不刺激呼吸道黏膜。缺点是麻醉作用弱，使用高浓度时易产生低氧。

（5）七氟烷：优点是诱导迅速，无刺激性气味，麻醉深度容易掌握。缺点是遇碱石灰不稳定。

（6）地氟烷：优点是神经肌肉阻滞作用较其他氟化烷类吸入麻醉药强，在体内生物转化少，对机体影响小，血、组织溶解度低，麻醉诱导及复苏快。缺点是沸点低，室温下蒸气压高，需用特殊的电子装置控制温度的蒸发器，药效较低，价格昂贵。

（7）氙：氙是一种无色、无味、无污染的惰性气体，麻醉效能大于氧化亚氮。目前尚不能人工合成，价格昂贵，无法在临床推广应用。

（二）常用静脉麻醉药

（1）巴比妥类：临床麻醉中最常用的是超短效的硫喷妥钠和硫戊巴比妥钠，主要用于静脉诱导。

（2）氯胺酮：属分离性强镇痛静脉麻醉药，其特点是体表镇痛作用强，麻醉中咽喉反射存在，但复苏慢。临床主要用于体表小手术的麻醉以及全身麻醉的诱导。

（3）地西泮类：临床常用的是咪达唑仑，其作用强度为地西泮的1.5~2.0倍，诱导剂量为0.2~0.3 mg/kg，静脉注射后迅速起效。

（4）异丙酚：属于超短效静脉麻醉药，临床主要用于全身麻醉的诱导与维持，以及人工流产等短小手术的麻醉。复苏迅速，苏醒后无后遗症。

（5）辅助性麻醉镇痛药：临床最常用的是芬太尼，属于人工合成的强镇痛药，作用强度是吗啡的50~100倍。大剂量用药可出现呼吸抑制，对循环无明显抑制。剂量超过50μg/kg时可抑制插管和手术刺激引起的应激反应。以往也有使用吗啡的，但不良反应较大，目前临床已很少使用，仅用于术前用药和术后硬膜外镇痛。

（6）肌松药：根据作用机理的不同主要分为两类：去极化肌松药和非去极化肌松药。去极化肌松药以琥珀胆碱为代表，起效快，肌松完全且短暂，主要用于全麻时的气管插管。非去极化肌松药以筒箭毒碱为代表，主要用于麻醉中辅助肌松。常用的非去极化肌松药有维库溴铵、哌库溴铵、阿曲库铵、罗库溴铵及泮库溴铵。

二、吸入麻醉方法

（一）分类

吸入麻醉按麻醉通气系统和新鲜气流量两种方法进行分类。按麻醉通气系统分类是指根据呼吸气体与空气接触方式、重复吸入程度以及有无二氧化碳吸收装置等进行分类，可分为开放法、半开放法、半紧闭法和紧闭法。按新鲜气流量分类目前尚无统一标准。

（二）吸入麻醉的实施

吸入麻醉的实施应包括麻醉前准备、麻醉诱导、麻醉维持和麻醉复苏。

（1）麻醉前准备主要包括：①患者身体与心理的准备；②麻醉前评估；③麻醉方法的选择；④相应设备的准备和检查；⑤合理的麻醉前用药；⑥根据吸入麻醉诱导本身的特点向患者做好解释工作及呼吸道的准备。

（2）麻醉诱导：是患者从清醒转入麻醉状态的过程，此时机体各器官功能受麻醉药影响出现亢进或抑制，是麻醉过程中的危险阶段。实施吸入麻醉诱导前，应监测心电图、血压和血氧饱和度，并记录麻醉前的基础值。麻醉诱导分浓度递增慢诱导法和高浓度快诱导法。单纯的吸入麻醉诱导适用于不宜用静脉麻醉及不易保持静脉开放的小儿，嗜酒者以及体格强壮者不宜应用。

(3）麻醉维持：麻醉维持期间应满足手术要求，维持患者无痛、无意识，肌松弛及器官功能正常，抑制应激反应，及时纠正水、电解质紊乱及酸碱失衡，补足血容量。目前低流量吸入麻醉是维持麻醉的主要方法。术中应根据手术特点、术前用药情况以及患者对麻醉和手术刺激的反应来调节麻醉深度。麻醉深度的判定见表 13-1。

表 13-1 麻醉深度的判定

麻醉深度	判定标准
意识消失	由清醒至呼之无反应，痛觉存在
兴奋抑制	呼吸不规则，屏气、喉痉挛，心律失常，痛觉过敏
浅麻醉	呼吸规则，窦性心律，血压略降，对强刺激有呼吸加强、血压升高和躯体运动反应
中度麻醉	呼吸抑制，血压下降，强刺激时仍有呼吸、循环等反应，但较弱
深麻醉	呼吸极度抑制直至停止，严重低血压、心律失常，直至心脏停搏

（4）麻醉复苏：复苏与诱导相反，是患者从麻醉状态转向清醒的过程。手术操作结束后，用高流量纯氧来快速冲洗患者及回路里的残余麻醉药。吸入麻醉药洗出越干净越有利于苏醒过程的平衡和患者的恢复，过多的残余可导致患者烦躁、呕吐，甚至抑制呼吸。在洗出吸入性麻醉药的同时，经静脉给予少量的麻醉性镇痛药可增加患者对气管导管的耐受，并有利于吸入药尽早排出，同时还可减轻拔管时的应激反应，对防止苏醒早期躁动也有良好效果。

三、静脉麻醉方法

静脉麻醉最突出的优点是无需经气道给药，不污染手术间。缺点是：①无任何一种静脉麻醉药能单独满足麻醉的需要；②可控性不如吸入麻醉；③药物代谢受肝肾功能影响；④个体差异较大；⑤无法连续监测血药浓度变化。

（一）分类

（1）按给药方式进行分类：包括单次给药、间断给药和连续给药，后者又包括人工设置和计算机设置给药速度。

（2）按具体用药进行分类：包括硫喷妥钠静脉麻醉、羟丁酸钠静脉麻醉、氯胺酮静脉麻醉、丙泊酚。

（二）常用麻醉方法

（1）氯胺酮分离麻醉：分次肌注法通常仅用于小儿短小手术的麻醉，常用量为 4～10 mg/kg 肌肉注射。静脉给药法适用范围同肌肉给药法，但剂量小。通常首次量为 1～2 mg/kg，追加量为首次量的 1/2～3/4。

（2）异丙酚静脉麻醉：用于麻醉诱导时，按 2.0～2.5 mg/kg 缓慢静脉注射，同时严密观测血压，若血压下降明显，应立即停药或在肌松药辅助下行气管内插管。也可用于静脉麻醉、异丙酚诱导后，按 2～12 mg/（kg·h）持续给药，同时加用麻醉镇痛药和肌松弛药。

四、全身麻醉常见并发症的防治

（一）呼吸系统

（1）呼吸暂停：多见于未行气管插管的静脉全身麻醉者，尤其使用硫喷妥钠、异丙酚或氯胺酮施行门诊小手术、眼科手术、人工流产及各种内镜检查者；也见于全身麻醉者苏醒拔管后，系因苏醒不完全，麻醉药、肌松药及镇痛药、镇静药的残余作用以致发生于手术刺激结束后呼吸暂停（伤害性刺激本身具有呼吸兴奋作用）。临床表现为胸腹部无呼吸动作，发绀。一旦发生，务必立即施行人工呼吸，必要时可在肌松药辅助下气管内插管行人工呼吸。预防：麻醉中加强监测，备好各项急救物品，麻醉中用药尽可能采用注射泵缓慢推注。

（2）上呼吸道梗阻：见于气管内插管失败、极度肥胖、静脉麻醉未行气管内插管、胃内容物误吸及喉痉挛者。患者往往在自主呼吸时出现三凹症，务必预防在先，一旦发生则应立即处理，可置入口咽或鼻咽通气道或立即人工呼吸。舌下坠所致之梗阻者，托起下颌，头偏向一侧；喉痉挛或反流物所致者，注射肌松药同时行气管内插管。

（3）急性支气管痉挛：好发于既往有哮喘或对某些麻醉药过敏者，气管内导管插入过深致反复刺激隆突或诱导期麻醉过浅也可诱发。患者表现为呼吸阻力极大，两肺下叶或全肺布满哮鸣音，严重者气道压异常增高可大于 3.92 kPa（40 cmH$_2$O）。处理：在保证循环稳定的情况下，快速加深麻醉，松弛支气管平滑肌；经气管或静脉注入利多卡因、氨茶碱、皮质激素、平喘气雾剂等。预防：避免使用易诱发支气管痉挛的药物，如吗啡、箭毒、阿曲库铵等；选用较细的气管导管及避免插管过深或在插管后经气管导管注入利多卡因。均有良好的预防和治疗作用。

（4）肺不张：多见于胸腔及上腹部术后患者。主要是术后咳痰不力、分泌物阻塞支气管所致，也可与单侧支气管插管、吸入麻醉药所致区域性肺不张有关。患者表现为持续性低氧血症，听诊肺不张区域呼吸音遥远、减低以致完全消失，X线检查可见肺影缩小。治疗：在完善镇痛的基础上，做深呼吸和用力咳痰。若为痰液阻塞，可在纤维支气管镜下经逐个支气管口吸出痰液，并进行冲洗。也可再次麻醉后经气管内插管冲洗并吸引。预防：避免支气管插管、术后有效镇痛，鼓励患者咳痰和深呼吸。

（5）肺梗死：多见于骨盆、下肢骨折后长期卧床的老年患者。患者于麻醉后翻身时出现血压急剧下降、心搏减慢至停止、颈静脉怒张、发绀等症状，往往是深静脉血栓阻塞于肺动脉所致。抢救极为困难，应及时开胸做心脏按压，并行肺动脉切开取栓。预防：对原有血脂高、血液黏稠度大的老年患者，术前口服阿司匹林，麻醉诱导后翻身时动作宜轻柔。

（二）循环系统

（1）高血压：是全身麻醉中最常见的并发症，除原发性高血压者外，多与麻醉浅、镇痛药用量不足、未能及时控制手术刺激引起的强烈应激反应有关。故术中应加强观察、记录。当患者血压大于 18.7/12.0 kPa（140/90 mmHg）时，即应处理，包括加深麻醉、应用降压药和其他心血管药物。预防：由于高血压患者长期服用血管收缩、利尿药及麻醉后血管扩张，多数患者为相对循环血量不足，故诱导期应在快速补液扩容的基础上逐渐加深麻醉。

（2）低血压：以往血压正常者以麻醉中血压小于 10.7/6.7 kPa（80/50 mmHg）、有高血压史者以血压下降超过术前血压的 30% 为低血压的标准。麻醉中引起低血压的原因，包括麻醉药引起的血管扩张、术中器官牵拉所致的迷走反射、大血管破裂引起的大失血以及术中长时间容量补充不足或不及时等。应根据手术刺激强度，调整麻醉状态；根据失血量，快速输注晶体和胶体液，酌情输血。血压急剧下降者，快速输血输液仍不足以纠正低血压时，应及时使用升压药。预防：施行全麻前后应给予一定量的容量负荷，并采用联合诱导、复合麻醉，避免大剂量、长时间使用单一麻醉药。

（3）室性心律失常：也可因麻醉药对心脏起搏系统的抑制、麻醉和手术造成的全身低氧、高或低碳酸血症、心肌缺血而诱发。对频发室性早搏以及室颤者，应予药物治疗同时电击除颤。预防：术前纠正电解质紊乱，特别是严重低钾者；麻醉诱导气管插管过程中，注意维持血流动力学平稳，避免插管操作所致心血管反应引起的心肌负荷过度；对术前有偶发或频发室性早搏者，可于诱导的同时静脉注射利多卡因 1 mg/kg；麻醉中避免低氧、过度通气或通气不足。

（4）心搏停止：是全身麻醉中最严重的并发症。前述呼吸、循环系统的各项并发症，如未及时发现和处理，均可导致心搏停止，需立即施行心肺复苏。预防：严格遵守操作流程，杜绝因差错而引起的意外；严密监测，建立预警概念。

（三）术后恶心呕吐

恶心呕吐为最常见的并发症，发生率在 26%～70% 不等，多见于上消化道手术、年轻女性、吸入麻醉及术后以吗啡为主要镇痛药物的患者。全麻术后发生的恶心呕吐，可用枢复宁（昂丹司琼）、胃复安（甲氧氯普胺）或异丙酚治疗。预防：术前经肌肉或静脉注射甲氧氯普胺、氟哌利多、昂丹司琼、咪达唑仑等均有一定效果。

（四）术后苏醒延迟与躁动

常见原因为吸入麻醉药洗出不彻底及低体温。苏醒期躁动与苏醒延迟有关，多与苏醒不完全和镇痛不足有关。治疗：使用异丙酚1.0～1.5 mg/kg使患者意识消失，自主呼吸受抑，改用呼吸机高流量氧洗出吸入麻醉药；对躁动者可在应用异丙酚的同时，给予芬太尼0.05 mg或其他镇痛药。预防：正确施行苏醒期操作并于拔管前应用肌松药拮抗剂、补充镇痛药及避免低体温。

五、全身麻醉的护理

（1）平卧，头偏向一侧（若为患儿则在肩部垫一薄枕，使头适当后仰），以保持呼吸道通畅，防止舌根后坠而阻塞呼吸道。清醒后卧位按相应疾病护理常规要求执行。

（2）全身麻醉但非消化道手术患者，术后6 h完全清醒且无恶心呕吐，可先给流质，以后根据情况逐步改为半流质或普食。胃肠道手术患者，一般待肛门排气后才开始给少量流质，3 d后可给全量流质。

（3）严密监护至患者完全清醒，观察并记录病情变化，测意识、瞳孔、血压、脉搏、呼吸、血氧饱和度每15～30 min一次。清醒后，每2 h测量一次至病情稳定。麻醉未醒前注意约束患者肢体，以防抓伤；妥善固定各管道，确保通畅。

（4）根据患者病情调节输液速度，并维持其通畅，防止液体外渗。

（5）冬季保暖，注意防烫伤；夏季防暑。

（6）加强基础护理，鼓励患者咳嗽及深呼吸，防止并发症。

第四节　神经阻滞麻醉的护理

一、概述

将局部麻醉药注射至神经干、神经丛或神经节旁，暂时地阻断该神经的传导功能，使受该神经支配的区域产生麻醉作用，称为神经阻滞，也称为传导阻滞或传导麻醉。臂神经丛阻滞适用于肩关节以下的上肢手术。颈神经丛阻滞适用于颈项部的手术。

二、护理常规

（一）麻醉前准备

（1）患者准备：①患者麻醉前禁食≥8 h，术前1天行全身皮肤清洁；②建立上肢静脉通道；③麻醉开始前测量和记录首次体温、心率、血氧饱和度、呼吸、血压。

（2）麻醉器械、设备、耗材准备。①常用物品：多功能麻醉机、心电监护仪、听诊器、麻醉面罩、呼吸回路、吸痰管、口咽通气管。②吸引装置、氧气源。③穿刺用品：皮肤消毒液、无菌敷料、穿刺针、注射器、连接导管、神经刺激仪。④抢救用品：简易呼吸囊、气管导管、麻醉喉镜。

（3）药品：局部麻醉药（0.75%布比卡因，1%罗哌卡因，2%利多卡因等）、抢救药品（麻黄碱、肾上腺素、阿托品等）。

（二）麻醉中的护理观察及记录

（1）向患者解释麻醉过程，指导患者配合麻醉穿刺。

（2）臂神经丛阻滞采用锁骨上阻滞法时患者取仰卧位，双臂靠身体平放，头转向对侧，肩下垫一小枕；采用腋路阻滞法时患者取仰卧位，上臂外展90°。前臂屈曲90°，充分暴露腋窝。颈丛阻滞患者取仰卧位，去枕，头偏向对侧。

（3）消毒穿刺部位皮肤，直径15～20 cm，铺消毒孔巾或治疗巾，做好神经阻滞麻醉穿刺操作的配合。

（4）连续监测心电图、血压、心率、呼吸、血氧饱和度，每10～15分钟记录1次。

（5）面罩吸氧，流量4～5 L/min。

（6）并发症的观察及护理。

臂神经丛阻滞麻醉常见并发症。①气胸：处理方法依气胸严重程度及发展情况而采取不同的措施。

小量气胸可继续严密观察，一般多能自行吸收；大量气胸（一侧肺受压＞30%）伴有呼吸困难时应行胸腔抽气或胸腔闭式引流。②出血及血肿，局部压迫止血。③局部麻醉药毒性反应：其症状与处理详见本章第二节局部麻醉的护理。④颈神经丛阻滞麻醉常见并发症。

高位硬膜外麻醉及全脊髓麻醉：指药液误入硬膜外间隙或蛛网膜下间隙。应注意观察麻醉平面及呼吸情况。①局部麻醉药毒性反应：其症状与处理详见本章第二节局部麻醉的护理。②膈神经麻痹：注意患者有无胸闷及潮气量减少的表现，如出现膈神经阻滞应及时面罩吸氧，并及时辅助呼吸。③喉返神经阻滞：患者声音嘶哑或失声，甚至出现呼吸困难，应辅助呼吸。④霍纳综合征：阻滞侧眼睑下垂、瞳孔缩小、眼结膜充血、鼻塞、面部发红及无汗。药物半衰期过后症状可自行消失。⑤椎动脉损伤引起血肿：患者发生惊厥时应做好约束保护，避免发生意外的损伤。

（三）麻醉复苏期护理

（1）面罩或鼻导管供氧。

（2）观察穿刺部位有无渗血，保持穿刺部位的无菌。

（3）监测血压、心率、呼吸、脉搏氧饱和度至少 30~60 min，待生命体征稳定后方可停止监测。

（4）观察外科专科情况。

（5）嘱患者卧床休息 30~60 min，无头痛头晕后方可下床活动。

（6）转出麻醉恢复室的标准。

第五节　非住院患者手术麻醉的护理

一、概述

主要见于一些时间短、创伤小及浅表的手术。麻醉方法可根据手术特点选择气管内全身麻醉、椎管内麻醉、神经阻滞麻醉或静脉全身麻醉等，目前，静脉全身麻醉为非住院患者手术的主要麻醉方式。

二、护理常规

（一）麻醉前准备

（1）将麻醉注意事项和麻醉前须知印发给患者或家属，嘱患者麻醉前取下活动义齿，穿宽松衣服，禁止携带贵重物品。

（2）告知麻醉后离院及回家注意事项，离院时要求有能力的成年人陪护。

（3）嘱患者麻醉前禁食≥8 h，禁水≥4 h。

（二）麻醉中护理

同住院手术麻醉护理。

（三）麻醉复苏期护理

（1）连续监测心电图、血压、心率、呼吸、血氧饱和度，每 15~20 分钟记录 1 次，直至生命体征稳定。

（2）面罩或鼻导管供氧。

（3）留院观察时间≥1 h。

（4）观察外科专科情况：如手术区有无出血。

（5）离院标准：①血压、心率恢复水平与术前比较相差在 20% 以内；②意识清醒，定向力恢复到手术前水平，没有明显头晕、恶心呕吐，行走步态稳定；③疼痛视觉模拟评分法评分≤3 分；④手术区无出血。

（6）术后饮食指导：告知患者先进饮，无恶心呕吐不适后可从流质逐渐过渡到正常饮食。

（7）离院需要有能力的成人护送：并告知患者 24 h 内不能驾车、登高和操作机械，24 h 后仍有头晕、恶心呕吐、肌肉痛等不适要即刻回院复查。

参考文献

[1] 戴体俊,刘功俭. 麻醉学基础[M]. 上海：第二军医大学出版社,2013.
[2] 李玉兰,周丕均. 临床麻醉学[M]. 长春：吉林大学出版社,2012.
[3] 卿恩明,赵晓琴. 胸心血手术麻醉分册[M]. 北京：北京大学医学出版社,2011.
[4] 田玉科. 小儿麻醉[M]. 北京：人民卫生出版社,2013.
[5] 赵鑫. 实用临床麻醉技术[M]. 南京：江苏科学技术出版社,2012.
[6] 古妙宁. 妇产科手术麻醉[M]. 北京：人民卫生出版社,2013.
[7] 余奇劲,肖兴鹏. 围术期麻醉相关高危事件处理[M]. 北京：人民军医出版社,2011.
[8] 邓小明. 2013麻醉学新进展[M]. 北京：人民卫生出版社,2013.
[9] Wilton C, Levine. 麻省总医院临床麻醉手册中文翻译版[M]. 北京：科学出版社,2012.
[10] 姚尚龙. 高危患者麻醉技术[M]. 北京：人民卫生出版社,2012.
[11] 赵俊. 中华麻醉学[M]. 北京：科学出版社,2013.
[12] 邓小明,曾因明（主译）. 米勒麻醉学[M]. 北京：北京大学医学出版社,2011.
[13] 孙大金,杭燕南,王祥瑞,等. 心血管麻醉和术后处理[M]. 北京：科学出版社,2011.
[14] 王国林,徐铭军,王子千. 妇产科麻醉学：第2版[M]. 北京：科学出版社,2012.
[15] 谭冠先. 椎管内麻醉学[M]. 北京：人民卫生出版社,2011.
[16] 杨拔贤,李文志. 麻醉学[M]. 北京：人民卫生出版社,2013.
[17] 黄焕森,高崇荣. 神经外科麻醉与脑保护[M]. 郑州：河南科学技术出版社,2012.
[18] 田玉科. 麻醉临床指南[M]. 北京：科学出版社,2013.
[19] 斯都尔汀（美）. 麻醉学基础[M]. 北京：人民卫生出版社,2011.
[20] 吴新民. 产科麻醉原理与临床[M]. 北京：人民卫生出版社,2012.
[21] 姚尚龙. 麻醉学[M]. 北京：人民卫生出版社,2012.
[22] 丁正年. 危重疑难患者的麻醉及并发症处理[M]. 南京：东南大学出版社,2013.
[23] 朱也森,姜虹. 口腔麻醉学[M]. 北京：科学出版社,2012.
[24] 叶铁虎. 麻醉药理学基础与临床[M]. 北京：人民卫生出版社,2011.
[25] 边步荣. 急症麻醉学[M]. 长春：吉林大学出版社,2013.
[26] 刘保江,晁储璋. 麻醉护理学[M]. 北京：人民卫生出版社,2013.
[27] Robert S Holzman. 实用小儿麻醉技术[M]. 北京：科学出版社,2011.
[28] 王英伟,连庆泉. 小儿麻醉学进展[M]. 上海：世界图书上海出版公司,2011.
[29] 刘俊华. 剖宫产手术应用两种麻醉方法的临床效果比较[J]. 中国医药指南,2013.